医药类专业规划教材

临床药物治疗学

LINCHUANG YAOWU ZHILIAOXUE

主　编　齐　越　王　静　黄培池

副主编　李　昭　索天娇　李蒙蒙

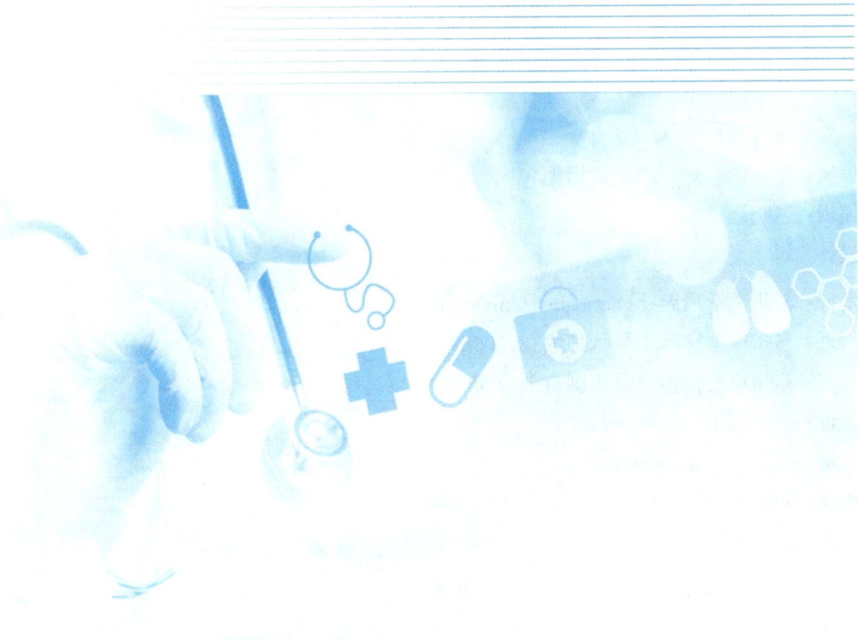

苏州大学出版社
Soochow University Press

图书在版编目(CIP)数据

临床药物治疗学 / 齐越，王静，黄培池主编. 苏州 ：苏州大学出版社，2025. 7(2025. 8重印). -- (医药类专业规划教材). -- ISBN 978-7-5672-5234-9

Ⅰ. R453

中国国家版本馆 CIP 数据核字第 20251N4Q15 号

书　　名: 临床药物治疗学

主　　编: 齐　越　王　静　黄培池

责任编辑: 赵晓嫌

封面设计: 刘　俊

出版发行: 苏州大学出版社(Soochow University Press)

社　　址: 苏州市十梓街 1 号　**邮编**: 215006

印　　装: 苏州市古得堡数码印刷有限公司

网　　址: www. sudapress. com

邮　　箱: sdcbs@suda. edu. cn

邮购热线: 0512-67480030

销售热线: 0512-67481020

开　　本: 787 mm×1 092 mm　1/16　**印张**: 18. 5　**字数**: 474 千

版　　次: 2025 年 7 月第 1 版

印　　次: 2025 年 8 月第 2 次印刷

书　　号: ISBN 978-7-5672-5234-9

定　　价: 75. 00 元

前　言

随着医学科技的迅猛发展，临床药物治疗已从传统的经验性用药逐步迈入精准化、个体化与多学科融合的新时代。疾病谱的演变、药物研发的革新以及治疗理念的升级，对临床工作者提出了更高要求：不仅需要掌握扎实的药理学基础，更需要具备基于循证医学的决策能力，以及应对复杂临床场景的综合思维。为此，本教材立足于临床实践与学科前沿，旨在为医学生、临床药师及医务工作者提供系统化的知识框架与实践指导。

本教材以“以患者为中心，以问题为导向”为核心理念，通过真实病例分析、药物治疗方案推演，培养读者从病理机制到药物选择的逻辑链条，做到理论与实践的深度融合，强调药物的安全问题，并专设章节探讨药物不良反应的防控策略。

本教材共有 14 章：前 4 章主要介绍与药物治疗相关的基本概念和共性规律，包括绪论、药物治疗的原则和基本过程、药物不良反应、特殊人群的药物治疗等内容；后 10 章以常见病为纲，对每一类疾病，依据其病因和发病机制，以及对应药物的作用机制，阐述药物治疗的目标和切入点，重点讨论了在各类疾病状态下该如何选择药物，如何使用药物，包括疗效评价及用药注意事项等。各章节均设置了“学习目标”“岗位对接”“目标检测”等栏目，为学生学习提供参考，并将信息化资源与纸质教材有机融合，通过教案、课件等信息化资源，促进学生学习的时效性。

本教材凝聚了数十位临床专家、药学研究者的智慧，也得到了各参编单位的大力支持。本教材由齐越、王静、黄培池主编，编写分工如下：齐越、王静、黄培池拟订本书编写提纲，负责全书的统稿和修改。齐越负责编写第一章至第三章；侯侠负责编写第四章；李蒙蒙负责编写第五章和教案的撰写；刘静负责编写第六章；张楠负责编写第七章；李昭负责编写第八章和案例的收集；索天娇负责编写第九章；房小楠负责编写第十章；颜月园负责编写第十一章；胡银璐负责编写第十二章；王文文负责编写第十三章；董笑博负责编写第十四章；曹丹负责本书的 PPT 制作；辽宁中医药大学研究生王籍贤、范广坤负责本书的图表制作。

随着精准医学与数字技术的快速发展，药物治疗学必将持续迭代更新。我们期待读者在掌握本教材知识体系的基础上，保持终身学习的热情，共同推动临床药物治疗向更安全、更高效的方向迈进。

本书编写组

2025 年 6 月

目　录

第一章 绪 论

学习目标

1. 掌握临床药物治疗学的概念、研究内容与主要任务，培养学生实践能力。
2. 了解临床药物治疗学的发展。

第一节 临床药物治疗学的研究内容与任务

案例讨论

患者，男，9岁，因受寒后出现流涕、咳痰、发热，体温39.2 ℃，服用阿莫西林克拉维酸钾片及小儿速效感冒冲剂3日，病情未见好转，遂来医院就诊，诊断为上呼吸道感染。治疗方案：复方氨基比林注射液1 mL，肌内注射以退热；0.9%氯化钠注射液100 mL＋头孢拉定粉针剂3 g，5%葡萄糖注射液100 mL＋炎琥宁注射液0.2 g，5%葡萄糖氯化钠注射液100 mL＋氨苄西林钠粉针剂2 g静脉滴注，并辅以其他对症治疗方式。上述抗菌治疗10日后，患者病情未见明显好转，且出现水样便的腹泻症状，可见膜状物。遂行转院治疗，完善血常规、大便常规及细菌培养检查，最终诊断为上呼吸道感染（病毒性）合并假膜性肠炎。

1. 请分析该患者久治不愈的原因是什么。
2. 临床药物治疗学的主要研究内容是什么？

药物(drug)作为一种化学物质，主要用于预防、治疗及诊断疾病。凡是能够影响机体的生理功能和生化过程及细胞代谢的化学物质，都属于药物范畴，包括来源于动物、植物和矿物的天然药物，化学方法制备的合成化合物和生物工程获得的生物制品等。随着医疗技术的不断发展，药物的种类繁多，多样化的药物在为临床疾病治疗提供更多选择的同时，也给医药工作者带来了新的挑战。药物治疗是指将一切有治疗或预防作用的物质用于机体疾病，使疾病好转或痊愈，保持身体健康，它是疾病的临床治疗中应用最广泛的基本手段。药物治疗学是运用药学专业（包括药理学、临床药理学、生物药剂学等）基础知识，针对疾病的发病机制和临床发展过程，依据患者的病理、生理、心理和遗传特征，制定合理的个体化给药方案，以获得最佳治疗效果的一门学科。

临床药物治疗学(clinical pharmacotherapeutics)是一门集药理学、诊断学、内科学于一体的学科。作为临床治疗学中的一个重要组成部分，临床药物治疗学是通过应用药物的手段治疗疾病，以消除或控制病因与致病因素，减轻或解除患者的痛苦，维持机体内环境的稳定性，缓解或治愈疾病，保护或恢复劳动力，改善患者生活质量以及预防疾病复发为目的的一门学科。它的主要任务是应用基础医学、临床医学与药学的基本理论与知识，利用患者疾病的临床资料，研究临床药物治疗实践中合理选用药物进行药物治疗的策略，目的是指导临床药学工作者制定和实施合理的个体化药物治疗方案，以获得最佳疗效和最低治疗风险。临床药物治疗学为药学学生提供合理的药物治疗的基本知识，帮助学生了解如何合理用药，是为进行临床药学服务打下基础的一门实践性课程，是医学与药学之间的桥梁。

临床药物治疗学的核心是合理用药，是临床药师实施药学服务、参与临床药物治疗活动的理论基础。合理用药的含义是以药物、疾病的理论知识为基础，安全、有效、经济、适宜地使用药物。

第二节 临床药物治疗学的发展

药物治疗学的发展与药理学的发展是紧密结合的，从历史上考察，药物治疗学的发展大致可分为两个阶段，即古代药物学阶段及近代药理学阶段。

1. 古代药物学 药物起源于人类的生产实践和生活实践，古代人们为了生活而斗争，在寻找食物中遍尝各物，不免误食一些植物而发生呕吐、腹泻、发汗、昏迷等症状，甚至死亡。通过这些痛苦的经历，甚至是血的代价，人们发现有些食物可以改变人体的功能状态，解除病患，甚至恢复健康，因而成为药物。这也是人类认识药物的开始。最早有文字记载的疾病和药物治疗知识可见于中国的《诗经》《山海经》，埃及的纸书，印度的“吠陀经”。东汉张仲景著有《伤寒论》《金匮要略》，书中记载了多种药物及其剂型；唐代孙思邈著有《备急千金要方》《千金翼方》，收集了各科用药；明代李时珍编著《本草纲目》，总结了 16 世纪前我国劳动人民的医药实践经验，对药物治疗学的发展作出了重要贡献。

2. 近代药理学 药理学真正成为一门现代科学是从 19 世纪初开始的。20 世纪 40 年代后期以来，制药工业蓬勃兴起，合成的新药大量涌现，药理学的发展更为迅速，出现了“药理学革命”。该时期主要进行药物与机体器官之间相互作用的研究。近 20 年来，由于生物科学的迅速发展，药理学也逐渐由器官、组织和细胞水平转入分子水平，产生了分子药理学，探索药物分子的吸收、分布、代谢、排泄等过程，探索药物与机体内的各种大小分子，特别是生物高分子的相互作用。这使药物化学与生物活性间的关系不仅可以定性，还可以定量地加以阐明，从而使临床治疗有的放矢，疾病得到或有希望得到根治。

临床药物治疗学正是为了满足临床用药的需求而产生的。一方面，医药技术的迅猛发展，药物种类的飞速增加，给人们提供了更多的药物选择，但也使如何正确使用药物、如何选择合理药物成为日益突出的问题；另一方面，临床用药缺乏科学的指导，人们面临不合理用药的危险。因此，合理使用药物成为临床用药的核心问题，而临床药物治疗学通过科学、系统地阐述药物治疗的原则和方法，有助于提高医药工作者临床药物治疗能力，也有利于保证患者治疗的效果。

临床药物治疗主要以三种类型发挥作用：①治疗作用或作为首要治疗，如抗生素等治疗各种细菌性或寄生虫性疾病；②对疾病或症状的控制作用，持续或间歇地应用，控制病情发展，但不能达到治愈目的，如对高血压、糖尿病、哮喘、癫痫的治疗等；③预防作用，如疟疾流行区预防性应用抗疟药。进行药物治疗，首先要考虑药物的有效性和安全性，要使药物的疗效发挥到最大，危险性降到最小。为达到这一目的，要求疾病的诊断要准确，对涉及的病理和生理过程尽可能深入理解，了解药物及其代谢产物的基础药理学和生物化学，包括正常与疾病时的药物代谢动力学知识，并将这些知识应用于临床。

岗位对接

患者，男，51岁，多饮、多尿、乏力3年余，加重10日。3年前无明显诱因出现多饮、多尿、口干、全身乏力，近10日病情加重，未伴有体重降低。检测尿糖呈阳性，诊断为糖尿病，给予二甲双胍治疗，1个月后症状有所缓解，自行停药。以后症状反复出现，间断服药，10日前上述症状加重，现该患者的体质量指数（BMI）＞30 kg/m^2，查空腹血糖12.3 mmol/L，餐后2小时血糖18.9 mmol/L。

1. 该患者是否可以确诊为糖尿病？分型为几型？
2. 在以往的诊断和药物治疗方面，存在什么问题？
3. 请谈谈你对合理用药的理解。

目标检测

1. 什么是临床药物治疗学？它的核心是什么？

2. 临床药物治疗主要以哪几种类型发挥作用？

第二章 药物治疗的原则和基本过程

学习目标

1. 掌握药物治疗的原则和合理用药的定义。
2. 掌握药物治疗的基本过程和药学监护。
3. 了解处方的书写和不合格处方的分类;了解患者用药教育的目的。

第一节 药物治疗的原则

案例讨论

患者,女,47岁,因突然出现阵发性室上性心动过速,伴有咳嗽、气喘,服用普萘洛尔后哮喘症状加重,遂来医院就诊。

1. 该患者用药不符合药物治疗的哪个原则?
2. 合理用药的含义什么?

一、药物治疗一般原则

药物治疗的一般原则包括安全性、有效性、经济性、适当性和规范性。

1. 安全性 由于药物具有两重性,在产生治疗作用的同时,也会发生相应的不良反应。药物不良反应可能造成机体器官功能或组织结构的损害,甚至产生药源性疾病,因此,保证患者的用药安全性是药物治疗的重大前提之一。对某些非致死性疾病或妊娠妇女的药物治疗,安全性要求很高,很轻微的不良反应也是难以接受的;但是对肿瘤等一些致死性疾病或可能导致严重后果的疾病的治疗,安全性可以适度降低,挽救生命比减少一些不良反应可能更有价值。药物的治疗指数可准确反映药物的安全性,治疗指数是引起半数动物死亡的剂量(LD_{50})与产生50%有效反应量(ED_{50})之比值(LD_{50}/ED_{50}),指数大的药物相对安全。

导致药物治疗安全性问题的原因主要有:

(1) 药物本身固有的性质。任何药物对于不同的群体,其安全性问题发生的概率可能是不相同的。由于个体差异的存在,不良反应可能发生,也可能不发生,可能轻微,也可能严重。

(2) 药品质量问题。药物制剂中不符合标准的有害有毒相关物质超标准或有效成分含量过多,均会影响药物安全。这个问题可以通过严格执行《药品生产质量管理规范》以及《药品流通管理规范》,对药品生产、流通等过程进行严格控制来避免发生。

(3) 药物的不合理使用。目前因药物不合理使用导致的药物损害的发生率不容忽视。在临床上,药物使用的剂量过大、疗程过长、突然停药、不合理的合并用药、重复交叉使用多种药物等都属于药物的不合理使用。为了避免药物损害,应重点注意以下几点:在药品生产、流通、储存及使用过程中均应严格按照相关要求实施,避免给患者造成不良伤害;在临床阶段不滥用或过量使用药品，其中不合理用药更是应该在临床医疗实践中尽量减少和避免。药物治疗的安全性须反复强调，为保证医疗安全，应将其放在一切医疗行为的首位。

2. 有效性　药物的有效性是达到药物治疗目标的基础，所选药物的适应证应与病情相符合，给药方案（包括剂量、时间间隔、给药方式等）要与患者状况相符合。药物通过与机体内的受体、酶、离子通道等结合发挥作用。所以要实现药物治疗的有效性，必须综合考虑药物和患者两方面的因素，只有在患者获益大于药物带来的不适情况下，才考虑使用药物，药物治疗才有意义。常用判断指标有治愈率、显效率、好转率、无效率。

导致药物治疗有效性问题的原因主要有：

(1) 药物方面：药物的理化性质、剂型、剂量、给药途径和药物之间的相互作用等。

(2) 机体方面：年龄、体重、性别、精神因素、病理状态、遗传因素和时间因素等。例如，老年人、儿童肝肾功能减低或未发育完全，不能充分代谢药物，会产生药物蓄积中毒，导致不良反应，所以应该减量应用。

(3) 患者的依从性：患者对医生的治疗方案是否依从，对药物治疗有很大的影响。不依从往往会使疾病进一步发展，导致急诊和住院的可能性增加，甚至死亡。

药物治疗的有效性是临床药物治疗效果的重要体现，在医疗行为中很多时候需要权衡利弊，只有利大于弊，药物治疗的有效性才有实际意义。临床实践中不能因一味追求药物有效性，忽略了安全性等其他方面的原则。

3. 经济性　药物治疗的经济性是指以最低的药物成本，实现最佳的治疗效果。药品属于重要的卫生资源，特别是我国仍是发展中国家，保障基本的医疗保健需要是我国目前医疗工作的重点。所以，经济合理利用药品，可优化治疗方案、减少医疗成本、节约医疗资源、实现可持续性发展。

应用现代经济学的研究方法来分析、评价药物治疗的经济性，其目的在于：①控制药物需求的不合理增长，改变盲目追求新药、进口药的现象；②合理配置有限药物资源；③控制因经济利益导致的不合理、过度用药。

4. 适当性　药物治疗的适当性原则主要包括：根据病情权衡利弊，选择适当的药物品种，确定适当的剂量、疗程与给药方案，使药效正确发挥，达到治愈疾病的目的。在明确疾病诊断的基础上，从病情的实际出发，选择适当的药物治疗方案。不适宜的药物治疗可能导致过度治疗。药物过度治疗是指超过疾病治疗需要，使用大量的药物却没有达到理想效果的治疗，表现为超适应证用药、剂量过大、疗程过长等。过度治疗的常见原因有：患者求医心切，受虚假广告诱惑导致过度用药；保护性的过度用药行为，如部分医生处方追求“大包围”等。另一个不适宜的药物治疗问题为治疗不足，其表现为剂量不够，达不到有效的治疗剂量；或疗程太短，达不到预期的治疗效果。引起治疗不足的原因主要有：患者对疾病认识不够，依从性差且未能坚持治疗；患者因经济原因，又缺乏相应的医疗保障，导致无力支付药物治疗费用；目前我国国家基本药物政策还不完善，部分安全有效的药物供应不稳定，最终影响了某些疾病的治疗。

5. 规范性　我国城乡居民用药行为不规范的现象普遍存在。据统计，高血压治疗符合规范、血压控制良好的约有 5%；癌症治疗符合规范的仅有 20%，且有 20%完全不符合治疗规范；接受规范性药物治疗的抑郁症患者不到 10%；我国至少有 2 000 万的哮喘患者，其中只有不到 5%的患者接受过规范性治疗。影响药物规范性治疗的因素主要有以下几点：

①在临床治疗过程中，医生过于相信自己的经验。例如，按照肿瘤治疗指南，肺癌患者的术后化疗一般为4～6个周期，但实际上10个周期以上的化疗也普遍存在，这不仅加重了患者的经济压力，而且增加了不良反应的发生率；②疾病的复杂性和多样性，许多疾病目前尚无统一的规范指南可依据；③患者不了解规范性治疗的重要性，如哮喘，经过规范性治疗，40%的患者可以完全控制症状，70%的患者可以控制良好，但有些患者由于不采取积极的规范性治疗而延误了病情。

二、合理用药

1. 合理用药的定义 合理用药是指以现代的、系统的医药知识，在了解疾病和药物的基础上，从大卫生观出发，安全、有效、经济、适当地使用药物，从而达到以最小的卫生资源投入，取得最大的医疗和社会效益的目的。1987年世界卫生组织的合理用药标准有5条：①开具处方的药物应适宜；②在适宜的时间，以公众能支付的价格保证药物供应；③正确地调剂处方；④以准确的剂量、正确的用法和用药时间服用药物；⑤确保药物质量安全有效。

2. 合理用药的临床实践 实现临床合理的药物治疗主要有以下途径：为药物治疗创造良好条件，包括改善环境，改善生活方式；明确诊断，制定正确的治疗方案；选择合适的药物以达到消除病因、去除诱因、预防发病、控制症状、治疗并发症的目的；选择合适的用药时机；选择合适的剂型和给药方案；选择合理配伍用药；确定合适的疗程；药物与非药物疗法的结合；等等。

3. 医疗团队合作实现合理用药 在医疗团队合作模式中，医生、药师和护师分工明确，各司其职。医生为治疗疾病的主导者，对患者病情的诊断、选择用药起着决定性作用；护师作为患者用药的一线执行者，是患者身心、疾病、健康的护理者；而药师，特别是临床药师可以在治疗药物选择、治疗方案调整、药学监护、药物相互作用和不良反应监测中发挥药学优势，提供药学专业建议，更好地为药物治疗保驾护航。临床药师帮助医生、护师确定药物的有效性、患者耐受性和影响药物治疗的各种因素。一个优秀的临床药师不仅仅是合格药品和药品全面信息的提供者，同时也要在疾病治疗过程中参与决策，包括药品的选择、剂量的确定、给药方法的优化、治疗效果的评估等，也是药物费用控制的参与者和监督者。随着临床药学学科的兴起，过去传统的以医院药学保证药物供应为主的模式，逐渐发展为药师参与临床治疗过程、协作制定用药方案，以实现提高疗效、降低不良反应发生、降低医疗成本的目的。

第二节 药物治疗的基本过程

案例讨论

案例1：患者，男，50岁，主诉为对称性关节僵硬、疼痛和肿胀2月，晨起加重1月。否认感染病史，初步诊断为类风湿关节炎。为明确诊断，在无其他禁忌证的前提下，给予阿司匹林口服，如能尽快改善症状，则有助于确定上述诊断。

试分析为什么可使用阿司匹林作为诊断性治疗药物。

案例2：患者，男，48岁，因急性腹痛入院治疗，在未查明病因的情况下，患者自行使用镇痛药治疗，从而影响了医生对病因的正确诊断。

试分析在病因未明的情况下盲目对症治疗可能造成怎样的后果。

药物治疗是临床上最常用、最基本的治疗手段，是临床医生与药师利用可支配的药物资源对机体的异常生理、病理或病理生理状态进行矫治的过程。药物治疗的对象是患者，治疗成功与否是药物、机体、疾病三者相互作用的结果。因此，首先要根据患者的症状、体征及实验室检查结果作出明确诊断，然后拟订治疗目标并选择适当的药物、剂型、剂量和疗程，开具处方并指导患者用药。在药物治疗过程中，要依照治疗目标检查治疗效果，如符合预期结果则继续原治疗方案，如发现治疗效果不佳，则要对药物治疗的各环节进行检查并作出相应的调整。

一、明确疾病诊断

正确诊断是正确治疗的前提。临床诊断可分为病因诊断、病理解剖诊断、症状诊断和病理生理诊断，需要综合分析各种临床信息才能确定诊断，包括患者主诉、详细病史、体格检查、实验室检查和其他特殊检查等。任何疾病都有一个动态的发展过程，在疾病的不同阶段有其需要及时处理的特殊问题，正确的诊断意味着对疾病的致病因素、病理改变与病理生理过程有较清楚的认识。在此基础上，应使治疗措施准确地针对疾病发生发展的关键环节，促使病情向好的方向转归。药物是疾病治疗的主要措施，在医生作出正确诊断的前提下，临床药师协助医生制定适宜的药物治疗方案，对患者实施正确的药物治疗。

导致治疗失败的因素很多，诸如发现病情过晚失去治疗时机，诊断不及时，患者体质太差、拒治，缺药，或医务人员技术水平有限，或并发症太多，病情复杂，治疗矛盾较大，治疗过程中缺少必要的观察以至于未能及时调整治疗或用药方案等都是常见的原因。但是，正确而及时地诊断以及判断病情变化是治疗成功的必要条件。溃疡型胃癌被当成胃溃疡进行治疗，便会延误手术时机，导致癌肿发展转移；阑尾炎未及时诊断，因其腹痛、便秘而误给硫酸镁导泻可造成阑尾穿孔及化脓性腹膜炎；心源性哮喘被误诊为支气管哮喘而误用肾上腺素治疗加重病情；脑出血性卒中被误判为缺血性卒中而误用抗血小板药物或溶栓药物；等等。这些均说明一旦诊断错误便会导致治疗的失败。

对某些疾病使用特效药物做治疗性试验，如取得显效（阳性结果），一般可以证明其诊断，但必须严格掌握用药原则。该药物必须是：①对某病或病症具有特效，即特异度（该药只对该疾病有效，而对病情表现类似的其他疾病无效）高；②显效应较快，不需长期用药即可作出判断；③安全，毒性低。如果无效（阴性结果），不能就此作出否定该病的结论，还要看该特效药物对该病的敏感度（显效率）是否高。如果敏感度高，一般来说，阴性结果可以基本上排除该病；如果敏感度不高，则不能凭阴性结果排除该病。使用治疗性试验药物之前必须对患者做必要的诊断性检查。如仍未能确诊，又有符合上述条件的药物，可以进行治疗性试验。例如，对于肝肿大、发热已做各种检查但不能排除阿米巴肝脓肿的患者，或患者有未查明原因的发热伴有咯血痰不能排除肺阿米巴病时，可试用甲硝唑治疗。用药后如病情迅速好转并可排除自然好转的可能性时，一般可证实其诊断；如用药后病情无好转，一般是不支持诊断，但也不能完全排除该疑似诊断，因为可能还有其他未查明的并发疾病。

若在诊疗过程中能捕捉到患者对药物的特异效应，偶尔可发现诊断的线索。如一例中年男性患者，因低热及左肩剧痛入院。查体，血常规、尿常规、大便常规，骨髓检查及左肩与胸、腹部X线平片均正常，血培养阴性，实验室检查不支持结缔组织疾患。患者左肩持续疼痛难忍但活动不受限制，服一般抗风湿或镇痛性药物无效，必须注射度冷丁方可止痛，由此才被疑为左膈肌激惹所致反射性疼痛。经进一步检查，终于发现为原发性左叶肝癌并经手术证实。此点说明结合临床分析疗效、抓住诊断线索的重要性，对诊断未明的患者尤为重要。

二、确定治疗目标

治疗目标是在对疾病和患者自身情况充分认识的基础上确立的期望疾病治疗达到的最终结果。目标的确立不仅要从疾病本身出发，更应从患者的综合情况去考虑。治疗目标越明确，治疗方案越简单，选择药物就越容易。但是，治疗目标往往需要既能改善患者目前的病理生理状态，又能改善患者的远期生活质量，这导致了药物治疗方案的复杂性，也影响着患者可能获得的最大疗效。例如，控制高血压是高血压治疗的首要目标，但是治疗高血压需要终身用药，治疗目标不仅是严格控制血压，更应是降低心脑血管并发症的风险并降低病死率。

三、选择治疗方案

针对一个治疗目标往往有多个治疗方案、多种治疗药物，需要综合考虑疾病、患者的身体、经济等各方面情况和药物的药理学特征，按照安全、有效、经济的原则确定治疗药物、剂型、剂量和疗程。例如，对类风湿关节炎患者应用阿司匹林治疗前，有必要了解其过去是否对阿司匹林发生过不良反应、有无溃疡病史，基于这些信息选择合适的药物。

给药方案还取决于药物在患者体内的药物代谢动力学。如果已知该患者与药物消除有关的主要器官有疾病，则需对“平均”给药方案进行适当调整。

四、开始治疗

开具一张书写正确、格式规范的处方交到患者手中，表面看来标志着临床医生一次接诊的结束，但对于药物治疗，这恰恰是开始。再好的药物治疗方案，如果患者不依从治疗或错误地用药，仍然不能获得预期的疗效，而且一些疾病或症状的治疗过程常常需要患者进行自我监测，如在糖尿病的药物治疗中监测血糖的变化。因此，临床医药工作者应向患者提供必要的信息指导用药，使患者成为知情的治疗合作者。比如，需要向患者解释药物将会怎样影响其疾病过程或症状，为什么在症状缓解后不要立即停用抗生素，哪些不良反应常见且不影响继续用药（如不良反应中的头晕，若患者不开车就不影响继续用药），哪些不良反应即使轻微也必须引起高度重视（如服用有潜在骨髓抑制作用的药物后出现咽痛），需要长期用药治疗时为什么要定期复查，出现哪些情况需要改变治疗方案（如胃肠道出血），以及用药过程中出现哪些毒副作用需要立即就诊，等等。

五、评估和干预

在确定治疗目标的同时，实际上也设定了反映疗效的观测指标与毒性的观察终点，并在治疗过程中对这些指标和终点进行监测，以评估治疗效果，进行适度干预，决定继续、调整或终止方案。对一个具体患者，首选药物和标准方案并不一定产生最佳治疗效果。虽然基因型测定和治疗药物监测等措施有助于个体化用药，但目前优化药物治疗的最实用方法仍然是治疗—监测—治疗的反复尝试。

临床上监测观察指标有两种方式。①主动监测：依据疾病类型、疗程、处方药量确定复诊时间，进行必要项目的检测，由医生自己评估治疗效果。②被动监测：向患者解释出现治疗效果的表现，告知患者无效或出现不良反应时应做什么，在这种情况下，是由患者自己监测。通过对治疗的监测，可以判断治疗是否达到了预期的效果以及不良反应是否影响药物治疗。

患者治疗方案的终点同样需进行评估，包括有效和无效两类。

治疗有效：患者按治疗计划完成了药物治疗且疾病已治愈，则可停止治疗。如疾病未愈或为慢性疾病，病情控制且无不良反应，或者发生的药物不良反应未影响治疗，可继续治疗。如出现严重不良反应，应重新考虑所选择的治疗方案，考虑可能导致药物严重不良反应的因素。

治疗无效：如果患者病情进展未控制，药物治疗无效，应重新考虑该患者诊断是否正确、治疗目标与处方药物是否恰当、剂量是否正确、疗程是否太短、给予患者的指导是否正确、患者依从性和对治疗的监测是否正确等。

需要注意的是，无论出于何种原因停止药物治疗，都应切记不是所有药物都能立即停药，有些药物（如精神神经系统用药、糖皮质激素、β受体阻滞剂等）需要经过逐渐减量的过程才能停药，防止出现停药反跳或撤药综合征。

岗位对接

患者，女，52岁，因心悸、乏力3年，自我怀疑有心脏病，到当地医院内科就诊，心电图、血压显示正常。血常规检查结果：血红蛋白60 g/L，红细胞3.1×10^{12}/L，平均红细胞体积78 fL。

进一步追问病史，患者诉说月经不规则4年，每次持续20余日。经妇科检查后诊断为子宫内膜癌，手术切除子宫及附件，针对贫血补充铁剂后患者症状好转。

请结合本节所学内容，帮助患者找到贫血原因。在患者拿到药物后，应嘱咐哪些用药注意事项？如何评估用药效果？

第三节　药物治疗方案的制定

在明确诊断和确定治疗目标后，须根据病情的轻重缓急和患者的实际情况，选择能够缓解症状、减轻痛苦或纠正病理过程，且不良反应少或轻微的药物进行治疗。

一、治疗药物选择

随着医药工业的发展，应用于临床的药物数量日益增多，大量新药的涌入给医生、患者用药带来了很多困惑。不过，这些所谓新药中的绝大多数仍是现有药物的同类药，真正作用方式全新和作用机制未知的药物较少。因此，开始选择药物时，应首先着眼于选择哪类药物而不是选择哪种药物。临床药物有数千种，但从药理学上分仅有约70类。同一类中的药物有相同的作用机制、类似的分子结构，它们的疗效、不良反应、禁忌证和相互作用等也相似，而且同一类药物中多数药物具有共同的词干，如质子泵抑制剂中有奥美拉唑、兰索拉唑、泮托拉唑和雷贝拉唑，β受体阻滞剂中有普萘洛尔、拉贝洛尔、阿替洛尔等。一般来说，针对同一个目标仅2～4类药物有效，在此范围内确定好药物的种类，再根据每种药物的作用特点，选择符合治疗目标的具体药物。

二、给药方案的制定

制定给药方案时，首先必须明确目标血药浓度范围。目标血药浓度范围一般为文献报道的安全有效范围，特殊患者可根据临床观察的药物有效性或毒性反应来确定。药物手册和药物说明书中推荐的标准剂量方案大多数是能够保持有效血药浓度的平均剂量，一般是基于药物临床试验的研究结果制定的，属于群体模式化方案。由于多数情况下患者间的个体差异是有限的，故在初始治疗时对安全、低毒的药物采用标准剂量方案获得预期疗效的概率是最大的。

（一）根据药物代谢动力学（药动学）参数设计给药方案

1. 按半衰期制定给药方案

（1）确定给药间隔时间：半衰期小于30分钟的药物，一般要静脉滴注给药，如果是治疗指数高的药物也可以分次给药，但维持量要较大，才能使药物在体内的浓度保持高于治疗阈（产生最小治疗效应的血药浓度）的水平。半衰期在30分钟至8小时的药物，主要考虑治疗指数：治疗指数高的药物可以按1～3个半衰期给药1次；治疗指数低的药物，则按每个半衰期给药1次。半衰期在8～24小时的药物可以按每个半衰期给药1次，如需立即达到稳态血药浓度，可首剂加倍。半衰期大于1天的药物，可以每天给药1次。

（2）负荷剂量加倍：对于某些半衰期较长且治疗指数较高的药物，为了使其血药浓度尽快达到稳态血药浓度，采用负荷剂量加倍的方法，可迅速控制病情，如抗菌药物（磺胺类、四环素等）用于控制感染。

2. 根据平均稳态血药浓度制定给药方案

调整给药剂量或给药间隔时间，可达到平均稳态血药浓度的目的。此方案是以平均稳态血药浓度（$\overline{C_{SS}}$）作为制定给药方案的指标。

公式为
$$\overline{C_{SS}}=\frac{F\cdot D}{k\cdot V_{d\cdot\tau}}=\frac{F\cdot D}{Cl\cdot\tau}\qquad(2-1)$$

$$D=\frac{\overline{C_{SS}}\cdot Cl\cdot\tau}{F}\qquad(2-2)$$

对某一药物制剂，其消除速率常数（k）、表观分布容积（$V_{d\cdot\tau}$）或清除率（Cl）、生物利用度（F）基本上恒定，只能通过调节给药剂量（D）或给药间隔时间（τ）达到所需平均稳态血药浓度。

例：某药$\overline{C_{SS}}$=0.004 mg/mL，F=0.270，Cl=5 400 mL/h，如果τ=6 h，问剂量为多少？

$$D=\frac{\overline{C_{SS}}\cdot Cl\cdot\tau}{F}=\frac{0.004\times5\,400\times6}{0.270}=480(\text{mg})\qquad(2-3)$$

制定给药方案时，还要考虑有效血药浓度范围，如果血药浓度范围很窄，且半衰期很短，为了减少血药浓度的波动，可增加给药次数。

然而，有些药物如强心苷，治疗剂量与中毒剂量之间差距很小，每个人对其耐受性和体内消除速率有所不同，故临床用药稍有不慎就容易发生中毒甚至死亡。此外，有时由于患者脏器的病变可影响到药物的正常吸收、分布、代谢和排泄，常规用药可能无效或出现中毒。因此，在制定给药方案时应注意个体化用药，充分考虑药物方面和机体方面的因素对药物作用的影响。当不能完全确定患者的个体化因素时，先按常规剂量开始治疗，再对患者用药后的疗效、不良反应和/或血药浓度等指标进行评估，获得精确的个体数据，根据重新计算的给药剂量进行新一轮的治疗，必要时可对给药方案再次进行调整，直到获得满意的个体化治疗方案。

（二）根据药物效应动力学（药效学）参数设计和调整给药方案

在临床药物治疗过程中，不但要考虑药动学的因素，也要考虑药效学的因素设计给药方案。药物不仅产生治疗效果，也产生不良反应。临床药物治疗中给药方案设计的目的就是尽可能地发挥药物的治疗效果和避免发生不良反应。当评估药物疗效的药效学指标定量明确，并能迅速反映药物治疗效果时，其指标可作为剂量调整的依据。例如，静脉注射硫喷妥钠时，其治疗作用为麻醉深度，中毒表现为呼吸抑制，医生可以将麻醉深度和呼吸抑制作为调整剂量的依据。还有一些定量的生化指标也可作为剂量调整的依据。例如，把凝血酶原时间的延长作为确定应用华法林的依据，把血压值作为确定降压药的依据，把血糖值作为确定降糖药的依据等。在临床抗感染治疗中，依据抗菌药物的药效学参数如最低抑菌浓度、最低杀菌浓度、抗菌后效应等指标制定给药方案在临床上可获得最佳疗效。

根据药效学量效关系的理论，临床药物治疗过程中会出现个体差异，个体差异出现的原因是药物作用受到药物和机体多方面因素的影响。因此，根据药效学制定给药方案，必须了解影响药物作用的因素，结合患者具体情况考虑如何调整剂量，以达到提高疗效并减少不良反应的目的。

三、治疗药物监测

治疗药物监测（therapeutic drug monitoring，TDM）是指在临床进行药物治疗过程中，在观察药物疗效的同时，定时采集患者的血液（也包括采集尿液、唾液等液体），测定其中的药物浓度，以药动学和药效学基础理论为指导，借助先进的分析技术与电子计算机手段，制定和调整给药方案，实现个体化给药，在达到满意疗效的同时避免发生药物不良反应。TDM 也可以为药物过量中毒的诊断和处理提供有价值的实验依据，将临床用药从传统的经验模式提高到更科学的水平。

目前临床上 TDM 主要适用于：①治疗范围窄，毒性大且不易鉴别的药物，如茶碱、地高辛等；②个体间血药浓度变化较大的药物，如三环类药物等；③呈非线性动力学特征的药物，如苯妥英钠、阿司匹林等；④肝肾功能障碍的患者使用主要经肝代谢、肾排泄的药物，如氨基糖苷类抗生素、利多卡因等；⑤长期使用可能积蓄的药物；⑥合并用药产生相互作用而影响疗效的药物；⑦常规剂量下易出现毒性反应的药物；⑧新生儿、婴幼儿及老年人用药。临床治疗时常需要进行 TDM 的药物见表 2－1。

表 2-1 临床治疗时常需进行 TDM 的药物

药物类别	代表药物	推荐取血时间	有效血药浓度	半衰期
强心苷类	地高辛	给药后 8～24 h	0.8～2 ng/mL	33～36 h
	洋地黄毒苷	给药后 8～24 h	13～25 ng/mL	5～7 d
抗心律失常药	奎尼丁	谷浓度	2～5 mg/L	5～7 h
	利多卡因	给药后 6～12 h 或负荷量后 1 h	1.5～5 mg/L	1～2 h
	普鲁卡因胺	谷浓度或负荷量后即刻或维持量后 2 h	4～10 mg/L	2.5～4 h
	胺碘酮	谷浓度	0.5～1.5 mg/L	13～60 d
	丙吡胺	谷浓度	2～5 mg/L	5～6 d
	普罗帕酮	谷浓度	0.15～2 mg/L	5～8 h
抗癫痫药	卡马西平	谷浓度	4～12 mg/L	10～65 h
	苯巴比妥	谷浓度	10～40 mg/L	50～144 h
	氯硝西泮	谷浓度	13～90 mg/L	26～49 h
	乙琥胺	谷浓度	40～100 mg/L	40～60 h
	丙戊酸	谷浓度	50～100 mg/L	7～10 h
三环类抗抑郁药	阿米替林	谷浓度	0.1～0.25 mg/L	17～40 h
	丙米嗪	谷浓度	0.2～0.3 mg/L	10～20 h
抗躁狂药	碳酸锂	给药后 12 h	5.5～7 mg/L	12～24 h
抗精神病药	氟哌啶醇	谷浓度	5.2～15 mg/L	21 h
氨基糖苷类抗生素	庆大霉素	注射后 0.5～1 h	2～10 mg/L	2～3 h
	妥布霉素	注射后 0.5～1 h	2～10 mg/L	1.9～2.2 h
抗风湿药	水杨酸盐	给药后 1～3 h	25～300 mg/L	2～3 h
抗哮喘药	茶碱	谷浓度或负荷量后 0.5 h	10～20 mg/L	5～6 h
免疫抑制剂	环孢素	注射后 0.5～1 h	0.1～0.45 mg/L	10～27 h

岗位对接

患者，男，52 岁，因反复咳嗽、咳痰十余年，加重 2 日入院，诊断为慢性阻塞性肺疾病急性加重期(AECOPD)、Ⅱ型呼吸衰竭。患者接受如下治疗：甲泼尼龙 40 mg，每日 1 次；氨溴索 30 mg，每日 3 次；泮托拉唑 40 mg，每日 1 次。入院第 6 天，考虑患者存在呼吸肌疲劳，加用生长激素 10 U，每日 1 次，以增加呼吸肌驱动力。

请结合本节所学内容，对该患者的药物治疗方案进行调整。

第四节　药物处方

处方(prescription)是由取得了处方权的医师在诊疗活动中为患者开具的，由药学专业技术人员审核、调配、核对并作为发药凭证的医疗文书，具有经济上、技术上和法律上的意义。处方药必须凭医师处方销售、调剂和使用。药师收方、审核后照方配药，标注用法，指导患者正确用药。

正确书写处方，有利于正确执行医嘱，从而提高患者用药的依从性。处方的正确性关系到患者的康复和生命安全。因此，临床医药工作者不仅应具备丰富的临床医学与药学知识，而且要全面掌握药物的药理作用、毒副作用、剂量、用法、配伍及制剂的知识，更要以极端负责的态度对待处方，不可草率，以免给患者带来不应有的损失。

一、处方分类

处方分为法定处方、医师处方和协定处方。

1. 法定处方　法定处方是指《中华人民共和国药典》(以下简称《中国药典》)和国家药品监督管理局标准收载的处方，具有法律约束力。在制备法定制剂或医师开写法定制剂时均应依照此规定。

2. 医师处方　医师处方是指医师为患者诊断、治疗与预防用药所开具的处方。

3. 协定处方　协定处方是指医院药剂科与临床医师根据医院日常医疗用药的需要，共同协商制定的处方。它适合于大量配置和储备，便于控制药品的品种和质量，可以提高工作效率，减少患者取药等候时间。每个医院的协定处方仅限于本单位使用。

二、处方颜色

为了便于使用和保存，医院或者诊所都有统一处方笺。普通处方的印刷用纸为白色；急诊处方印刷用纸为淡黄色，右上角标注“急诊”；儿科处方印刷用纸为淡绿色，右上角标注“儿科”；麻醉药品和第一类精神药品处方印刷用纸为淡红色，右上角标注“麻、精一”；第二类精神药品处方印刷用纸为白色，右上角标注“精二”。

三、处方结构

处方包括以下几项内容。

1. 前记　前记包括医疗、预防、保健机构名称，处方编号，费别，患者姓名、性别、年龄，门诊或住院病历号，科别或病室和床位号，临床诊断，开具日期等，并可添列专科要求的项目。

2. 正文　正文以“Rp”或“R”(拉丁文 Recipe“请取”的缩写)或中文“取”标示，分列药品名称、规格、数量、用法用量。名称一般每一种药品写一行，药品规格和用量应写明单个剂量乘以总数。用法要用拉丁文缩写或者外文缩写表示，应避免发生理解歧义。

3. 后记　后记包括医师签名和/或加盖专用签章，药品金额，以及审核、调配、核对、发药的药学专业技术人员签名。

四、处方的管理

1. 医师处方权 经注册的执业医师在执业地点取得相应的处方权。经注册的执业助理医师在医疗机构开具的处方，应当经所在执业地点执业医师签名或加盖专用签章后方有效。经注册的执业助理医师在乡、民族乡、镇和村的医疗机构独立从事一般的执业活动，可以在注册的执业地点取得相应的处方权。医师应当在注册的医疗机构签名留样或者专用签章备案后，方可开具处方。医疗机构应当按照有关规定，对本机构执业医师和药师进行麻醉药品和精神药品使用知识和规范化管理的培训。医师取得麻醉药品和第一类精神药品处方权后，方可在本机构开具麻醉药品和第一类精神药品处方，但不得为自己开具该类药品处方。药师取得麻醉药品和第一类精神药品调剂资格后，方可在本机构调剂麻醉药品和第一类精神药品。试用期人员开具的处方，应当经所在医疗机构有处方权的执业医师审核并签名或加盖专用签章后方有效。进修医师由接收进修的医疗机构对其胜任本专业工作的实际情况进行认定后授予相应的处方权。

2. 处方书写 处方书写应当符合下列规则。

(1) 患者一般情况、临床诊断填写清晰、完整，并与病历记载相一致。

(2) 每张处方限于一名患者的用药。

(3) 处方书写时应字迹清楚，不得涂改；如需修改，应当在修改处签名并注明修改日期。

(4) 药品名称应当使用规范的中文名称书写，没有中文名称的可以使用规范的英文名称书写；医疗机构或者医师、药师不得自行编制药品缩写名称或者使用代号；书写药品名称、剂量、规格、用法和用量要准确规范，药品用法可用规范的中文、英文、拉丁文或者缩写体书写，但不得使用“遵医嘱”“自用”等含糊不清的字句。

(5) 患者年龄应当填写实足年龄，新生儿、婴幼儿写日、月龄，必要时要注明体重。

(6) 西药和中成药可以分别开具处方，也可以开具一张处方，中药饮片应当单独开具处方。

(7) 开具西药、中成药处方，每一种药品应当另起一行，每张处方不得超过 5 种药品。

(8) 中药饮片处方的书写，一般应当按照“君、臣、佐、使”的顺序排列；调剂、煎煮的特殊要求注明在药品右上方并加括号，如布包、先煎、后下等；对饮片的产地、炮制有特殊要求的，应当在药品名称之前写明。

(9) 药品用法用量应当按照药品说明书规定的常规用法用量使用，特殊情况需要超剂量使用时，应当注明原因并再次签名。

(10) 除特殊情况外，应当注明临床诊断。

(11) 开具处方后的空白处画斜线以示处方完毕。

(12) 处方医师的签名式样和专用签章应当与院内药学部门留样备查的式样相一致，不得任意改动，否则应当重新登记留样备案。

(13) 药品剂量与数量用阿拉伯数字书写。剂量应当使用法定计量单位：重量以克(g)、毫克(mg)、微克(μg)、纳克(ng)为单位；容量以升(L)、毫升(mL)为单位；国际单位(IU)、单位(U)；中药饮片以克(g)为单位。片剂、丸剂、胶囊剂、颗粒剂分别以片、丸、粒、袋为单位；溶液剂以支、瓶为单位；软膏及乳膏剂以支、盒为单位；注射剂以支、瓶为单位，应当注明含量；中药饮片以剂为单位。处方常见外文缩写见表 2-2。

表 2-2　处方常见外文缩写简表

外文缩写	中文含义	外文缩写	中文含义
q. m.	每日早晨	q. d.	每日 1 次
b. i. d.	每日 2 次	t. i. d.	每日 3 次
q. i. d.	每日 4 次	q. h.	每 1 小时
q. o. d.	隔日 1 次	q. n.	每晚
b. i. n.	每晚 2 次	a. m.	上午，午前
p. m.	下午，午后	h. s.	临睡前
p. r. n.	必要时	S. O. S.	需要时
Stat 或 St.	立即	Cito!	急！急速地！
q. s.	适量	aa.	各
i. m.	肌内注射	i. v.	静脉注射
i. v. gtt. 或 i. v. drip	静脉滴注	gutt. (gtt.)	滴
i. h.	皮下注射	C. T.	皮试
p. o.	口服	Tab.	片剂
Amp.	安瓿(瓶)	Caps.	胶囊
Ocul.	眼膏	Aq.	水剂
Inj.	注射剂	Supp.	栓剂
GS	葡萄糖溶液	NS	生理盐水
O. D.	右眼	O. S. 或 O. L.	左眼
O. U.	双眼	Add.	加至

五、处方的开具

(1) 医疗机构应当根据本机构性质、功能、任务，制定药品处方集，并应当按照经药品监督管理部门批准并公布的药品通用名称购进药品。同一通用名称药品的品种，注射剂型和口服剂型各不得超过 2 种，处方组成类同的复方制剂 1～2 种(因特殊诊疗需要使用其他剂型和剂量规格药品的情况除外)。

(2) 医师应当根据医疗、预防、保健需要，按照诊疗规范、药品说明书中的药品适应证、药理作用、用法、用量、禁忌、不良反应和注意事项等开具处方。开具医疗用毒性药品、放射性药品的处方应当严格遵守有关法律、法规和规章的规定。

(3) 医师开具处方应当使用经药品监督管理部门批准并公布的药品通用名称、新活性化合物的专利药品名称和复方制剂药品名称，开具院内制剂处方时应当使用经省级卫生行政部门审核、药品监督管理部门批准的名称；可以使用由国家卫生健康委员会公布的药品习惯名称开具处方。

(4) 处方开具当日有效，特殊情况下需延长有效期的，由开具处方的医师注明有效期限，但有效期最长不得超过3天。处方一般不得超过7天用量；急诊处方一般不得超过3天用量；对于某些慢性病、老年病或特殊情况，处方用量可适当延长，但医师应当注明理由。麻醉药品、精神药品、医疗用毒性药品、放射性药品的处方用量应当严格按照国家有关规定执行。

（5）医师利用计算机开具、传递普通处方时，应当同时打印出纸质处方，其格式与手写处方一致；打印的纸质处方经签名或者加盖签章后有效。

（6）药师核发药品时，应当核对打印的纸质处方，无误后发放药品，并将打印的纸质处方与计算机传递处方同时收存备查。

六、处方的保存

处方由调剂、出售处方药品的医疗、预防、保健机构或药品零售企业妥善保存。普通处方、急诊处方、儿科处方保存1年，医疗用毒性药品、精神药品及戒毒药品处方保留2年，麻醉药品处方保留3年。处方保存期满后，经医疗、预防、保健机构或药品零售企业主管领导批准、登记备案，方可销毁。

七、处方的调剂

1. 调剂资质 取得药学专业技术职务任职资格的人员方可从事处方调剂工作。药师在执业的医疗机构取得处方调剂资格。药师签名或者专用签章式样应当在本机构留样备查。具有药师以上专业技术职务任职资格的人员负责处方审核、评估、核对、发药以及安全用药指导；药士从事处方调配工作。

2. 调剂操作规程 药师应当凭医师处方调剂处方药品，非医师处方不得调剂。应当按照操作规程调剂处方药品：认真审核处方，准确调配药品，正确书写药袋或粘贴标签，注明患者姓名和药品名称、用法、用量，包装药品；向患者交付药品时，按照药品说明书或者处方用法，进行用药交代与指导，包括每种药品的用法、用量、注意事项等。

调配处方的程序是：审方、计价、调配、核对、发药。

（1）审方：药师收方后应当认真逐项检查处方前记、正文和后记书写是否清晰、完整，并确认处方的合法性。首先要求处方书写（科别、姓名、性别、年龄、病历号、日期和医师签名等）全部合格。

药师应当对处方用药的适宜性进行审核，包括下列内容：①对规定必须做皮试的药物，处方医师是否注明过敏试验及结果的判定。②处方用药与临床诊断的相符性。③剂量、用法的正确性。④选用剂型与给药途径的合理性。⑤是否有重复给药现象。⑥是否有潜在临床意义的药物相互作用和配伍禁忌。处方中如有配伍禁忌、不合理的药物相互作用、妊娠禁忌、超剂量用药等，中药处方如有相反、相畏等，需经处方医师重新签字。⑦其他用药不适宜情况。

药师审核处方后，认为存在用药安全问题时，应告知处方医师，请其确认或重新开具处方，并记录在处方调剂问题专用记录表上，经办药师应当签名，同时注明时间。药师发现不合理用药或者用药错误，应拒绝调剂，并及时告知处方医师，但不得擅自更改或者配发代用药品，即药师无权更换药味，不得自行修改处方。对于发生严重不合理用药或用药错误的处方，药师应当按有关规定报告。

(2) 计价:认真执行国家药物政策,保证药价准确,不得任意估价和改价。杜绝处方漏费,造成医院损失。

(3) 调配:①接到计价收款后的处方,仔细审核无误后方可调配。②调配西药方剂,禁止用手直接接触药物;调配中药方剂时称量要准,不得估计取药,重量误差一般不超过5%,按处方药味顺序调配,以便核对。③严禁调配发霉、变质、虫蛀的药品。④中药方剂中先煎、后下等需特殊煎服的药品应单包注明,坚硬药品需破碎。⑤药品容量要准确,包装要完整,标签要清楚,用法和注意事项要写明。⑥中药调配要避免药斗间串药,称药后及时把药斗轻拉推回原位。⑦调配完毕必须自行查对一遍,并在处方上签名或者加盖专用签章。药师应当对麻醉药品和第一类精神药品处方按年、月、日逐级编制顺序号。对于不规范处方或者不能判定其合法性的处方,不得调剂。

(4) 核对:药师调剂处方时必须做到"四查十对"。①查处方,对科别、姓名、年龄;②查药品,对药名、剂型、规格、数量;③查配伍禁忌,对药品性状、用法用量;④查用药合理性,对临床诊断。在核对剂量时,对老年人和婴幼儿患者尤应仔细。中药调剂要核对先煎、后下等特殊煎服的药品是否另包注明,坚硬药品是否破碎。

(5) 发药:①发药时要核对姓名,警惕重名现象;②详细交代服用方法和注意事项;③如有先煎、后下等需特殊煎服的药品要交代清楚;④发现问题,及时纠正。医疗机构药学部门应建立处方差错登记制度。属差错事故要登记并向领导汇报,及时妥善处理。要耐心解答患者的问题。

八、处方点评制度

医疗机构应建立完善的处方点评制度,填写处方评价表,对处方实施动态监测及超常预警,登记并通报不合理处方,对不合理用药及时予以干预。

第五节　患者的依从性和用药指导

案例讨论

患者,女,65岁,患有高血压和糖尿病。医生为其开具了硝苯地平控释片控制血压,二甲双胍肠溶片控制血糖,并嘱咐她每天按时服药,定期复诊。在最初的1个月里,患者按照医嘱服药,血压和血糖控制得较为稳定。但之后,患者觉得症状有所改善,便自行减少了二甲双胍肠溶片的服用剂量,并且偶尔忘记服用硝苯地平控释片。渐渐地,她发现自己的血压和血糖开始波动,出现头晕、乏力等症状。又过了一段时间,患者因关节疼痛自行服用了朋友推荐的一种止痛片,并未告知医生。同时,由于她近期在不同医院的多个科室就诊,不同医生开具的药物中部分存在重复成分,而她对此并不知晓。随着时间推移,患者的病情逐渐加重,出现了恶心、呕吐、心慌等症状,不得不住院治疗。在住院期间,医生发现患者同时服用的多种药物之间可能存在相互作用,影响了治疗效果。

1. 请分析该患者存在哪些不依从行为,分别属于不依从的哪种类型。
2. 结合案例,探讨导致该患者不依从的原因有哪些。
3. 该患者的不依从行为产生了哪些后果?

4. 针对该患者的情况，临床医药工作者应如何改善其依从性？请从建立医患关系、优化治疗方案、提供用药指导等方面进行阐述。

5. 在用药指导方面，对于该患者所服用的硝苯地平控释片、二甲双胍肠溶片及气雾剂（假设后续因呼吸道疾病需使用），应分别重点强调哪些内容？

广义的依从性（compliance）是指患者的行为与医疗或保健建议相符合的程度。从药物治疗的角度，依从性是指患者对药物治疗方案的执行程度。无论药物治疗方案制定得多么正确，如果患者不依从（noncompliance），也将难以产生预期的治疗效果。事实上，当一名患者从医师手上接过处方时，随后实施治疗的责任也一同转移到了患者自身，应按方取药，并依照正确的剂量、恰当的用药时间和次数、空腹或餐后、规定的疗程等一系列要求来正确使用选定的药物。在这一过程中，任一环节上偏离医师的用药要求，都会导致不同程度的不依从，从而影响治疗效果。

一、患者不依从的主要类型

1. 不按处方取药 有的门诊患者拿到处方后并不取药，住院患者在出院时也未取应继续使用的药物。

2. 不按医嘱用药 不按医嘱用药包括用药途径或方法错误、用药时间或顺序不恰当、剂量错误、次数错误等。

3. 提前停止用药 一些患者在用药后症状改善或一次开的药量已用完时，便错误地认为不需要用药了，也有患者由于经济等原因自行停药。

4. 不当的自行用药 有的患者认为自己的症状与他人相似而改用他人的药物。

5. 重复就诊 患者就诊于不同的医院、专科，或者中西医同时就诊，却不告知医师详细的相关情况，造成相同或类似药物重复使用。

二、患者不依从的常见原因

1. 患者因素 患者对疾病认识不足、对医师缺乏信任、担心药物不良反应、经济拮据、治疗过程长难以坚持或求治心切、相信他人经验等而自行停药或更改用药方案。

2. 医药人员因素 医药人员缺乏与患者的沟通，未清楚提供相关用药指导。

3. 疾病因素 一些疾病（如高血压、糖尿病）本身无明显症状或经过治疗症状已改善，患者因缺少症状提醒而漏服药物。

4. 药物因素 药片太小，视力和手指灵活性减退的老年患者用药困难；药片太大难以吞咽；制剂带有不良气味及颜色，儿童患者拒服；药物不良反应，有些患者因不良反应大，不得不停药。

5. 给药方案因素 给药方案过于复杂（药物种类或服药次数过多）、用药途径、方式不方便。

三、患者不依从的后果

患者不依从的直接后果取决于：①不依从的程度；②药物的浓度-效应关系和治疗窗大

小。当药物的治疗窗较宽，通常的处方剂量所产生的血药浓度足以达到浓度-效应曲线的上段平坦区间时（曲线斜率较小，效应对浓度变化不敏感），为数不多的漏用对疗效的影响不会很大。典型的例子如噻嗪类利尿药，即使不规则用药也同样有效。如果药物的治疗窗较窄（如氨茶碱），潜在的毒性反应限制了用药剂量，使血药浓度较低而处于浓度-效应曲线的中段陡峭区间时（曲线斜率较大，效应对浓度变化敏感），不规则用药将导致疗效减退或产生毒性反应。

不依从的间接后果是导致医师在监测治疗结果时作出错误判断。将患者不依从而造成的治疗失败误认为是诊断错误或所采用的药物治疗无效，从而有可能进一步导致额外的化验检查、改变剂量、更换毒性及费用更高的二线药物等错误决策，使患者承受更大的药物不良反应风险和经济损失。这从另一方面也提示临床医药工作者，在分析药物疗效不佳的原因时，不要疏漏患者的依从性因素。临床上评估患者依从性的方法主要有患者自报、服药日记、计数剩余药量、电子剂量监测、体液药物浓度测定等。其评估结果的可信度依次递增。

改善患者的依从性可从三方面着手：①与患者建立良好的医患关系，赢得患者的信任与合作。这要求临床医药工作者尊重患者的感受和观点，理解患者，使患者乐于与医生沟通。②优化药物治疗方案。一个较好的药物治疗方案要素是选用尽可能少的药物、起效迅速、尽可能少的药物不良反应、合适的剂型、简单的剂量方案（每日 1～2 次）和尽可能短的疗程。③用通俗易懂的语言向患者提供充分的用药指导。

四、向患者提供用药指导

向患者提供用药指导的目的是帮助患者正确地认识、使用药物，保证药物发挥应有的疗效。在这个过程中，临床医师与药师的交流技巧很重要，要熟悉患者的心理，表现出应有的同情心，冷静耐心地倾听，保持温和友善及积极的态度有助于患者建立对临床医师与药师的信任。应多替患者考虑，如果语言不通，可以写下要说的话，有许多听障人士可以阅读。指导或者回答问题过程中应重点突出，避免面面俱到。指导患者用药的基本内容包括以下方面。

1. 药物的疗效　告知患者：为什么选择此药治疗；哪些症状会消失或改善，哪些不会；估计何时起效；如果不服药或不正确地服药将出现什么情况。

2. 药物不良反应　帮助患者适当了解药物的作用与不良反应，预防或避免不必要的困扰与危险。告知患者：可能出现哪些（最重要的）药物不良反应；怎样识别这些药物的不良反应；药物不良反应会持续多久，有多严重；采取什么措施。对于多疑者，可能还需要强调不良反应的发生是一个统计学概率事件，是整体人群的反应，对于个人来说不一定发生，提醒的目的是万一发生时，可采取相应措施，如停药或者就医。

3. 药物使用方法　告知患者：怎样服用此药；何时服用此药；连续服用多久；怎样储存此药；剩余的药品如何处理。忘记按时服药是常见的事，可以提示患者利用闹钟、电脑、移动电话等设备中的提醒功能，或者推荐缓释剂型药物。

4. 告诫患者　何时不应使用此药；不要超过的最大剂量；为何必须全程用药；等等。

5. 关于复诊　告知患者：何时复诊；哪些情况下不需要复诊；哪些情况下需要提前复诊；下次复诊时医师需要了解什么信息。

6. 确认沟通效果　询问患者对上述各项是否全部清楚，可让患者复述最重要的信息；询问患者是否还有其他问题。

对任何疾病的治疗,成本效益最大化的方案是对患者进行宣传教育,避免可能发生的问题。进行用药指导时,药物使用方法是经常遇到的问题。在日常生活中,80%以上的药物是通过口服途径摄取的。服药时切忌:干吞药片;只喝一口水送下药片;躺在床上吃药或者吃完药马上躺下;等等。口服液体制剂应使用有刻度的量杯准确量取。对于一些新的或少见的制剂需专门强调,如有的长效片剂由于制剂技术的限制,必须整粒吞服,不能咀嚼或掰半,否则就会失去缓释作用。对于气雾剂、粉雾剂、喷雾剂的使用方法,应指导患者掌握操作要领。

目标检测

一、单选题

1. 广义的依从性是指 （　　）
   A. 患者对药物治疗方案的执行程度
   B. 患者的行为与医疗或保健建议相符合的程度
   C. 患者对医师嘱咐的听从程度
   D. 患者按时服药的程度
2. 以下情况属于患者不依从行为的是 （　　）
   A. 患者严格按照医嘱按时、按量服药
   B. 患者按处方取药后,按照正确的用药途径和方法服药
   C. 患者认为自己症状与他人相似,改用他人的药物
   D. 患者在医生指导下,根据病情变化调整用药剂量
3. 下列哪项是导致患者不依从的患者因素 （　　）
   A. 医务人员缺乏与患者的沟通
   B. 一些疾病本身无明显症状导致患者漏服药物
   C. 药片带有不良气味,儿童患者拒服
   D. 患者对疾病认识不足,相信他人经验而自行停药
4. 当药物的治疗窗较宽时,不规则用药通常会 （　　）
   A. 严重影响疗效　　B. 对疗效影响不大
   C. 导致毒性反应　　D. 使病情迅速恶化
5. 下列关于临床上评估患者依从性方法的说法,正确的是 （　　）
   A. 患者自报的可信度最高　　B. 服药日记的可信度高于电子剂量监测
   C. 体液药物浓度测定的可信度最低　　D. 计数剩余药量的可信度高于服药日记

二、简答题

1. 药物治疗的一般原则包括哪些?
2. 什么是合理用药?合理用药的内容主要有哪些?
3. 试述药物治疗的一般程序。
4. 药物治疗的药物选择原则是什么?
5. 什么是处方?处方调剂操作规程有哪些?

第三章 药物不良反应

学习目标

1. 掌握药物不良反应识别的基本原则以及预防、治疗的基本原则。
2. 熟悉药物不良反应的相关概念和分类。
3. 了解药物不良反应发生的原因和监测的基本方法。

第一节 药物不良反应的概念和分类

案例讨论

患者，女，45 岁。因高血压长期服用卡托普利片（25 mg，每日 3 次）进行治疗。近期因关节疼痛自行服用布洛芬胶囊（0.3 g，每日 3 次）止痛。用药 1 周后，患者出现干咳症状，起初症状较轻，未引起重视，继续用药 3 天后，干咳症状加重，影响睡眠和日常生活。同时，患者发现自己的面部和下肢出现轻微水肿。遂前往医院就诊。

1. 请判断该患者出现的干咳和水肿症状属于哪种药物不良反应相关概念？并依据相关定义进行分析。

2. 从药物不良反应分类角度，分析干咳和水肿分别可能属于哪种类型的药物不良反应？阐述判断依据。

3. 根据药物不良反应严重程度分级，该患者的干咳和水肿症状分别属于哪一级？说明理由。

药物具有两重性：它一方面可用于防病、治病；另一方面也会危害机体，引起患者生理、生化功能紊乱和组织结构变化等不良反应。因此，开展药物不良反应报告和监测工作对于加强药品上市后安全和风险控制，加强质量监督和质量分析工作，最大限度地减少药品不良反应的发生率有着至关重要的意义。

一、药物不良反应相关概念

1. 药物不良反应（adverse drug reaction，ADR） 世界卫生组织将药物不良反应定义为，正常剂量的药物用于预防、诊断、治疗疾病或调节生理功能时出现的有害的和与用药目的无关的反应。我国《药品不良反应报告和监测管理办法》第六十三条规定，不良反应为合格药品在正常用法用量下出现的与用药目的无关的有害反应。这一定义排除了有意或意外的过量用药和用药不当所致的不良反应，将其限定为伴随正常药物治疗的一种风险。

2. 药物不良事件（adverse drug event，ADE） 世界卫生组织将药物不良事件定义为不良感受，是指药物治疗过程中所发生的任何不幸的医疗卫生事件，而这种事件不一定与药物治疗有因果关系。这一概念在药物，特别是新药的安全性评价中具有实际意义。因为在很多情况下，不良事件与用药在时间上相关联，但因果关系并不能马上确立。为了最大限度地降低人群的用药风险，本着“可疑即报”的原则，对有重要意义的药物不良事件也要进行监测，并进一步探讨与药物的因果关系。

3. 用药错误(medication error, ME) 美国国家用药错误通报及预防协调审议委员会将用药错误定义为，在药物治疗过程中，医疗专业人员、患者或消费者因不适当地使用药物而造成患者损伤的可预防事件。此类事件的发生可能与专业医疗行为、健康医疗产品(药品、给药装置等)、工作流程与系统有关，包括处方的开具、医嘱的建立与沟通；产品的标识、包装与命名；药品的调剂、分送与给药；病患卫生教育及药疗监测等。用药错误大多是由违反治疗原则和规定所致，有较多的人为因素，是可以预防的。

4. 药源性疾病(drug-induced disease) 当药物引起的不良反应持续时间比较长，或者发生的程度比较严重时，某种疾病状态或组织器官发生持续的功能性、器质性损害而出现一系列临床症状和体征，称为药源性疾病。与药物不良反应不同的是，药源性疾病的诱因并不只限于正常的用法和用量，还包括过量和误用药物所造成的损害。

5. 严重不良事件(serious adverse event, SAE) 凡在药物治疗期间出现下列情形之一的，称为严重不良事件：①死亡；②立即危及生命；③导致持续性的或明显的残疾或功能不全；④导致先天异常或分娩缺陷；⑤引起身体损害而导致住院治疗或延长住院时间；⑥其他有意义的重要医学事件，例如尽管事件不会立即危及生命或导致死亡和/或住院，但为了预防出现任何一种上述所列情况可能需要进行治疗，通常也被认为是严重的。一般情况下严重不良事件发生后24小时内必须向有关部门报告。

二、药物不良反应的分类

药物不良反应有多种分类方法。20世纪70年代，根据药物的不良反应与药理作用是否相关联，不良反应被分为A型和B型两类。随后由于新的不良反应不断被发现，又不能准确将其归类于上述两类不良反应，因而又增加了C型、D型、E型和F型不良反应。

A型药物不良反应：属剂量相关性不良反应，该类反应主要是由于药物的药理作用过强所致，通常与剂量有关，特点是可以预测。其在人群中的发生率高，但死亡率低。药物的副作用和毒性反应属于此类不良反应。如在治疗高血压时使用β受体阻滞剂美托洛尔，患者出现心动过缓、下肢乏力反应，为该药物药理作用过强导致。

B型药物不良反应：属剂量不相关性不良反应，该类反应是一种与正常药理作用无关的异常反应，通常与剂量无关联，难以预测。其发生率低，但死亡率高。药物的过敏反应、特异质反应，如青霉素过敏性休克属于此类。

C型药物不良反应：是一种剂量和时间依赖的不良反应，该类反应发生缓慢，与剂量逐渐累积相关，发生率低。例如，长期应用肾上腺皮质激素对下丘脑-垂体-肾上腺皮质轴的抑制属此类不良反应。

D型药物不良反应：是一种时间依赖的迟发性不良反应，该类反应发生率低，通常与药物剂量相关，随着药物的应用其效应逐渐显现。药物的致畸作用、致癌作用，以及迟发性运动障碍等属此类反应。例如，某些地区使用砷制剂作为偏方治疗一些慢性疾病，导致皮肤角化，称为砷角化病，甚至导致癌变。

E型药物不良反应：属撤药反应，发生于停药后，发生率低。例如，停用吗啡后出现的戒断症状，停用β受体阻滞剂后出现的反跳现象等属此类不良反应。

F 型药物不良反应：属治疗意外失败型不良反应，该反应与药物剂量相关，药物之间的相互作用是导致其发生的原因，发生率高。例如，联合用药过程中应用了特异性药物代谢酶抑制剂可引起此类反应。

根据药物不良反应的严重程度，其分为轻度、中度、重度和严重四个等级。轻度不良反应指有症状出现，但很轻微，如消化道不适、轻微头痛、疲乏、全身不适等；中度不良反应症状稍重，但能很好地耐受，不影响正常生活，如较大面积的皮疹、视觉障碍、肌肉震颤、排尿困难、认知障碍、血液成分（白细胞、血糖等）的改变；重度不良反应症状较重，影响正常生活，患者难以忍受，需要停药或对症处理，如严重肝功能异常、心律失常、严重过敏反应等；严重不良反应症状严重，危及患者生命，致死或致残，须立即停药或紧急处理，如肝功能衰竭、严重的心律失常等。

第二节 药物不良反应的影响因素

案例讨论

患者，男，68 岁。因慢性阻塞性肺疾病（COPD）急性加重期入院治疗。患者有高血压病史 10 年，长期服用硝苯地平控释片控制血压；同时因 COPD 长期使用沙丁胺醇气雾剂缓解症状。此次入院后，医生给予头孢哌酮钠舒巴坦钠抗感染、氨茶碱平喘、氨溴索化痰等治疗。治疗第 3 天，患者自觉症状稍有缓解，在晚餐时饮用了少量白酒。晚餐后不久，患者出现面部潮红、头痛、心悸、呼吸困难等症状。医生检查发现患者心率加快，血压轻度升高，考虑可能是药物不良反应。

1. 请分析该患者出现不良反应可能涉及哪些方面的因素，以及具体是哪些因素导致了此次不良反应的发生。
2. 从药物因素角度，结合该案例中使用的药物，解释药物不良反应发生的机制。
3. 针对该患者的情况，如何避免类似药物不良反应的再次发生？

药物不良反应的发生并非单一因素所致，而是受到药物、机体、用药过程以及饮酒、吸烟、食物等多方面因素的综合影响。深入了解这些因素，对于预防和控制药物不良反应的发生具有重要意义。

1. 药物方面因素 药物自身的特性是引发不良反应的关键因素之一，涵盖化学结构、药理作用、剂型与给药途径、杂质与添加剂以及药物相互作用等多个方面。

（1）化学结构：药物中的有效成分是不良反应产生的根源。结构相似的药物，往往具有相似或相同的不良反应，例如青霉素类抗生素普遍易引发过敏反应。然而，化学结构的细微差异也可能显著改变不良反应的发生情况。以氟喹诺酮类抗菌药物为例，因 7 位取代基不同，诺氟沙星和环丙沙星表现出较强的中枢系统不良反应，而司帕沙星、氧氟沙星、左氧氟沙星的中枢系统不良反应则相对较弱。

（2）药理作用：药物的药理作用通常涉及多个系统，这使得与治疗目的无关的作用引发不良反应成为可能。比如，服用阿托品会出现口干症状；长期服用阿司匹林会导致出血倾向;长期、大量使用广谱抗生素会破坏肠道正常菌群平衡,引发抗生素相关性腹泻和假膜性肠炎。一般而言,连续用药时间越长,不良反应发生的可能性就越大。

(3) 药物的剂型与给药途径:药物的剂型和给药途径会影响其生物利用度,进而改变不良反应的发生率和严重程度。相同药物成分,静脉注射引发不良反应的严重程度通常高于口服和局部用药,因此轻症患者一般不建议采用注射给药方式。

(4) 杂质与各种添加剂:抗菌药物在生产、保管和储存过程中混入的杂质、药物中间体和分解产物,都可能引发不良反应。以青霉素为例,其制品中微量的青霉烯酸、青霉噻唑酸就可能导致过敏反应。此外,主药以外的添加剂,如赋形剂、稳定剂、增溶剂、着色剂等,也常常引发过敏等不良反应。而且,由于不同厂家生产工艺和质量控制存在差异,同一有效成分药品的不良反应发生率也可能有所不同。

(5) 药物相互作用:药物的体内、外相互作用是不良反应发生的重要机制。药代相互作用(发生于药物吸收、分布、代谢、排泄各个环节)和体内药效相互作用都会影响不良反应的发生。地高辛的"治疗窗"很窄,血药浓度稍有变化就可能导致疗效不佳或中毒,而考来烯胺、抗酸药、新霉素等多种药物会影响其血药浓度,使其在治疗剂量范围内也可能出现心律失常、中毒等不良反应。另外,大环内酯类、喹诺酮类、硝基咪唑类抗菌药物通过抑制药物代谢酶,利福霉素类药物通过诱导药物代谢酶,都会影响其他在肝中代谢药物的疗效和不良反应。联合用药品种增多会使药物相互作用增加,导致不良反应更加严重,因此控制药物应用品种是提高疗效、减少不良反应的有效途径之一。

2. 机体方面因素 药物不良反应的发生频率和严重程度不仅取决于药品本身,还与机体自身的多种因素密切相关,包括性别、年龄、生理和病理状态、食物和营养状态以及个体差异等。

(1) 性别:由于药动学、药效学以及循环血中激素含量的差异,一般情况下女性不良反应的发生率高于男性,如氯霉素引发的再生障碍性贫血,男女比例为1∶3。但药物性皮炎的发病情况则相反,男性多于女性,比例约为3∶2。

(2) 年龄:儿童和老年人的不良反应发生率通常高于成年人。婴幼儿的脏器功能尚未发育完全,肾脏排泄功能较弱,药物容易通过血脑屏障,导致不良反应发生率较高。老年人因体质和各脏器功能逐渐衰退,药物代谢和排泄速度减慢,药物疗效增强且持续时间延长,比成年人更容易发生不良反应。

(3) 生理和病理状态:患者的生理和病理状态会影响药物代谢,进而影响药物的疗效和毒副反应。肝功能障碍时,多种药物代谢酶活性下降,首过效应减弱,使用肝代谢的药物容易出现不良反应。肾功能不全会降低经肾脏排泄药物的排泄速度,延长药物在血浆中的半衰期,如果仍按正常剂量给药,可能会引发或加重不良反应,此时需要调整用药剂量。

(4) 食物和营养状态:食物中的脂肪含量会影响脂溶性药物的吸收,脂肪较多时,脂溶性药物吸收量多、速度快,容易引发不良反应。缺乏维生素 B_6 的患者,服用异烟肼后易出现神经系统损伤。体内脂肪较多的人,脂溶性药物容易在脂肪中储存和再释放,使药物半衰期延长,增加了不良反应的发生概率。

(5) 个体差异:不同患者对同一剂量的同一药物存在量与质的反应差异,即个体差异。药物代谢的个体差异是导致不同个体对药物反应不同的重要原因,这主要受机体内酶的组成和含量、代谢器官的血流速率、血浆蛋白结合率等因素影响,其中酶的组成、含量和多态性是最关键的因素。以 CYP2D6 为例，同一剂量的由其代谢且代谢物无药效的药物，在超快代谢型个体中可能无效，而在慢代谢型个体中可能产生毒性；若代谢物药效更强，则可能在慢代谢型个体中无效，在超快代谢型个体中产生毒性。

3. 用药方面因素　给药过程中的各种不合理用药因素，如不合理载体的选用、多药配伍不当、给药方式不合理(浓度过高、速度过快、未避光等)、给药剂量不合理、联合用药不合理、适应证用药不当或用药指征控制不严等，都会影响药物不良反应的发生。药品溶媒的选择、调配以及给药速度等都至关重要。抗菌药物水溶液的稳定性受多种因素影响，体外配伍不当不仅会降低药物疗效，还可能引发不良反应。例如，5%葡萄糖的 pH 在 3.2～5.5 之间，氨苄西林加入其中会沉淀、变色。红霉素在中性溶液中较稳定，直接加入 5%葡萄糖溶液中会损失效价的 15%～20%；但在 500 mL 液体中先加入 5%碳酸氢钠注射液 0.5 mL 使 pH 升高到 6 左右，再加入红霉素则有助于稳定。某些抗生素如阿米卡星、庆大霉素、妥布霉素等静脉应用时只能缓慢滴注，不能静脉推注，因为它们有阻断神经肌肉接头的副作用，易造成呼吸抑制；两性霉素 B 静脉滴注速度过快易引起患者心室颤动(室颤)或心脏停搏。

4. 饮酒、吸烟、食物的影响　饮酒、吸烟和食物都会对药物不良反应的发生产生影响。饮酒会增加多种药物不良反应的发生风险，如头孢菌素类、硝基咪唑类抗菌药物在应用期间或停药后 1 周内饮酒，易发生双硫仑样反应。吸烟会使外周血管收缩，导致血压暂时升高、心率加快，影响药物吸收；烟草还能增加肝药酶活性，加速一些药物的代谢与灭活；烟草中的尼古丁能刺激人体释放抗利尿激素，使药物及其代谢产物排泄受阻，引发蓄积中毒。食物也会影响药物不良反应，茶中大量的鞣酸能与硫酸亚铁、维生素 B_{12} 中的金属离子结合，影响治疗效果并产生不良反应；接受异烟肼治疗的患者食用高组胺成分的海鱼或不新鲜的鱼类，由于异烟肼抑制体内组胺代谢酶，导致组胺代谢受阻，从而出现皮肤潮红、荨麻疹、口渴、口唇水肿等症状。

第三节　药物不良反应的识别与监测

案例讨论

患者，女，55 岁，因患有高血压、冠心病，长期服用硝苯地平控释片(30 mg，每日 1 次)控制血压，同时服用阿司匹林肠溶片(100 mg，每日 1 次)抗血小板聚集。近日，患者因关节疼痛，自行服用布洛芬(0.3 g，每日 3 次)止痛，用药 3 天后，出现恶心、呕吐、上腹部疼痛等症状，且呕吐物中带有少量咖啡样物质。

1. 请运用药物不良反应识别要点，分析该患者出现的症状是否为药物不良反应；如果是，判断其因果关系属于哪一级。

2. 结合案例，阐述在该案例场景下药物不良反应监测的重要性。若进行监测，可采用哪些方法？

3. 从药物警戒的角度出发，针对该案例涉及的药物使用情况，应该开展哪些工作？

一、药物不良反应的识别

在药物治疗过程中，一旦患者出现药物不良事件，临床医药工作者就需要判断该事件与药物治疗之间是否存在因果关系。若能明确这种因果关系，那么该药物不良事件便可认定为药物不良反应。药物不良反应的准确识别，对患者当下及后续治疗方案的制定、药物的客观评价以及新药研发进程都有着至关重要的影响。因此，在识别药物不良反应时，应遵循严谨的临床诊断步骤，运用科学的思维方法，深入调查研究并全面收集资料，在此基础上进行综合分析与判断。药物不良反应的识别要点如下。

1. 时间相关性 药物不良反应的出现与药物治疗在时间上应存在合理的先后顺序。从开始用药到出现临床症状的这段时间，被称为药物不良反应的潜伏期。不同药物的不良反应潜伏期差异较大。例如，一些药物可能在用药后数小时内就出现不良反应，而另一些药物的不良反应可能在用药数周甚至数月后才显现。

2. 剂量相关性 部分药物的药效存在“天花板效应”。当药物剂量达到一定程度并产生最大治疗效应后，继续增加剂量，疗效不会提升，反而会使不良反应加重。比如降压药，当剂量超过一定限度时，血压不再下降，却可能引发头痛、头晕等不良反应。

3. 去激发反应 去激发是指撤药的过程，减量可视为部分去激发。当怀疑某药可能导致不良反应时，停止使用该药或减少用药剂量，然后持续观察和评估不良反应的强度及持续时间。如果停药或减量后，药物不良事件随之减轻或消失，那么就更支持药物与不良反应之间存在因果关系的判断。在多药联用的情况下，逐一进行去激发操作，有助于确定究竟是哪种药物导致了损害。不过，如果去激发后不良反应的强度没有减轻，也不能轻易排除药物与不良反应的相关性，因为可能是观察时间不够长。

4. 再激发反应 再次给患者使用可疑药物，观察可疑的药物不良反应是否再次出现，以此验证药物与不良反应之间的因果关系。但出于伦理考虑，主动进行再激发试验存在诸多限制，尤其是对于那些可能对患者造成严重损害的药物不良反应，严禁进行再激发试验。在临床上，常采用皮肤试验、体外试验等替代方法。值得注意的是，在实际治疗中，有时由于未能及时确定药物不良事件与某药的关联性，患者在后续治疗中可能会再次使用该药，从而出现无意识的再激发反应，这对于判断药物不良反应的因果关系同样具有重要价值。所以，完整记录和妥善保存患者的用药史及药物不良反应史（包括个人和家庭成员），对药物不良反应的诊断十分关键。

5. 排除其他因素 某些药物不良反应是其原有药理作用的过度延伸和增强，可依据药理作用进行预测，像降糖药可能引发低血糖反应，抗凝药可能导致自发性出血等。部分药物还会引起特征性的病理改变。例如，地高辛可导致心脏房室传导阻滞和心律失常。然而，在临床实践中，许多药物不良反应的表现与常见疾病的症状相似。比如，地高辛引起的早期药物不良反应常表现为胃肠道反应，而慢性充血性心力衰竭患者由于胃肠道瘀血也会出现类似症状；头痛是多种疾病的常见症状，判断其是否与药物相关时需格外谨慎。对于 B 型药物不良反应，因其与药物本身的药理作用无关，更需要与其他药物或非药物因素进行鉴别。若怀疑不良反应是由药物相互作用引起的，需判断药物联合使用的时间与不良反应出现的时间是否相关，以及撤除或再次给予相应药物后，不良反应是否会发生变化。

6. 参考文献资料 已出版的文献和药品说明书中记载的药物不良反应资料，是临床医药工作者获取相关信息和知识的重要来源。通过查阅这些资料，可以了解药物不良反应的临床特点、发生率、风险因素以及发生机制。如果当前出现的药物不良事件与文献报道的药物不良反应特征相符，将有助于判断该事件是否为药物不良反应。但需要注意的是，已有的医药文献对药物不良反应的记载可能并不全面；对于新上市的药物，还可能出现尚未被报道过的不良反应。因此，临床医药工作者不仅要及时更新药物不良反应知识，在某些情况下，还需依靠自身的专业判断和独立取证分析来识别药物不良反应。

7. 血药浓度监测 对于治疗窗较窄的药物，血药浓度的升高与不良反应的发生密切相关。及时检测患者的血药浓度，对于判断浓度依赖性不良反应至关重要。以地高辛为例，其毒性作用通常与血清浓度大于 2 ng/mL 有关，但在低钾血症、低镁血症或甲状腺功能低下等情况下，地高辛水平较低时也可能出现毒性反应。所以在使用地高辛时，应注意监测血药浓度，并根据个体情况调整用药剂量。血药浓度的测定结果可为这类药物不良反应的判断提供重要依据。

药物引发人体产生不良反应的过程十分复杂，受到多种因素的影响，这使得药物不良反应的识别面临诸多困难，对其因果关系的判断往往存在一定的不确定性。目前，国际上有多种因果关系评价方法，如 Karsh 和 Lasagna 方法、计分推算法及贝叶斯不良反应判断法等，其中 Karsh 和 Lasagna 方法应用最为广泛。我国借鉴该方法并结合实际国情，制定了因果关系分析评价原则，并参照国际药物监测中心的分级方法，将药物不良反应因果关系分为 6 级：肯定、很可能、可能、可能无关、待评价、无法评价。其中，肯定、很可能、可能这 3 个判定结果，可作为判断药品不良反应的主要依据。

1. 肯定 用药与反应发生的时间顺序合理；停药后，反应停止，或迅速减轻、好转；再次用药，反应再次出现，且可能加重（激发试验阳性），同时有文献资料作为佐证，并已排除原患疾病等其他混杂因素的影响。

2. 很可能 没有重复用药史，其他条件与“肯定”相同；或者虽然存在合并用药情况，但基本可排除合并用药导致反应发生的可能性。

3. 可能 用药与反应发生的时间关系密切，同时有文献资料佐证；然而，引发不良反应的药品不止 1 种，或者原患疾病病情进展也可能导致类似反应，无法完全排除这些因素。

4. 可能无关 不良反应与用药时间的相关性不密切，反应表现与已知的该药物不良反应不相符，原患疾病的发展也可能出现类似的临床表现。

5. 待评价 报表内容填写不完整，需要补充信息后再进行评价；或者因果关系难以确定，缺乏文献证据支持。

6. 无法评价 报表缺失的项目过多，因果关系难以判断，且无法补充相关资料。

当难以判断药物与不良反应的相关性时，还可采用 Naranjo 概率量表进行判断（表 3-1）。该量表将药物与不良反应的相关性分为肯定、很可能、可能和怀疑 4 个等级，量表评分≥9 分表示肯定，5～8 分为很可能，1～4 分为可能，≤0 分为怀疑。

表 3-1 Naranjo 药物不良反应判定概率量表

项目	是	否	不知道
1. 不良反应是否在使用可疑药物后出现	+2	−1	0
2. 该反应以前是否有报告	+1	0	0
3. 该反应是否在停药或应用拮抗剂后缓解	+1	0	0
4. 再次使用可疑药物，不良反应是否再次出现	+2	−1	0

续表

项目	是	否	不知道
5. 是否有药物之外的其他原因引起该反应	−1	+2	0
6. 给安慰剂后该反应是否再次出现	−1	+1	0
7. 血液/体液中药物浓度是否为已知的中毒浓度	+1	0	0
8. 增大/减少药物剂量反应是否加重/减轻	+1	0	0
9. 患者曾用过相同/相似的药物是否有相同/相似的反应	+1	0	0
10. 该反应是否有客观检查予以确认	+1	0	0

二、药物不良反应的监测

药品在上市前虽然都要经过一系列严格的临床试验研究，但这些研究并不能完全确保药物治疗的安全性。这是因为上市前临床试验存在一定的局限性：参与试验的病例数量相对较少；研究时间较短，难以观察到长期用药的不良反应；试验对象经过筛选，与上市后实际用药人群存在差异，老年人、儿童、孕妇和有合并症的患者通常被排除在临床试验之外；用药方案和观测指标也受到限制，为避免影响试验药的疗效判断，会严格限制合并用药，且观察项目主要针对疗效指标和可预见的药物不良反应，一些未列入观察要求的临床现象可能会被遗漏。由于这些局限性，一些发生率较低、潜伏期较长的药物不良反应，只有在药品上市后广泛应用的过程中才有可能被发现和认识。所以，药品获得正式批准上市，并不意味着对其临床评价的结束，而是具备了在更广泛社会范围内深入研究的条件。其中，药物不良反应监测是药品上市后研究的重要组成部分。

主要的药物不良反应监测方法包括以下几种。

1. 自发呈报系统 由国家或地区设立专门的药物不良反应监察中心，负责收集、整理和分析医疗机构、药物生产与经营企业自发上报的药物不良反应报告，并反馈相关信息。自发呈报系统的主要作用是能够尽早发现潜在的药物不良反应信号，即关于某种不良事件与某药物之间可能存在因果关系的报道信息。基于这些信号，可以形成研究假说，为进一步研究提供方向，从而对药物不良反应发出早期预警。对于罕见药物不良反应的发现，自发呈报系统是唯一可行的方式，也是发现新的、发生在特殊人群中的药物不良反应最经济的途径。因此，在药物不良反应监测体系中，自发呈报系统占据着极为重要的地位。

2. 医院集中监测 在特定的时间和范围内，依据研究目的详细记录特定药物的使用情况以及药物不良反应的发生情况。医院集中监测可分为患者源性监测和药物源性监测。患者源性监测是以患者为线索，了解患者的用药及药物不良反应情况；药物源性监测则是以药物为线索，对某一种或几种药物的不良反应进行考察。

3. 病例对照研究 通过调查一组发生了某种药物不良事件的人群（病例组）和一组未发生该药物不良事件的人群（对照组），了解他们过去是否使用过（或暴露于）某一可疑药物的历史，然后比较两组人群暴露于该药物的百分比（暴露比），以此验证该药物与药物不良事件之间的因果关系。如果病例组的药物暴露比显著高于对照组，就表明该药物的使用与这种药物不良事件的发生之间存在较强的因果联系。这是一种从“果”（药物不良事件）追溯

“因”(药物)的研究方法。

4. 队列研究　将人群按照是否使用某药物分为暴露组和非暴露组,然后对两组人群进行相同时间的追踪随访,观察在这一时期内两组药物不良事件的发生率,进而验证因果关系的假设。若暴露组中某药物不良事件的发生率显著高于非暴露组,就说明该药物与这一药物不良事件的发生有关。队列研究是一种从“因”(药物)到“果”(药物不良事件)的研究方法,相比病例对照研究,它能为因果关系的判断提供更直接、更有力的证据。

5. 记录联结　通过一种特定的方式,将分散在不同数据库中的相关信息(如出生、婚姻、住院史、处方、家族史等)联结起来,以发现与药物有关的不良事件。该方法能够充分利用计算机技术和现有的医疗信息资源,高效获取药物不良反应监测所需的数据,且不会干扰正常的医疗活动。

6. 处方事件监测　这是一种非干预性、观察性队列研究方法,通过收集新上市药物的处方,要求医生填写问卷,询问患者使用某药物后的结果。通过积累处方数据,从中筛选出药物不良反应信号,并计算其发生率和报告率。这种呈报方法不会干预医生对患者的用药选择,也不要求医生评价每例事件与药物的相关性,其资料来源于日常临床用药的患者,而非经过筛选的特定人群,因此具有真实用药情况的代表性,是监测新上市药物使用安全性的有效方法,可作为自发呈报系统的有益补充。不过,该计划的实施需要完善的医疗保健体制、医疗从业人员高度的职业责任感以及充足的经费支持,所以在发展中国家较难开展,目前我国尚未开展类似计划。

常用不良反应监测方法及其特点见表3-2。

表3-2　常用不良反应监测方法及其特点

方法	优点	缺点
自发呈报系统	监测范围广,参与人员多 不受时间、空间限制 不良反应的主要信息源	漏报情况较为严重
医院集中监测	可计算不良反应的发生率并探讨其危险因素 资料详尽,数据准确可靠	报告的随意性易导致资料偏差,如过度归因与低归因 数据代表性较差、缺乏连续性 费用较高,应用受到一定限制
病例对照研究	样本需要量少、耗时短、适合罕见及长潜伏期不良反应研究 可同时对多个可疑药物进行调查研究 费用低、易组织实施	不能计算不良反应发生率和相对危险度 易发生回忆偏倚、选择偏倚,影响资料的准确性
队列研究	能计算不良反应发生率、相对危险度和归因危险度 可对同一药物的多个可疑不良反应进行研究 前瞻性研究易于控制偏倚、结果较准确	样本量大、耗时长、费用高,不适合发生率低、潜伏期长的不良反应的研究 因失访、改变用药方案等造成研究实施困难
记录联结	代表了高效率进行药物流行病研究的发展方向 充分利用现有医疗信息资源、缩短研究周期 能进行大样本、长时程、各种设计类型的研究	受医疗数据电子化程度等诸多因素限制、前期工作量大 需多部门协作、组织实施复杂

续表

方法	优点	缺点
处方事件监测	非干预性，对医生处方习惯、处方药物无影响 对以后发生的不良反应敏感，无外源性选择偏倚 可探测潜伏期较长的不良反应，费用低，数据可靠	不运用随机临床治疗，可信性取决于医生不良反应的收集

三、药物警戒

1. 药物警戒的定义 世界卫生组织国际药物监测合作中心对药物警戒的定义为：药物警戒是发现、评价、理解和预防不良反应或其他任何可能与药物有关问题的科学研究与活动。药物警戒不仅涵盖药物的不良反应，还涉及与药物相关的其他诸多问题，如不合格药物、药物治疗错误、缺乏有效性的报告、对没有充分科学根据而不被认可的适应证的用药、急慢性中毒的病例报告、与药物相关的病死率的评价、药物的滥用与错用，以及药物与化学药物、其他药物和食品的不良相互作用等。近年来，药物警戒的范围进一步扩大，包括中草药、传统医药、非标准药物、血液制品、疫苗和医疗器械等。

药物警戒与药物不良反应监测含义相近，二者的最终目的都是为了提高临床合理用药水平，保障公众用药安全，改善公众身体健康状况，提升公众生活质量。但二者在工作内容上存在显著差异：药物警戒涵盖了药物从研发到上市使用的全过程，不仅包括不良反应监测，还涉及与药物相关的其他各类问题，如低于法定标准的药物、药物相互作用、用药错误、缺乏疗效的报告、药物用于未经核准的适应证、急性与慢性中毒病例报告、药物相关死亡率的评价、药物滥用与误用等。而药物不良反应监测仅针对药物上市后的监测，是一种相对被动的监测手段。药物警戒则是积极主动地开展与药物安全性相关的各项评价工作，是对药物不良反应监测的进一步完善。

2. 药物警戒的主要工作内容 药物警戒的主要工作内容包括：尽早发现未知的药物不良反应及其相互作用；关注已知药物不良反应的增长趋势；深入分析药物不良反应的风险因素和可能的发生机制；对风险/效益进行定量分析，并发布相关信息，以此促进药物监督管理工作，为临床用药提供科学指导。药物警戒遵循有疑点就上报的原则，不论药物质量、用法、用量是否正常，更注重运用综合分析方法探究因果关系，这种方式更容易被广大报告者接受。

药物警戒工作涉及多学科的交叉融合，包括基础药理学、临床药理学、毒理学、临床医学、流行病学、药物遗传学等，通常需要不同领域的专业人员在一个协调良好的框架组织中协同工作。

3. 药物警戒的目的 药物警戒的目的主要有以下几点：全面评估药物的效益、危害、有效性及风险，以推动药物的安全、合理、有效应用；预防与用药相关的安全问题，提高患者在用药、治疗及辅助医疗过程中的安全性；向患者普及药物相关的安全知识，对患者进行培训教育，增强公众对用药安全的认识，保障公众健康。

目标检测

1. 世界卫生组织对药物不良反应的定义是　（　　）
   A. 合格药品在正常用法用量下出现的与用药目的无关的有害反应
   B. 正常剂量的药物用于预防、诊断、治疗疾病或调节生理功能时出现的有害的和与用药目的无关的反应
   C. 药物治疗过程中所发生的任何不幸的医疗卫生事件
   D. 医疗专业人员、患者或消费者因不适当地使用药物而造成患者损伤的可预防事件
2. 下列关于药物不良事件的说法正确的是　（　　）
   A. 与药物治疗一定有因果关系
   B. 定义为合格药物在正常用法用量下出现的与用药目的无关的有害反应
   C. 是指药物治疗过程中所发生的任何不幸的医疗卫生事件，这种事件不一定与药物治疗有因果关系
   D. 与用药在时间上没有关联
3. 用药错误大多是由什么原因导致的　（　　）
   A. 药物本身的药理作用过强　　B. 违反治疗原则和规定，较多人为因素
   C. 药物剂量逐渐累积　　D. 药物之间的相互作用
4. 以下情况不属于严重不良事件的是　（　　）
   A. 药物治疗期间患者出现轻微头痛
   B. 药物治疗期间患者死亡
   C. 药物治疗期间患者出现持续性的或明显的残疾或功能不全
   D. 药物治疗期间患者出现身体损害而导致住院治疗或延长住院时间
5. A 型药物不良反应的特点不包括　（　　）
   A. 属剂量相关性不良反应
   B. 通常与剂量有关，可以预测
   C. 在人群中的发生率高，死亡率低
   D. 是一种与正常药理作用无关的异常反应
6. 中度不良反应的表现不包括　（　　）
   A. 消化道不适　　B. 较大面积的皮疹
   C. 肌肉震颤　　D. 认知障碍
7. F 型药物不良反应的发生原因主要是　（　　）
   A. 药物的药理作用过强　　B. 药物之间的相互作用
   C. 药物剂量逐渐累积　　D. 撤药
8. 下列关于药物化学结构与不良反应关系的说法，正确的是　（　　）
   A. 结构相似的药物，不良反应一定相同
   B. 氟喹诺酮类抗菌药物中，诺氟沙星和环丙沙星的中枢系统不良反应相对较弱
   C. 司帕沙星、氧氟沙星、左氧氟沙星的中枢系统不良反应相对较强
   D. 化学结构的细微差异也可能显著改变不良反应的发生情况

9. 关于药物剂型与给药途径对不良反应的影响，说法错误的是 ( )

A. 药物的剂型和给药途径会影响其生物利用度

B. 相同药物成分，静脉注射引发不良反应的严重程度通常高于口服和局部用药

C. 轻症患者一般不建议采用注射给药方式

D. 口服给药引发不良反应的严重程度通常高于静脉注射

10. 一般情况下，女性和男性相比，药物不良反应发生率的情况是 ( )

A. 女性不良反应的发生率低于男性

B. 氯霉素引发的再生障碍性贫血，男女比例为 3∶1

C. 药物性皮炎的发病情况，女性多于男性

D. 女性不良反应的发生率高于男性

11. 以下机体状态会使药物更容易出现不良反应的是 ( )

A. 肝功能障碍时，使用肝代谢的药物

B. 肾功能良好时，使用经肾脏排泄的药物

C. 体内脂肪较少的人，使用脂溶性药物

D. 缺乏维生素 B_{12} 的患者，服用异烟肼

12. 下列关于用药方面因素对药物不良反应影响的说法，错误的是 ( )

A. 不合理载体的选用、多药配伍不当等不合理用药因素会影响不良反应发生

B. 抗菌药物水溶液的稳定性不受体外配伍的影响

C. 5%葡萄糖溶液的 pH 在 3.2～5.5 之间，氨苄西林加入其中会沉淀、变色

D. 某些抗生素如阿米卡星等静脉应用时只能缓慢滴注，不能静脉推注

13. 关于饮酒、吸烟、食物对药物不良反应的影响，下列说法正确的是 ( )

A. 饮酒不会增加药物不良反应的发生风险

B. 吸烟会使外周血管扩张，降低血压

C. 茶中大量的鞣酸能与硫酸亚铁中的金属离子结合，影响治疗效果并产生不良反应

D. 接受异烟肼治疗的患者食用高组胺成分的海鱼不会出现不良反应

14. 关于药物不良反应的识别，下列说法错误的是 ( )

A. 药物不良反应的出现与药物治疗在时间上应存在合理的先后顺序

B. 当药物剂量达到一定程度并产生最大治疗效应后，继续增加剂量，疗效会提升

C. 去激发是指撤药的过程，减量可视为部分去激发

D. 对于治疗窗较窄的药物，血药浓度的升高与不良反应的发生密切相关

15. 我国将药物不良反应的因果关系分为 6 级，其中可作为判断药物不良反应主要依据的是 ( )

A. 肯定、很可能、可能无关

B. 很可能、可能、待评价

C. 肯定、很可能、可能

D. 可能、可能无关、无法评价

16. 下列关于药物不良反应监测方法的说法，正确的是（　　）

A. 自发呈报系统是发现新的、发生在特殊人群中的药物不良反应最不经济的途径

B. 医院集中监测可分为患者源性监测和药物源性监测，患者源性监测是以药物为线索进行监测

C. 病例对照研究是一种从“因”到“果”的研究方法

D. 队列研究相比病例对照研究，能为因果关系的判断提供更直接、更有力的证据

17. 处方事件监测的特点不包括（　　）

A. 非干预性，对医生处方习惯、处方药物无影响

B. 可探测潜伏期较长的不良反应，费用低，数据可靠

C. 能计算不良反应发生率和相对危险度

D. 不运用随机临床治疗，可信性取决于医生不良反应的收集

18. 关于药物警戒与药物不良反应监测的关系，下列说法错误的是（　　）

A. 二者的最终目的都是为了提高临床合理用药水平，保障公众用药安全

B. 药物警戒涵盖了药物从研发到上市使用的全过程，而药物不良反应监测仅针对药物上市后的监测

C. 药物不良反应监测是一种相对主动的监测手段，药物警戒是相对被动的

D. 药物警戒是对药物不良反应监测的进一步完善

19. 药物警戒的主要工作内容不包括（　　）

A. 尽早发现未知的药物不良反应及其相互作用

B. 关注已知药物不良反应的减少趋势

C. 深入分析药物不良反应的风险因素和可能的发生机制

D. 对风险/效益进行定量分析，并发布相关信息

第四章　特殊人群的药物治疗

学习目标

1. 切实掌握特殊人群合理用药的核心原则，能够在实际医疗场景中熟练运用。

2. 全面熟悉妊娠和哺乳期妇女、小儿、老年人禁用的各类治疗药物，精准掌握小儿用药剂量的常用计算方法。

3. 充分了解妊娠和哺乳期妇女、小儿及老年人生理特点对药动学的具体影响，明确其用药的特殊性。

在医学领域，特殊人群涵盖妊娠和哺乳期妇女、新生儿、婴幼儿、儿童及老年人。这部分人群的生理、生化功能与普通人群存在显著差异，这些差异会极大地影响药物在他们体内的吸收、分布、代谢和排泄过程，以及药物产生的效应。若对特殊人群按照常规给药方案进行药物治疗，可能出现药物无法达到有效治疗浓度的情况，从而导致治疗失败；或药物浓度过高，引发毒性反应；甚至产生与普通人群不同的药物效应和不良反应等情况。比如，老年人各项生理功能逐渐衰退，常患有多种疾病，用药种类繁多，他们对药物的处理能力和反应性、耐受性都发生了改变。妊娠妇女用药不当可能会对胚胎和胎儿的发育产生不良影响，导致流产、早产或先天性畸形。哺乳期妇女用药时，药物会通过乳汁传递给新生儿，影响婴儿的正常生长发育。新生儿和儿童的器官及生理功能正处于发育阶段，对药物的反应不仅在剂量上可能与成人不同，甚至在性质上也会有所差异。因此，只有深入了解特殊人群的病理和生理学特点，临床医生才能做到有的放矢，合理用药，保障特殊人群的用药安全。

第一节　老年人用药

案例讨论

患者，男，72岁。因反复胸闷、心悸1年，加重伴气促1周入院。患者既往有高血压病史10年，血压控制不佳；2型糖尿病病史5年，平时口服二甲双胍控制血糖；同时还患有慢性阻塞性肺疾病(COPD)，长期使用吸入性支气管舒张剂治疗。入院后查体：血压160/90 mmHg，心率85次/min，律不齐，双肺呼吸音减弱，可闻及散在干、湿啰音。实验室检查：空腹血糖7.8 mmol/L，餐后2小时血糖12.5 mmol/L；低密度脂蛋白胆固醇4.5 mmol/L。心电图：窦性心律，频发房性期前收缩。心脏彩超：左心室肥厚，左心功能减退。医生给予以下治疗方案：硝苯地平控释片30 mg(每日1次)控制血压；阿托伐他汀钙片20 mg(每日1次)调血脂；地高辛片0.125 mg(每日1次)改善心功能；二甲双胍片0.5 g(每日3次)控制血糖；沙丁胺醇气雾剂按需吸入缓解COPD症状。用药1周后，患者出现恶心、呕吐、食欲不振等症状，同时自觉心慌加重，且尿量减少。复查心电图显示：频发房性期前收缩未改善，出现一度房室传导阻滞。

1. 请分析该老年患者用药后出现不良反应的可能原因。

2. 结合老年人生理特点及药代动力学改变，解释上述治疗药物中哪些药物的使用需要特别谨慎，并说明理由。

3. 针对该患者目前的情况，应如何调整治疗方案？

4. 从该案例中，总结在老年人用药过程中应遵循的原则和注意事项。

老年人通常是指年龄超过 65 岁的人群。随着经济的发展、科技的进步，人们的生活水平和医疗保健水平不断提高，人类的平均寿命也逐渐延长。在我国，人口平均寿命接近 70 岁，人口老龄化问题愈发凸显。老年人常常患有多种疾病，多个脏器同时出现病变的情况较为常见，且大多为慢性病，这使得他们的用药机会和种类显著增多。然而，由于老年人的生理、生化功能逐渐减退，身体的自稳机制下降，对药物的处置能力以及药物的反应性都发生了改变，其用药后不良反应的发生率明显升高。为了实现老年人合理用药，减少不良反应的发生，就必须全面了解老年人生理、生化功能的特征性变化，清楚衰老和疾病对药物处置的影响，以及老年人对药物的效应、敏感性和耐受性的改变。

一、老年人生理特点及用药特殊性

老年人的生理、生化功能通常会发生一系列显著改变。

1. 神经系统　大脑重量相较于一般正常人减轻 20%～25%，大脑皮质和脑回出现萎缩，导致脑不同部位的神经元有不同程度的减少，中枢神经递质合成也相应减少。这会影响神经系统的正常功能，使老年人对一些药物的反应可能与年轻人不同。

2. 心血管系统　心肌收缩力减弱，心脏充盈受到限制；心脏收缩期延长，心肌耗氧和能量需求增加，对应激的适应性降低；血压上升，压力感受器的敏感性下降，容易发生体位性低血压；血管弹性减弱，外周血管阻力增大，血流速度减慢，为维持脑血流量稳定，肾与肝的血流会相应减少。这些变化会影响药物在体内的运输和代谢。

3. 呼吸系统　肺活量减少，残气量增加，动脉血氧分压降低，导致呼吸系统功能减弱。这使得老年人在使用一些影响呼吸功能的药物时需要格外谨慎。

4. 消化系统　肠平滑肌张力下降，容易引起便秘。肝血流量减少，肝微粒体氧化功能降低，细胞色素 P450 含量下降，使得肝药酶对苯巴比妥等药物的诱导反应减弱。这会影响药物在肝脏的代谢过程。

5. 泌尿系统　肾血流灌注量降低，肾小球滤过率降低；肾小管分泌能力和重吸收能力下降，肾肌酐清除率减少。这会导致药物在肾脏的排泄能力下降，容易造成药物蓄积。

6. 内分泌系统　性腺功能降低，激素受体数量减少，导致对促甲状腺素、生长激素、糖皮质激素等物质的敏感性改变，老年人对葡萄糖和胰岛素的耐受力均下降。

7. 免疫系统　胸腺退变和萎缩，血清中胸腺激素水平逐渐下降，免疫球蛋白随年龄增长而下降，且老年人自身免疫抗体出现的频率较高。

由于上述生理、生化功能的改变，老年人的用药机会和用药品种数相应增加，药物不良反应的发生率较高。部分易导致老年人严重不良反应的药物见表 4－1。

表4-1 部分易导致老年人严重不良反应的药物

药物	不良反应	药物	不良反应
巴比妥类	神志模糊	氯噻酮	尿失禁
氯丙嗪	体位性低血压，低温	依他尼酸	耳聋
苯海索	视听幻觉	异烟肼	肝毒性损害
倍他尼定	严重体位性低血压	呋喃妥因	周围神经病变
异喹胍	体位性低血压	四环素	肾功能损害时血尿素增高
胍乙啶	体位性低血压	吲哚美辛	再生障碍性贫血
甲基多巴	倦怠，抑郁	甲芬那酸	腹泻
甘珀酸钠	液体潴留与心力衰竭	保泰松	再生障碍性贫血
强心苷	行为异常，腹痛，疲乏	雌激素	液体潴留，心力衰竭
氯磺丙脲	血糖过低	喷他佐辛	神志模糊，疗效不定

二、老年人药动学的改变

（一）药物吸收

总体而言，老年人胃肠道活动减弱，药物吸收能力降低，主要体现在以下几个方面。

1. 胃酸分泌影响 胃酸分泌减少，胃内酸度降低，会影响弱酸性药物和弱碱性药物的解离度和脂溶性，进而影响药物的吸收。例如，在老年患者中，弱酸性药物如巴比妥类的吸收可能减少，而弱碱性药物的吸收可能增多；四环素等药物因溶解度降低，吸收会减少，但在酸性环境中不稳定的青霉素G的吸收可能增加。

2. 黏膜吸收面积和液体量变化 消化道黏膜吸收面积减少约30%，肠内液体量也相应减少，这会使一些不易溶解的药物，如氨苄青霉素、地高辛、甲苯磺丁脲等吸收减慢。同时，肠蠕动减慢，虽然有利于大多数药物吸收，但也容易引发不良反应。

3. 血流减少影响 肠道和肝血流量减少，会使地高辛、奎尼丁、普鲁卡因胺、氢氯噻嗪等药物的吸收明显减少。而且，肝血流量减少会使普萘洛尔、利多卡因等主要经肝消除的药物首过效应降低，血药浓度升高，甚至可能产生不良反应，因此需要适当调整给药量。

4. 主动转运功能降低 老年人胃肠道中某些主动转运系统功能降低，对于铁、半乳糖、葡萄糖、钙，以及维生素B_1、B_6、B_{12}、C等通过主动转运吸收的药物，吸收量均减少。

5. 注射给药吸收减慢 肌内、皮下注射给药时，由于老年人局部循环差，肌肉萎缩、血流减少，药物吸收速率会下降。

（二）药物分布

药物分布主要涉及以下两方面因素。

1. 机体组成变化 从20岁到75岁，总体液和细胞外液与体重的比例分别减少15%～20%和35%～40%，体内脂肪比例增加25%～40%（男性稍低于女性）。这使得脂溶性药物如氯氮䓬、地西泮等更易分布到周围脂肪组织中，分布容积增大；而亲水性药物如吗啡、奎宁、对乙酰氨基酚、哌替啶等分布容积减小，血药浓度增加。有报道称，50岁以上老年人乙醇、吗啡、哌替啶等的分布容积减小，血药峰浓度值较 50 岁以下者约高 70%。

2. 血浆蛋白结合率减低　老年人血浆中白蛋白含量减低，尤其是在营养差、病情严重或极度虚弱的老年人中下降更为明显。应用蛋白结合率高的药物，如普萘洛尔、苯妥英钠、甲磺丁脲、地西泮、华法林、氯丙嗪、洋地黄毒苷和水杨酸盐、吗啡、哌替啶等时，由于结合量减少，血中游离药物浓度增高。当老年人同时使用多种药物时，药物之间的竞争置换作用容易引发毒副反应。此外，游离药物浓度增加还会使药物消除加速，半衰期缩短。

（三）药物生物转化

肝脏的生物转化功能会随着年龄增长而相应降低，主要是由于肝重量、有功能的肝细胞数减少，肝血流量下降，以及肝微粒体酶活性降低等因素导致的，其中后两项因素的影响更为显著。这对肝清除率高、首过效应明显的药物影响较大，会提高药物的生物利用度。例如，老年人口服单剂量的普萘洛尔后，血药浓度显著高于年轻人，长期用药时，70 岁老年人的稳态血药浓度可为 40 岁者的 4 倍。肝药酶活性随年龄增长而降低，经肝药酶灭活的药物半衰期往往延长，血药浓度升高。如苯巴比妥、对乙酰氨基酚、保泰松、吲哚美辛、氨茶碱、三环类抗抑郁药等，血药浓度约增高 1 倍，作用时间延长。不过，老年人肝药酶活性减弱存在个体差异，且肝药酶的活性还受营养与维生素是否缺乏等多种因素影响。需要注意的是，有些肝药酶在老年人体内活性并不降低，如乙醇的脱氢酶，异烟肼、肼苯哒嗪、普鲁卡因胺的乙酰化酶及苯二氮䓬类的葡萄糖醛酸转移酶等，这些药物在体内的代谢并不减慢。

由于目前尚无令人满意的测定肝代谢功能的定量指标，很多因素又会影响肝脏药物代谢，因此老年人用药剂量个体化显得尤为重要。

（四）药物排泄

大多数药物及其代谢物主要通过肾脏排泄。随着年龄增长，肾血流量减少、肾小球滤过率降低、肾小管的主动分泌功能降低，老年人的药物排泄能力下降。即使没有肾脏疾病，主要经肾脏排泄的药物，其排泄量也会随年龄增长而减少，这也是老年患者容易发生药物蓄积中毒的主要原因之一。所以，老年人在应用地高辛、头孢菌素类、四环素类、阿司匹林、磺胺类、降血糖药、锂盐、甲氨蝶呤等药物时，药物半衰期会相应延长，需要适当减少剂量。年龄对一些药物吸收、分布、生物转化和排泄的影响见表 4-2。

表 4-2　老年人药动学的改变

改变内容	代表药物
生物利用度降低	普萘洛尔、四环素、铁盐、钙盐、维生素 B_1、维生素 B_2
血浆蛋白结合减少	磺胺类、苯妥英钠、地西泮、水杨酸盐、保泰松、哌替啶、吗啡、利多卡因、奎尼丁、口服抗凝血药、泼尼松、甲苯磺丁脲、甘珀酸钠
肝代谢减慢	多西环素、苯巴比妥、苯妥英钠、地西泮、氯氮䓬、哌替啶、吗啡、对乙酰氨基酚、安替比林、吲哚美辛、保泰松、茶碱、丙米嗪、利多卡因、奎尼丁、普萘洛尔、口服抗凝血药、甘珀酸钠
肾排泄减慢	青霉素类、氨基糖苷类、四环素类、磺胺类、头孢菌素类、苯巴比妥、水杨酸盐、锂盐、地高辛、氯噻酮、西咪替丁、甲氨蝶呤

三、老年人应慎用的治疗药物

（一）治疗心血管系统疾病的药物

1. 动脉粥样硬化高脂血症 动脉粥样硬化高脂血症老年患者应尽量食用低脂肪和低胆固醇食物。对于低密度脂蛋白和胆固醇浓度分别高于 4.15 mmol/L 和 160 mg/dL 的患者，多数专家认为使用调血脂药物进行治疗有益。但考来烯胺、考来替泊、烟酸、氯贝特和吉非罗齐等药物具有较严重的不良反应，老年患者应慎用。而 3-羟基-3-甲基戊二酰辅酶 A（HMG-CoA）还原酶抑制剂普伐他汀和辛伐他汀则相对更适合老年患者。

2. 高血压 老年高血压具有外周血管阻力高、血浆肾素浓度低和心输出量低的特征，目前尚无单一药物能改善这些生理状态。利尿药和β受体阻滞剂虽能有效减少老年高血压并发症，但许多患者因药物不良反应或自身病理状态（如哮喘患者不能服用β受体阻滞剂）无法接受这些治疗。因此，老年患者应根据药物疗效和自身特点选择抗高血压药物。

3. 心绞痛与心肌梗死 硝酸酯类适用于所有年龄组的稳定型心绞痛，老年人舌下含服硝酸甘油时应坐着或躺下，以防脑血流灌注不足而晕倒。β受体阻滞剂和钙通道阻滞剂也可用于老年稳定型心绞痛，但维拉帕米和地尔硫䓬慎用于有心脏传导系统疾病的心绞痛患者，尤其是与β受体阻滞剂合用时，应监测老年患者心脏传导系统。老年人对维拉帕米的半衰期较年轻人长，长期服用时需减少剂量。对于老年慢性稳定与不稳定型心绞痛患者，阿司匹林可有效降低心肌梗死和心脏猝死的发生率。75 岁以下老年患者单用肝素治疗可能比用阿司匹林更有效，阿司匹林、肝素、硝酸酯类和β受体阻滞剂等药物治疗老年心肌梗死的效果与治疗其他成年人心肌梗死的效果相似。

4. 充血性心力衰竭 老年人心力衰竭的治疗与成年人基本相同，但需要注意一些问题。地高辛能改善伴有心房颤动（房颤）的老年心力衰竭患者的症状，由于老年人肾功能减退，应减小其维持剂量，一般给予成人常规剂量的 1/2 或者 1/4。利尿药是治疗老年患者水肿和肺充血的主要手段，其中呋塞米的最大作用随年龄增加而降低，由于老年人的自稳机制衰退，应调整利尿药剂量，防止血容量减少和电解质紊乱。血管紧张素转换酶抑制剂能改善心力衰竭症状和降低死亡率，由于大多数该类药物经肾排泄，老年患者的维持剂量应减小。此外，β受体阻滞剂和钙通道阻滞剂有可能诱发或加重充血性心力衰竭，使用时需慎重。

5. 心律失常 老年人常发生心脏自律性异常或由传导阻滞引起的心律失常，常见警示性指标有头晕、心悸和晕厥等。老年人室性心律失常和室上性异位节律较为常见，室上性异位节律包括心房纤维性颤动、心房扑动（房扑）、房室结折返性心动过速。室上性心动过速可用地高辛、维拉帕米、地尔硫䓬、β受体阻滞剂或腺苷来控制。老年患者房颤的病因与年轻患者相似，其中由甲状腺功能亢进症所致在老年患者中较为常见，但常被忽略。索他洛尔和胺碘酮可用于处理危及生命的心律失常，这两种药在预防患者死亡和恢复正常心律方面效果较好。利多卡因也是治疗老年人室性心律失常的常用药物，但老年人对利多卡因的清除率降低，应用时剂量应减少 50%，必要时监测血药浓度。

6. 脑血管疾病 大约 80%的中风患者年龄在 55 岁以上，常用的防治药物有阿司匹林，其通过抗血小板聚集预防中风，但在老年人中即使服用低剂量也可能引起出血，应从最低剂量开始，对高龄患者更需慎重。噻氯匹定用于阿司匹林无效或不能耐受的患者，是抗血小板聚集药替代品，主要不良反应有可逆性白细胞减少症（<1%）、腹泻和皮疹。口服抗凝剂常用于预防全身性血栓栓塞（包括中风），华法林有引起颅内出血的危险。

7. 血栓栓塞性疾病　血栓栓塞性疾病在老年人中较为常见，深静脉血栓通常无症状，但可引起肺动脉栓塞而致死，因此预防深静脉血栓对所有高危老年患者至关重要。低剂量肝素皮下注射在多数患者中可预防深静脉血栓和肺动脉栓塞，也可口服抗凝药防止血栓形成。但由于老年人血浆蛋白含量减少，体内合成凝血因子速率仅为年轻人的33%～50%，故对肝素和口服抗凝药非常敏感，正常成人剂量即可引起持久的血凝障碍，产生自发性出血的危险。70岁以上老年患者需要华法林的剂量仅为40～60岁患者的30%。老年患者使用抗凝药时，除适当减少剂量外，还需加强监护，防止出血现象发生。

（二）治疗阻塞性气道疾病的药物

1. 哮喘　老年患者的迟发型哮喘与过敏反应关系较小，而他们因其他疾病服用的阿司匹林或其他非甾体抗炎药，以及用于治疗心脏病或青光眼的β受体阻滞剂，都可能诱发和加重哮喘。老年哮喘患者的治疗也可采用支气管舒张剂和肾上腺皮质激素，但由于老年哮喘患者通常并发心脏病，其治疗更为复杂。拟交感神经药和茶碱等支气管舒张剂能增加心肌耗氧量，加重房性和室性心动过速，特别是拟交感神经药应采用吸入给药方式，避免口服和其他肠道外途径给药，以减少严重心脏不良反应（心律失常和心绞痛）的发生。

2. 慢性阻塞性肺疾病　老年人慢性阻塞性肺疾病与哮喘经常并存，特别是吸烟者，因此戒烟十分必要。药物治疗通常采用吸入性支气管舒张剂异丙托溴铵与β_2受体激动剂联合用药，两者合用既能发挥异丙托溴铵快速扩张大中气道的作用，又能利用β_2受体激动剂长效扩张周边小气道的效果，可提高疗效，降低不良反应。

（三）治疗内分泌和代谢性疾病的药物

1. 甲状腺疾病　甲状腺功能亢进症和甲状腺功能减退症在老年人中的发病率呈上升趋势。对于老年甲状腺功能亢进症患者而言，超过50%的人可能出现充血性心力衰竭，这一情况危急，需要紧急救治。放射性碘治疗老年甲状腺功能亢进症效果显著，然而它存在加重甲状腺功能亢进症状的风险。在放射性碘治疗后，可使用丙硫氧嘧啶、卡比马唑或甲巯咪唑等抗甲状腺药物，快速降低甲状腺功能。此外，β受体阻滞剂普萘洛尔也可用于缓解甲状腺功能亢进症引发的心动过速、焦虑等多种症状。不过，在使用这些药物时，必须密切观察老年患者的身体反应。

自身免疫性甲状腺炎是导致甲状腺功能减退症的常见病因，含碘药物胺碘酮以及长期使用锂盐进行治疗，也可能诱发甲状腺功能减退症。鉴于此，老年甲状腺功能减退症患者在进行甲状腺素替代治疗时，应采用较低剂量，避免加重心肌缺血和心律失常。

2. 非胰岛素依赖的糖尿病（2型糖尿病）　2型糖尿病是中老年人的主要疾病之一，随着年龄增长，其发病率不断攀升，在一些发达国家，65岁以上的2型糖尿病患者占比高达50%。需要明确的是，并非所有老年糖尿病患者都需要药物治疗。对于那些没有症状且未出现酮症的患者，通过合理的饮食控制和适量运动，维持理想体重，就有可能控制血糖水平。

口服降血糖药在糖尿病患者饮食控制无效时发挥作用，因其操作方便，成为治疗2型糖尿病的重要手段。但在给老年患者使用口服降血糖药时，必须从小剂量开始，然后根据患者的血糖控制情况逐渐增加剂量，目的是防止低血糖反应的发生。胰岛素治疗同样可能引发低血糖反应，在老年患者中，由于低血糖症状不易察觉，一旦发生，可能导致昏迷、跌倒等严重后果，因此需要格外注意。

3. 骨质疏松症 60岁以上的老年人患骨质疏松症的比例较高。对于确诊为骨质疏松症的患者，治疗的主要目标是防止骨质进一步流失，减轻疼痛等症状。雌激素可通过降低甲状旁腺激素活性，减少绝经后女性的骨吸收。然而，长期使用雌激素治疗会增加胆囊疾病和子宫内膜癌的发病风险。为降低子宫内膜癌的发生概率，可将雌激素与孕激素联合使用，同时定期进行乳腺和子宫的健康检查。

依降钙素和二膦酸盐类药物能够抑制破骨细胞的活性，减少骨小梁的丢失，促进骨矿物质的沉积，对预防和治疗骨质疏松症及骨折有较好的效果。氟化物虽然具有较强的骨同化作用，但容易引发胃炎、肌腱炎甚至关节炎等不良反应，因此不适合老年人使用。对于骨质疏松症的老年患者，除药物治疗外，适量的负重运动（如散步）、补充维生素D和钙剂也是治疗方案的重要组成部分。

（四）治疗风湿性疼痛的药物

风湿性疾病在老年人中较为常见，且具有较高的致残性。非甾体抗炎药和皮质激素可用于治疗此类疾病，但老年患者使用这两类药物时，必须严格掌握用药指征。非甾体抗炎药可能会对老年患者的胃肠道造成刺激，甚至引发出血等严重不良反应。除药物治疗外，体育疗法对于提高风湿性关节炎患者的关节功能和生活质量也起着重要作用。

（五）治疗消化系统疾病的药物

1. 上消化道疾病 老年消化性溃疡患者的治疗药物中，雷尼替丁是较为理想的选择。它每天只需服用1次，药物相互作用较少，还能有效预防十二指肠溃疡的复发性出血。研究发现，幽门螺杆菌感染与胃和十二指肠溃疡的复发密切相关。因此，对于同时感染幽门螺杆菌的老年消化性溃疡患者，应联合使用抗菌药物，如枸橼酸铋钾或次水杨酸铋与阿莫西林、甲硝唑联合应用。需要注意的是，硫糖铝不应与H_2受体阻滞剂同时使用。

2. 便秘 便秘是老年患者常见的症状之一，年老体弱的患者常出现粪便干结、排便次数减少的情况，通常需要常规使用缓泻剂。对于不适合使用液体泻药的患者，可以选择植物纤维类膨胀泻药，必要时可使用渗透性泻药山梨醇或乳果糖。对于一些肠蠕动严重减少的顽固性老年便秘患者，可口服成人剂量一半的番泻叶制剂或比沙可啶，直至症状改善。老年患者在使用缓泻剂时，初始剂量应较低，待症状缓解后，应尝试减少剂量或停止使用。

3. 大便失禁 大便失禁会严重影响患者的生活质量。功能性大便失禁常见于虚弱或腹泻患者，这类患者的肠道和括约肌功能正常，只是由于身体原因无法及时上厕所，针对这种情况，只需治疗虚弱和腹泻症状即可。粪便嵌塞是由结肠或直肠堵塞引起的大便失禁，通常会有稀软大便漏出，通过合理的措施清除嵌塞物，即可改善大便失禁症状。对于括约肌或肠功能紊乱导致的大便失禁，可使用地芬诺酯、洛哌丁胺等止泻药，以最小剂量控制排便次数。

（六）治疗尿失禁的药物

尿失禁在老年人中较为普遍，可分为医源性急性尿失禁和慢性尿失禁。医源性急性尿失禁通常是功能性的，去除诱发因素后即可恢复；慢性尿失禁则常常需要药物治疗。膀胱逼尿肌主要受副交感神经支配，因此抗胆碱药如依美溴铵、双环维林和溴丙胺太林等，可通过降低逼尿肌收缩力、增加膀胱容量来治疗尿失禁。其中，奥昔布宁最为常用，但老年患者使用后，常出现精神错乱、口干、恶心、便秘、瞳孔散大、心动过速等不良反应，导致其使用受到限制。丙米嗪不仅具有抗胆碱作用，还能阻断神经末梢对去甲肾上腺素的再摄取，具有拟交感神经作用，同时可直接抑制膀胱张力，也可用于治疗尿失禁。

（七）治疗肿瘤的药物

老年人的肿瘤发病率比年轻人高出 7 倍。在使用抗癌药物如甲氨蝶呤、环磷酰胺、普卡霉素、链佐星、博来霉素、顺铂、依托泊苷时，可根据老年患者的肌酐清除率调整药物剂量。他莫昔芬作为非甾体雌激素拮抗剂，对于雌激素受体阳性的乳腺癌治疗效果显著，是年老体弱乳腺癌患者或转移瘤患者的首选药物。己烯雌酚仍用于治疗老年人前列腺转移癌，但它可能引发严重的静脉血栓。老年患者对肿瘤放疗的耐受性较好，但外科手术的风险相对较高。

（八）治疗疼痛与麻醉的药物

慢性疼痛是老年人多种疾病中最常见的症状之一。老年人在使用非甾体抗炎药和吗啡类镇痛药时，应从小剂量开始，根据疼痛程度和自身耐受性适当增加剂量。对于神经系统疾病引发的严重疼痛，抗惊厥药苯妥英钠、卡马西平以及抗抑郁药地昔帕明不仅能够缓解疼痛症状，还具有抗抑郁作用，是非常有效的辅助药物。

在麻醉方面，老年患者对硫喷妥钠诱导麻醉所需的剂量可降低 50%，这是因为硫喷妥钠从中枢神经系统清除的速度减慢。随着年龄的增长，吸入性麻醉剂的肺泡气最低有效浓度（minimum alveolar concentration，MAC）会降低，氟烷和异氟烷的肺泡气苏醒浓度也会随之降低。此外，老年人使用琥珀胆碱和维库溴铵时，神经肌肉阻断作用起效较慢，且药物清除速度减慢，导致维库溴铵的肌松作用持续时间延长。

第二节　妊娠和哺乳期妇女用药

案例讨论

患者，女，28 岁，孕 28 周。因近期咳嗽、发热、咽痛，自行服用家中备用的药物（具体药物及剂量不详），服药 3 天后症状未缓解，且出现了腹泻症状，每日 3～4 次，为水样便，遂来医院就诊。医生诊断为上呼吸道感染，考虑到患者处于妊娠期，为其开具了阿奇霉素（说明书提示为 B 类药物）口服治疗，同时建议使用对乙酰氨基酚（B 类药物）退热。用药 5 天后，患者症状有所减轻，但复查时发现胎儿的生长发育指标较上次检查增长缓慢。

1. 请分析该孕妇在用药过程中可能由于哪些问题导致胎儿生长发育缓慢。

2. 结合妊娠期药动学特点，解释为何部分药物在妊娠期使用时需要调整剂量。

3. 从妊娠期用药的临床评价角度，分析医生选择阿奇霉素和对乙酰氨基酚的合理性，若不合理应如何调整。

4. 该孕妇若在哺乳期出现同样的上呼吸道感染症状，用药时需要注意什么？

妊娠和哺乳期妇女在接受药物治疗时，药物会经胎盘传递给胎儿，或通过乳汁被婴幼儿摄入，若用药不当，可能带来严重后果。回顾历史，20 世纪 60 年代初的“反应停”事件令人痛心疾首。当时，妊娠早期妇女为缓解妊娠呕吐服用沙利度胺（反应停），结果导致数以万计的短肢畸形"海豹儿"诞生，这一事件震惊全球。而且，考虑到伦理、医学、法律及胎儿安全等诸多因素，研究者很少对妊娠和哺乳期女性开展临床试验。所以，保障妊娠和哺乳期合理用药对母婴安全至关重要，临床治疗团队必须客观评估使用特定药物的收益与风险，全面考虑药物在母体内的药动学和药效学特性，以及药物对胎儿或新生儿的潜在影响。

一、妊娠期药动学特点

（一）药物在妊娠期母体内的药动学

妊娠期母体的生理功能会发生一系列显著变化（表4-3），这些变化会改变药物在母体内的代谢过程和作用效果。对于毒副反应大、安全范围窄的药物，进行血药浓度监测十分必要。

表4-3　妊娠期母体的生理功能变化

系统/功能	生理改变	改变程度
心血管系统	心输出量	↑30%～50%
	心率	↑20%
	搏出量	↑10%
血流量	子宫血流量	↑950%到500 mL
	肾血流量	↑60%～80%
	肝血流量	↑75%
	皮肤（手）血流量	↑600%～700%
血液系统	血浆容量	↑50%
	红细胞数量	↑18%～30%
	血浆白蛋白浓度	↓30%
	血浆脂质含量	↑66%
呼吸系统	潮气量	↑40%
胃肠道系统	胃张力/运动	改变
	肠运动	改变
肾功能	肾小球滤过率	↑50%
机体	水	改变
	脂肪	改变

1. 药物吸收　一般认为，妊娠早期和中期，受孕激素影响，胃酸分泌减少，胃排空延迟，肠蠕动减弱，这使得口服药物的吸收速度减缓，达到血药浓度峰值的时间延长，峰浓度降低。像地高辛这类难溶性药物，会因在肠道停留时间延长，生物利用度反而提高。此外，早孕反应导致的呕吐，也会使药物吸收减慢、减少。不过，有研究利用动态超声评估非分娩期孕妇胃排空对对乙酰氨基酚的吸收情况，发现妊娠初期、后期及产后，胃排空并无差异，仅在妊娠后期胃肠通过时间有所延长。而且，妊娠妇女肺潮气量和每分钟通气量显著增加，心输出量

和肺血流量也相应增加，这使得呼吸道吸入经肺泡摄取的药量增多。

2. 药物分布　妊娠期血浆容积增加约50%，脂肪增加约25%，体液含量也有所上升，致使药物的分布容积增大。同时，药物清除率增加，导致血药浓度低于非妊娠期。虽然妊娠期白蛋白生成速度加快，但血浆容积增大使得血浆蛋白浓度相对降低，而且妊娠期内分泌激素等物质会占据较多蛋白结合部位，所以药物与蛋白的结合率降低，游离药物增多，不仅药效增强，不良反应也可能加剧，药物进入胎盘的量也会增加。研究表明，妊娠期地西泮、苯妥英钠、苯巴比妥等多种药物的游离型比例增加。

3. 药物消除　妊娠期间，雌二醇水平比未孕时升高100倍，孕酮也大幅增加，黄体水平从30～40 ng/mL升高到100～200 ng/mL。雌激素、孕酮及其他胎盘激素的变化，会改变肝脏微粒体药物羟化酶的活性。例如，苯妥英钠、苯巴比妥等药物，因代谢酶活性增加，在妊娠期需要增加剂量。但也有研究发现，妊娠期N-乙酰基转移酶(NAT)的活性会下降。另外，妊娠期心输出量增加，肾血流量和肾小球滤过率也增加，这使得主要经尿液排出原型的药物，如注射用硫酸镁、地高辛等消除加快，血药浓度降低。因此，在使用氨苄西林、庆大霉素等抗菌药物时，为维持有效抗菌浓度，需适当增加用量。不过，妊娠高血压会影响孕妇肾功能，导致药物排泄减少；妊娠晚期仰卧位时，肾血流减少，也会使药物排泄减慢。

（二）药物在胎儿体内的过程

胎儿各器官和功能处于发育阶段，其药物代谢过程与成人存在差异，具有自身特点。

1. 药物吸收　胎盘由羊膜、绒毛膜（属于子体部分）和底蜕膜（属于母体部分）构成，它将母血与胎儿血隔开，形成“胎盘屏障”。绒毛膜是胎盘的主要功能部分，承担着物质交换和分泌内分泌激素的作用，也是胎盘循环的场所。大部分药物经胎盘转运进入胎儿体内，少量药物经羊膜进入羊水，胎儿吞饮羊水后，羊水中的少量药物可经胃肠道吸收，而且胎儿尿液排入羊水的药物和代谢产物，会随胎儿再次吞饮羊水被重吸收，形成羊水肠道循环。此外，胎儿皮肤也能从羊水中吸收药物。大部分经胎盘-脐静脉血转运的药物，在进入胎儿全身循环前要经过肝脏，所以胎儿体内也存在首过效应。

2. 药物分布　胎儿的肝、脑相对较大，血流量丰富。药物进入脐静脉后，60%～80%的血流会进入肝脏，使得肝内药物分布较多。脐静脉血还可经门脉或静脉导管进入下腔静脉，到达右心房，减少药物在肝内的代谢。胎儿血脑屏障发育不完善，药物容易进入中枢神经系统。胎儿血浆蛋白含量低于母体，进入组织的游离药物浓度较高。并且，与胎儿血浆蛋白结合的药物不能通过胎盘转运回母体，导致药物在胎儿体内停留时间延长。另外，胎儿体内脂肪组织较少，会影响某些脂溶性药物的分布。

3. 药物消除　胎儿的肝脏是药物代谢的主要器官，在妊娠第7～8周就能对药物进行代谢，胎盘、肾上腺、肾和肺等组织也含有代谢药物的酶。但胎儿肝、肾功能尚未发育完全，药物消除能力较弱。与母体肝脏相比，胎儿肝脏不仅体积小，肝药酶活性也低，一般仅为成人肝脏活性的30%～60%，尤其是缺乏催化药物结合反应的酶，如葡萄糖醛酸转移酶，所以对水杨酸等药物的解毒能力较差。胎儿肾小球滤过率很低，肾排泄药物的功能很差。胎儿主要通过将药物或其代谢物经胎盘返回母体，由母体进行消除。药物经代谢后脂溶性降低，返回母体血中的速度也会降低，容易在胎儿体内蓄积。例如，地西泮的代谢物甲基安定易在肝脏蓄积，反应停的代谢物也可能大量蓄积在胎儿体内，引发毒性反应。特别是当胎儿体内药酶受到母体使用的药物或食品添加剂诱导时，一些芳香烃类化学物质转化为活性代谢物，可能对胎儿产生毒性或致畸作用。

二、妊娠期临床用药

（一）妊娠期用药特点

在妊娠期，母体和胎儿紧密相连却又相互独立，母体用药必然会影响胎儿。胚胎和胎儿对药物较为敏感，药物可经胎盘直接进入胎儿体内，产生不良影响。这种影响可能是药物的直接毒性作用，也可能是药物通过影响胎盘功能间接影响胎儿，还可能是由于作用于母体进而间接影响胎儿。药物对胎儿的毒性作用不仅体现在组织器官的形态和结构上，还可能影响生理功能、生化反应、行为以及生长发育等方面。

由于妊娠不同阶段胚胎发育特点不同，药物对胎儿的毒性作用也有所差异。妊娠前20天内，胚胎处于细胞增殖早期，细胞尚未分化，药物损害通常会导致胚胎死亡或流产；若部分细胞受损，胚胎的补偿机能可能使其继续发育。妊娠3周至3个月是细胞分化器官形成期，是药物致畸的最敏感阶段。在此期间，胎儿的心脏、神经系统、呼吸系统等相继发育，药物损害可能导致器官畸形，因此用药需格外谨慎。妊娠3个月后，器官分化基本完成，药物致畸的可能性减小，但胎儿的牙齿、神经系统和女性生殖系统仍在发育，药物毒性可能导致胎儿发育迟缓或功能缺陷。

此外，药物致畸的影响不仅局限于妊娠期用药，妇女在妊娠前接触致畸药物，甚至父体用药都可能对后代产生致畸风险。有报道称，接受抗癫痫治疗的男性患者，其配偶正常且未用药，但所生后代存在缺陷，可能是抗癫痫药物通过精子或精液影响了胚胎发育。

如今新药不断涌现，在新药致畸风险尚不明确的情况下，孕妇选药要谨慎，尤其是妊娠初期3个月。不过，若病情确实需要，应权衡利弊，避免因过度顾虑而延误母体接受必要的治疗，因为糖尿病、癫痫发作、子宫内感染等疾病也有致畸的可能。

（二）妊娠期用药的临床评价

目前已知近百种临床常用药物有致畸作用，药物致畸通常发生在妊娠初期3个月（受精卵处于各器官组织分化阶段）。表4－4列出了部分具有致畸作用的药物和化学物质，但不包括病毒（如风疹、水痘）以及孕妇的病理情况（如糖尿病）等环境性致畸因素。

表4－4　具有致畸作用的药物和化学物质

药物和化学物质	对胎儿的主要危害
乙醇	生长延缓，智力低下，心、肾、眼等多器官病变
四环素	损害胎儿骨骼、牙齿，多种先天缺陷
烷化剂（环磷酰胺、白消安、氮芥等）	多发畸形，生长迟缓
抗代谢药（氨蝶呤、氟尿嘧啶、巯嘌呤等）	多发畸形，生长迟缓
一氧化碳	脑萎缩，智力低下，死胎
香豆素类抗凝血药	中枢神经、面部及骨骼畸形

续表

药物和化学物质	对胎儿的主要危害
己烯雌酚	女婴生殖道异常，阴道癌
青霉胺	皮肤弹性组织变性
苯妥英钠	颜面畸形，发育迟缓，智力低下
卡马西平	中枢神经缺陷增加
三甲双酮	多发畸形
丙戊酸	发育迟缓，多发畸形
异维 A 酸（内服）	早期流产，多发畸形
沙利度胺	肢体畸形，心、肾等器官缺陷
甲基汞、硫酸汞	头、眼畸形，脑瘫，智力低下等
铅	发育迟缓
锂	心血管畸形率增加
多氯化联苯	出生后多器官缺陷

为指导医生合理选择孕妇用药，美国食品药品监督管理局（FDA）自 1975 年起，根据药物对胎儿的致畸危险性，评估药物对妊娠妇女的治疗获益和胎儿的潜在风险，将药物分为 5 类，用 A、B、C、D、X 表示，具体含义见表 4－5。

表 4－5　药物分类的含义

分类	含义描述
A	在孕妇中进行了充分、严格对照的研究，未发现增加胎儿畸形的风险
B	动物研究未显示对胎儿有危害，但在孕妇中缺乏充分、严格对照的研究；或动物研究显示有不良影响，但在孕妇中进行的充分、严格对照的研究未证实对胎儿有风险
C	动物研究显示有不良影响，且在孕妇中缺乏充分、严格对照的研究；或未进行动物研究，在孕妇中也缺乏充分、严格对照的研究
D	在孕妇中进行的充分、严格对照或观察性研究证实对胎儿有风险，但治疗的益处可能大于潜在风险
X	在动物或孕妇中进行的充分、严格对照或观察性研究显示有明确的胎儿畸形证据，孕妇禁用

孕妇有用药指征时，A 类、B 类药相对安全；C 类药需权衡利弊后谨慎使用；D 类和 X 类药应避免在妊娠期使用。需要注意的是，该分类是基于药物常用剂量评估的，药物作用存在剂量差异，A 类药大剂量使用时可能产生类似 C 类或 X 类药的危害。而且，该分类系统评估的是治疗获益和潜在风险，并非药物的真正毒性大小。例如，口服避孕药毒副作用小，但因其在妊娠期无使用必要，被标记为 X 类。目前，很多药物对胎儿的影响尚不明确，多数药

物在妊娠期的特性未被完全阐明，许多药物因未进行相关动物实验被归为C类，所以妊娠期用药必须谨慎。

（三）妊娠期用药的关键准则

在妊娠期，用药必须具备明确的医学指征。优先选用那些疗效确切、不良反应已被充分了解且相对较小的传统药物，尽量避开那些对胎儿影响尚不明确的新药。若小剂量药物就能达到治疗效果，就不应使用大剂量；若单一药物可以解决问题，就无须联合用药。

用药前，务必准确知晓妊娠周数。妊娠初期3个月是胚胎器官形成的关键时期，此时应尽可能避免使用药物。如果必须使用可能对胎儿有影响的药物，医生需要全面权衡药物治疗的益处与对胎儿潜在的危害，再谨慎决定是否用药。若病情危急，而所用药物肯定会对胎儿造成严重危害，那么应考虑先终止妊娠，再进行药物治疗。

（四）孕妇需谨慎使用的治疗药物

1. 抗感染药物

(1) 抗菌药物：抗菌治疗的一般原则同样适用于妊娠期。但妊娠期女性的生理变化会改变药物的药动学过程，为确保感染部位达到有效的药物浓度，往往需要调整用药剂量。比如，青霉素和头孢菌素类药物在妊娠期的血药浓度相对较低，通常需要增加剂量。羊水是子宫内药物难以充分到达的部位，除少量药物经羊膜转运进入羊水外，多数药物需先通过胎盘进入胎儿体内，再经胎儿排泄到羊水中。所以，治疗子宫内感染时，通常需要大剂量静脉注射抗菌药物。

妊娠期间相对安全的抗菌药物：①青霉素类药物安全性较高，大量研究都未发现其对胎儿或胚胎存在毒性。②第三、四代头孢菌素在妊娠期应用广泛，这类药物较易通过胎盘屏障。③红霉素可用于治疗妊娠期支原体感染，不过它很难通过胎盘屏障，对胎儿没有直接治疗作用。④克林霉素能够通过胎盘屏障，并在胎儿组织内达到治疗浓度，常用于治疗羊水内和分娩后耐药的厌氧菌感染。

妊娠期间慎用或禁用的抗菌药物：①氨基糖苷类药物，除庆大霉素属C类外，其余大多为D类。这类药物可通过胎盘，会增加胎儿听神经损害的风险。②四环素属于D类药物，在胎儿4～5个月时使用，会导致胎儿骨骼和牙齿黄染，影响骨骼发育。③氟喹诺酮类多属C类，在未成年动物实验中发现可引发负重关节的关节病，妊娠期应禁止使用。④磺胺类与甲氧苄啶都是叶酸合成抑制剂，复方新诺明（磺胺甲噁唑与甲氧苄啶复方制剂）在妊娠初期3个月使用，会显著提高胎儿出生缺陷的发生率，必须禁用。

(2) 抗病毒药：阿昔洛韦和齐多夫定属于C类。近年来的研究显示，在治疗患获得性免疫缺陷综合征（AIDS）的妊娠妇女时，齐多夫定治疗组婴儿感染人类免疫缺陷病毒（HIV）的概率比安慰剂组降低了67.5%，效果显著。

(3) 抗真菌药：孕期女性易患白色念珠菌性阴道炎，局部使用克霉唑（B类）、咪康唑（C类），以及全身性使用两性霉素B（B类），都未发现有致畸情况。但有证据表明，氟康唑、酮康唑、氟胞嘧啶和灰黄霉素在动物实验中存在致畸和胚胎毒性。

2. 作用于心血管系统的药物

(1) 抗高血压药：5%～10%的妊娠妇女会并发高血压或子痫，需要进行适当治疗。常用药物有：①α受体阻滞剂，多属C类，妊娠期间单用哌唑嗪治疗的案例较少，多数是与β受体阻滞剂联合使用。②β受体阻滞剂，多属C类，在妊娠期常用于治疗高血压、甲状腺功能亢进症，以及母体、胎儿的过速型心律失常。③中枢作用的降压药，属于B类，如甲基多巴、可乐定，因其安全范围较广，常用于治疗孕妇高血压。④血管扩张药，属于C类，单用肼屈嗪或与其他抗高血压药合用，对妊娠高血压的治疗既安全又有效。⑤钙通道阻滞剂，属于C类，硝苯地平和其他二氢吡啶类药物治疗妊娠期高血压疗效较好，但对母体和胎儿的安全性还需进一步研究。⑥利尿降压药，属于C类，噻嗪类、呋塞米及保钾利尿药对人类无致畸作用，但胎儿出生后可能出现少尿，血浆低钠、低钾、低渗等情况，因此妊娠期间只有在其他治疗措施无效时才考虑使用。⑦血管紧张素转换酶抑制剂，属于C或D类，在妊娠中期和晚期服用，可能导致胎儿发育迟缓、肾衰竭、羊水过少、头骨发育不全，新生儿还可能出现低血压、无尿或少尿等情况，会损害胎儿血管和循环系统。

(2) 抗心律失常药和强心苷：妊娠期孕妇和胎儿发生心律失常可能危及生命，需要药物治疗。常用药物有：①地高辛，属于C类，孕妇使用治疗剂量时，未发现致畸或对胎儿有毒性。②奎尼丁，属于C类，由于可能引发室性心律失常，需在医院心脏监测下使用。③普鲁卡因胺，属于C类，易通过胎盘，可作为未明确诊断的复合性心动过速急性治疗的一线药物。④利多卡因，属于B类，血浆浓度过高时会对新生儿产生中枢抑制作用。⑤维拉帕米，属于C类，虽能使胎儿心律失常转复，但理论上会减少子宫血流量，使用时需谨慎。⑥胺碘酮，属于D类，会影响胎儿心脏及甲状腺功能，妊娠初期3个月应避免使用，仅在其他治疗无效且心律失常危及生命时使用。

(3) 抗凝血药和溶栓药：妊娠时女性处于高凝状态，静脉血栓栓塞是常见并发症，发生率约为1/1 000，肺栓塞更是孕妇死亡的常见原因，因此抗凝血药常用于预防有栓塞倾向的孕妇发生血栓。常用药物有：①香豆素类，属于X类，孕妇在妊娠6～9周使用，胎儿可能出现华法林症状，约50%使用华法林的胎儿会出现末端发育不全、手指缩短的情况。在妊娠中期和晚期使用，还可能导致胎儿中枢神经缺陷、小头畸形、脑积水、精神呆滞和视神经萎缩等。②肝素，属于C类，因其分子量大，无法通过胎盘，对胎儿安全。但长期使用肝素会导致孕妇骨质疏松和血小板减少，分娩当日，剂量应减至每12小时7 500 U或更少，同时监测凝血酶原时间，若延长则需用鱼精蛋白对抗，以降低出血风险。

3. 作用于神经系统的药物

(1) 阿片类镇痛药：以吗啡为代表的阿片类镇痛药多属C类，都能通过胎盘。孕妇长期使用吗啡成瘾，新生儿可能出现戒断症状，但目前尚未发现其对胎儿有致畸作用。哌替啶常用于分娩镇痛，使用不当会导致新生儿呼吸抑制，其对新生儿的影响与产妇用药量以及用药至胎儿娩出的时间间隔有关。若产妇肌内注射或静脉注射哌替啶后1小时内分娩，对新生儿影响较小；若在用药后2～3小时内分娩，新生儿最易出现呼吸抑制。

(2) 解热镇痛药：以阿司匹林为代表的非甾体抗炎药多属C类，妊娠后期属于D类。阿司匹林常用于缓解妊娠期的疼痛和炎症，低剂量(如40～150 mg/d)可预防妊娠高血压、子痫和先兆子痫。虽然阿司匹林在妊娠初期3个月不会致畸，但在妊娠后期，尤其是分娩前应谨慎使用。因为高剂量的阿司匹林通过胎盘后，可能抑制胎儿环加氧酶，干扰胎儿前列腺素合成，导致分娩时出血和中枢神经系统出血。

(3) 麻醉药：目前没有证据表明妊娠早期使用一次麻醉药会导致胎儿畸形，但分娩期间使用全麻药可能抑制新生儿呼吸，所以在分娩前应尽量缩短接触麻醉药的时间。

（4）抗癫痫药：妊娠期间癫痫发作对母体和胎儿都有危险，可能导致死产、小头畸形、智力迟钝等。一般认为妊娠期间癫痫发作需要适当治疗，但几乎所有抗癫痫药，如卡马西平、苯巴比妥、苯妥英钠、扑米酮和丙戊酸等，都可能导致先天性畸形。其中，卡马西平属于C类，其余多属D类。选择抗癫痫药时，应在控制癫痫发作的同时，适当补充叶酸。对于癫痫大发作，卡马西平和苯二氮䓬类是首选药物，使用卡马西平会使神经管缺陷的风险增加约1%，可在妊娠第18周通过测定子宫内甲胎蛋白及胎儿超声发现。妊娠期间使用苯妥英钠治疗，可能导致胎儿出现颅面部畸形、远侧骨和指甲发育不全、生长不足、智力迟钝和心脏缺陷等。对于癫痫小发作，以乙琥胺为代表的丁二酰亚胺类是妊娠初期3个月的首选药。

（5）苯二氮䓬类：以地西泮为代表的苯二氮䓬类属于D类。在妊娠期间使用，可能损害胎儿神经发育，增加唇裂或腭裂的发生率。

（6）抗胆碱药：以阿托品为代表的抗胆碱药多属C类，易通过胎盘。阿托品会影响胎儿呼吸运动，但对心率无影响，目前未发现其会导致先天性畸形。

4. 抗组胺药　大多数抗组胺药对孕妇及胎儿的影响属于B类和C类。目前仅发现溴苯那敏与畸形有关，65例妊娠早期服用溴苯那敏的孕妇中，有10例胎儿出现畸形。虽然其他抗组胺药在人类致畸方面报道较少，但目前仍无法确定其对孕妇的安全性，因此妊娠初期3个月以内的孕妇一般应禁用抗组胺药。

5. 降糖药　胰岛素属于B类，不能通过胎盘，在围产期用于控制血糖，可降低糖尿病孕妇胎儿的死亡率和畸胎率。孕期使用口服降糖药磺酰脲类（如甲苯磺丁脲）不仅疗效不佳，还有致畸的报道，应禁止使用。双胍类（如苯乙双胍）对孕妇及胎儿的不良反应较大，也属禁用药物。

6. 止吐药　恶心、呕吐是妊娠早期的常见症状，部分孕妇需要治疗。常用的止吐药氯丙嗪、异丙嗪属于C类，应谨慎使用。美克洛嗪和塞克利嗪为哌嗪衍生物，属于B类，虽然目前流行病学调查及动物实验未发现致畸作用，但仍需进一步研究。

7. 性激素类药　妊娠期间，雄性激素和雌性激素都不应使用，因为可能导致男婴女性化、女婴男性化。孕早期使用己烯雌酚，会增加女孩青春期后患阴道腺癌、透明细胞癌的风险，还可能造成胎儿生殖器官畸形。

8. 产科用药　产科治疗早产常用以下几类药物。

（1）β_2受体激动剂：利托君是常用的治疗早产药物之一，属于B类。它能有效延长分娩48小时，但用药孕妇常出现多种不良反应，主要是激动子宫外β_2受体和β受体所致。

（2）非选择性环氧酶抑制剂：吲哚美辛可延长妊娠7～10天，但可能导致孕妇持续性肺动脉高压和坏死性结肠炎，应谨慎使用。

（3）硝酸甘油：可用于产前、产中或产后紧急时舒张子宫，可通过静脉注射、贴剂或舌下喷雾给药。低剂量（50～250 mg/次，重复3次）使用时，对孕妇和胎儿是安全的。

三、哺乳期临床用药要点

哺乳是为婴儿提供理想营养和增强其抗病能力的重要生理过程。几乎所有药物都能进入乳汁并被婴儿吸收，所以哺乳期用药必须谨慎选择。以下是产后哺乳妇女常用药物对乳婴的影响。

1. 镇痛药及解热镇痛药　阿片类镇痛药可在母乳中检测到，但含量较低，一般不会对婴儿产生影响。阿司匹林和对乙酰氨基酚可在产后期使用，保泰松毒性较大，使用时需谨慎。

2. 镇静催眠药　地西泮、氯硝西泮、劳拉西泮、奥沙西泮、咪达唑仑、硝西泮等药物可进入乳汁，但浓度较低，正常情况下婴儿不会摄入高剂量药物。不过，早产儿若通过母乳摄入高浓度药物，可能会产生毒性。

3. 抗癫痫药　苯妥英钠、苯巴比妥、丙戊酸、地西泮等药物的乳汁与血浆浓度比例均低于0.5，进入婴儿体内的药量一般不会产生临床影响。扑米酮和乙琥胺的比例高于0.6，应谨慎使用。

4. 抗精神病药　锂盐可进入母乳，且能被婴儿胃肠道完全吸收，可能引起婴儿毒性反应，如低体温、青紫等，哺乳期应禁止使用。三环类抗抑郁药丙米嗪、去甲丙米嗪和阿米替林进入乳汁的量较少，对婴儿无明显影响，但长期连续使用可能有害，须谨慎。

5. 抗高血压药　利舍平可进入乳汁，但有报道称未观察到对婴儿的有害作用。大多数抗高血压药在乳汁中含量很低，对婴儿无明显影响。

6. 抗凝血药　肝素在生理pH条件下为离子化的高分子量黏多糖，不会进入乳汁。华法林与白蛋白高度结合，也不会大量进入乳汁。这两种药物都可安全用于哺乳期妇女。

7. 甲状腺激素与抗甲状腺药　乳汁中的甲状腺素对婴儿影响较小，丙硫氧嘧啶、甲巯咪唑可进入乳汁，乳母服用后可能导致婴儿甲状腺功能减退和甲状腺肿。使用放射性碘时，应提前停止哺乳。

8. 避孕药　进入乳汁中的孕激素和雌激素总量不足母体用量的1%，哺乳期妇女使用低剂量口服避孕药，一般不会出现明显毒性。但服用高剂量避孕药可能对婴儿有毒性，有个别案例显示男婴出现女性型乳房，女婴出现阴道上皮增生。长效避孕药甲地孕酮进入婴儿体内的药量也低于母体用量的1%。

9. 抗生素及其他抗菌药物　大多数抗生素分布容积较高，血浆浓度较低，向乳汁转运较少，毒性较低。氯霉素在乳汁中的浓度高于青霉素，乳与血浆比例约为0.5，由于可能引起新生儿骨髓抑制，哺乳期妇女应禁用。克林霉素对乳婴毒性明显，其在乳汁中的浓度可高于血浆浓度数倍，可能引发伪膜性结肠炎，也应禁用。磺胺类药物可能诱发婴儿核黄疸，但乳汁中浓度较低。四环素理论上会使婴儿牙齿黄染，虽然进入乳汁的药物浓度低，一般不会造成危害，但乳母连续服用可能会有影响，此时应停止哺乳。异烟肼可大量转运到乳汁中，可能导致婴儿肝中毒，应禁用。

10. 其他药物　麦角生物碱类可进入乳汁，影响婴儿，还会抑制乳汁分泌，应避免使用。甲硝唑可大量转运到乳汁中，对婴儿血液及神经系统产生毒性，应禁用。抗肿瘤药相关资料较少，虽然环磷酰胺等进入乳汁的量很少，但考虑到其远期作用，也需谨慎对待。

第三节　儿童用药

案例讨论

患儿，女，3岁。因发热、咳嗽3天入院，体温最高达39.5 ℃，伴有流涕、咳痰，精神欠佳。入院后诊断为支气管肺炎。医生根据经验给予阿奇霉素干混悬剂（按儿童体重计算用量）口服，同时使用对乙酰氨基酚滴剂退热。用药2天后，患儿体温有所下降，但咳嗽仍剧烈，且出现腹泻症状，每日3～4次，为稀水样便。医生考虑可能是阿奇霉素的胃肠道不良反应，未调整抗菌药物，继续用药治疗。又过2天，患儿体温再次升高至39 ℃，咳嗽加剧，且出现了皮疹，面部、颈部及躯干较多，伴有瘙痒。

1. 请分析该患儿治疗过程中出现问题的原因有哪些？
2. 结合儿童生理特点，说明在选择抗菌药物和退热药物时应注意什么？
3. 该患儿用药剂量的计算方式是否合理？如果不合理，应如何改进？
4. 针对患儿出现的腹泻、皮疹等不良反应，应采取哪些措施？

儿童处于生长发育的关键阶段，从身体的解剖结构到各项生理、生化功能都在持续变化，身高、体重、体表面积等指标不断增长，细胞外液量、蛋白结合率，以及肝、肾和内分泌系统的功能也逐渐成熟完善。这些特点使得儿童的药动学和药效学与成人存在显著差异。在对儿童用药时，必须充分考虑其独特的生理特点和具体的疾病状况，同时关注药物对生长发育可能产生的影响，实施个体化的用药方案。传统的儿童用药方案常依据儿童体重、体表面积或者年龄，按照成人用药量进行折算，但这种方法忽略了儿童生理的特殊性，将儿童简单视为缩小版的成人。为保障儿童用药的安全与合理，应根据儿童身体的独特性以及药物在儿童体内的药动学、药效学特征来谨慎选择药物。

一、儿童生理特点对药动学的影响

儿童的机体组成和生理功能具有诸多区别于成人的特征，这些特征会对药物在儿童体内的吸收、分布、代谢和排泄过程产生重要影响（表4-6）。

表4-6 新生儿药动学的改变

改变内容	代表药物
生物利用度降低	对乙酰氨基酚、苯妥英钠、苯巴比妥、利福平、脂溶性维生素
血浆蛋白结合减少	青霉素类、磺胺类、苯巴比妥、戊巴比妥、苯妥英钠、地西泮、水杨酸盐、保泰松、丙米嗪、地高辛、利多卡因、呋塞米、丁哌卡因
肝代谢减慢	氯霉素、多西环素、异戊巴比妥、苯巴比妥、苯妥英钠、地西泮、哌替啶、对乙酰氨基酚、安替比林、吲哚美辛、茶碱、咖啡因、利多卡因、甲苯磺丁脲
肾排泄减慢	青霉素类、氨基糖苷类、磺胺类、头孢菌素类、水杨酸盐、地高辛

（一）机体组成特点

儿童，特别是新生儿和婴幼儿，机体组织中的水分比例高于成人，且多余的水分主要集中在细胞外液。这使得水溶性药物在儿童体内的分布容积增大，导致血药浓度降低，同时药物消除速度也会减慢。此外，新生儿细胞内液相对较少，使得药物在细胞内的浓度相较于成人更高。

新生儿和婴幼儿的皮肤娇嫩，角化层薄，皮下毛细血管丰富，外用药物容易通过皮肤黏膜吸收。因此，一些药物如儿童口腔黏膜剂、喷雾剂等常采用黏膜或皮肤途径给药。然而，由于儿童经皮吸收药物的速度比成人快且吸收量更大，在用药面积较大，或者皮肤黏膜存在炎症、破损的情况下，极易因药物吸收过量而产生不良反应，甚至引发严重中毒。例如，使用阿托品滴眼可能引发严重的全身反应，应用新霉素治疗烫伤可能导致严重的听力减退，硼酸治疗湿疹可能引起呕吐和肾功能损害等。所以，在给儿童进行皮肤、黏膜用药时需格外谨慎。

儿童体内的脂肪含量会随着年龄的增长而发生变化。早产儿通常较为消瘦，脂肪含量仅为 3%，足月新生儿的脂肪含量为 12%，之后随着年龄的增加，脂肪含量逐渐上升，到青春期时达到较高水平。体内脂肪含量的变化会影响脂溶性药物的分布与再分布。儿童早期体内脂肪含量较低，脂溶性药物的分布容积较小，血液中游离药物浓度较高，容易引发中毒。婴幼儿的肌肉发育不完全，肌肉血流量不稳定，末梢血循环不佳，这些因素会影响皮下注射或肌内注射药物的吸收效果，而静脉给药具有吸收快、药效可靠的特点，是救治危重患儿的首选给药途径。

新生儿和婴幼儿的血浆蛋白浓度较低，结合力也较差，并且新生儿体内还存在许多如激素、胆红素和游离脂肪酸等能与血浆蛋白竞争结合的内源性物质，这些因素都会影响药物与血浆蛋白的结合率，导致血液中结合型药物减少，游离药物浓度显著增加。例如，苯妥英钠在新生儿血浆中的游离型占比为 11%，而在成人中仅为 7%。新生儿对阿司匹林和地西泮较为敏感，可能与脑组织中游离药物浓度增加有关。在使用阿司匹林、苯妥英钠等血浆蛋白结合率较高的药物时，儿童更容易出现药效增强或中毒的情况。此外，磺胺类药、阿司匹林和合成的维生素 K 等药物，可与胆红素竞争血浆蛋白结合位点，使游离胆红素浓度升高，增加的游离型胆红素能够透过血脑屏障，进而引发胆红素脑病，因此出生 1 周内的新生儿应禁止使用上述药物。

（二）水盐代谢特点

儿童调节水和电解质代谢的功能相对较弱，对泻药、利尿药等可能引起水盐代谢紊乱的药物尤为敏感。儿童在发热时常常伴有失水症状，若阿司匹林使用过量，可能会引发失水、休克以及酸碱平衡紊乱等毒性反应。

儿童的钙盐代谢十分旺盛，这一过程极易受到药物的影响。例如，苯妥英钠会影响钙盐的吸收，皮质激素不仅会影响钙盐吸收，还会干扰骨质钙盐代谢，雄激素及同化激素则会加速儿童骨骼融合，这些都会抑制儿童骨骼的生长，影响其最终的生长高度。7 岁以下儿童的牙齿和骨骼正处于快速生长阶段，四环素类药物能够与钙盐形成络合物，不仅会使牙齿变黄，还会降低齿质的抗蛀能力，同时影响骨质的生长。

（三）内分泌与营养利用特点

许多激素及抗激素制剂会干扰儿童的内分泌平衡，进而影响其生长发育。比如，糖皮质激素会对抗生长激素，抑制儿童的生长；性激素会影响性征的发育；对氨基水杨酸及磺胺类药物会抑制甲状腺激素的合成；地高辛可能导致甲状腺功能低下等。此外，对于那些影响食欲，以及营养物质吸收、利用和代谢的药物也需加以关注。长期使用这类药物可能会导致儿童营养缺乏，影响其身体和智力的正常发育。例如，抗胆碱药、苯丙胺、药用炭等吸附药、矿物油以及广谱抗菌药物等会影响维生素的吸收；异烟肼会影响维生素 B_6 的利用；抗叶酸药、苯妥英钠、乙胺嘧啶等会干扰机体的叶酸代谢。

（四）遗传缺陷影响

部分具有遗传缺陷的儿童对某些药物的反应会出现异常。例如，葡萄糖-6-磷酸脱氢酶缺乏症患儿，在使用多种磺胺类药、抗疟药时，可能会出现溶血反应，且这种反应往往比成人更为严重。若溶血发生在新生儿期，还会加重新生儿原本就存在的黄疸症状。一些遗传缺陷会影响药物的生物转化过程，如乙酰化酶缺陷会使异烟肼的灭活速度减慢；对位羟化酶不足会导致苯妥英钠的灭活减慢；血浆胆碱酯酶缺乏虽然较为罕见，但这类患者在使用琥珀胆碱时，可能会导致呼吸肌出现持久性麻痹，进而引发致命的呼吸停止；如果新生儿红细胞内高铁血红蛋白还原酶活性较低甚至缺乏，在使用磺胺类药、对乙酰氨基酚等药物时，容易引发高铁蛋白血症。

（五）神经系统特点

新生儿的血脑屏障发育不完善，通透性较高，许多药物容易通过血脑屏障，使得中枢神经系统更容易受到药物的影响，这也是新生儿和婴幼儿更容易出现中枢神经系统反应的重要原因之一。例如，抗组胺药、氨茶碱、阿托品等可能会导致昏迷或惊厥；儿童对异丙嗪及氯丙嗪较为敏感，容易出现昏睡症状；吗啡更容易抑制新生儿的呼吸中枢；长期使用抗癫痫药如苯巴比妥，其中枢抑制作用会影响儿童的智力发育和性格成长；镇静催眠药、全身麻醉药等容易通过血脑屏障，药效会有所增强。皮质激素、四环素、维生素 A、氨硫脲等药物可能会引起脑脊液压力增高，导致婴儿囟门饱满隆起，甚至引发脑水肿。此外，新生儿和婴幼儿在酸中毒、缺氧、低血糖及脑膜炎等病理状态下，血脑屏障的功能会受到影响，使药物更容易进入脑组织。

（六）胃肠道特点

新生儿的胃黏膜尚未发育成熟，胃酸分泌量很少，因此口服液体制剂更适合新生儿，可避免药物溶解方面的问题。新生儿的胃肠蠕动较为缓慢，这会延长口服药物达到治疗血药浓度的时间，但对药物生物利用度的影响不尽相同。地高辛、磺胺类等主要在胃内吸收的药物，由于新生儿胃酸较少，药物破坏减少，与胃肠黏膜接触时间长，其生物利用度大于成人；而苯妥英钠、苯巴比妥等药物，由于婴幼儿胃液 pH 较高，解离型增加，吸收反而减少。新生儿的胆汁分泌量减少，脂肪消化能力不足，对脂溶性维生素的吸收较差。核黄素等主要依靠肠黏膜主动转运机制吸收的药物，由于新生儿的转运机制尚未发育健全，吸收也会受到限制。

（七）肝脏特点

小儿的肝功能尚未完善，尤其是新生儿的肝微粒体酶发育不全，肝内药物代谢酶活性较低，药物清除率下降，容易造成药物在体内蓄积，进而引发严重的不良反应。随着年龄的增长，肝内药物代谢酶迅速发育，通常约 6 个月可达到成人水平，之后代谢能力继续增强并超过成人水平，在 2～3 岁时又降至成人水平。儿童的肝重相对较大，肝血流量也相对较多，微粒体酶容易诱导增生，一般 1 个月即可达到成人水平。临床上常给产前母体或新生儿使用苯巴比妥来防治新生儿胆红素脑病，就是利用了肝药酶的诱导作用，加速胆红素的代谢。儿童肝微粒体酶活性较为旺盛，对安替比林、保泰松等药物的代谢速度超过成人，所以在用药剂量上相对比成人要大。例如茶碱，儿童每天需要用到 24 mg/kg 时，才能与成人每天

13 mg/kg 量的血药浓度相同。

新生儿体内的葡萄糖醛酸结合酶不足，且活性极低，按体重计算，其活性单位仅为成人的 1%～2%。大部分需要与葡萄糖醛酸结合失活的药物，如水杨酸盐、吲哚美辛等，在新生儿体内的代谢速度会减慢，半衰期延长，药物效应增强。成人服用氯霉素后，会代谢为氯霉素葡萄糖醛酸酯，24 小时内约 90%经尿液排出，但新生儿的结合与排出量不到 50%，容易因蓄积中毒而引发灰婴综合征（这也与新生儿肾功能不全、排泄减慢有关），因此新生儿禁用氯霉素。磺胺类药会与生理性溶血产生的大量胆红素竞争结合葡萄糖醛酸，导致胆红素无法迅速排出体外，进而透过血脑屏障引发胆红素脑病。新生儿肝脏的药物生物转化能力较低，一般会使地西泮的半衰期延长至 25～100 小时，苯妥英钠的半衰期延长至 30～60 小时，氨茶碱的半衰期延长至 24～36 小时。

此外，新生儿体内有些药物的生物转化途径和产物与成人不同。例如，在新生儿体内，有相当量的茶碱会转化为咖啡因，而在成人中则不会发生这种变化。

（八）肾脏特点

新生儿的肾小球滤过率和肾小管分泌功能发育不全，按体表面积计算，分别仅为成人的 30%～40%和 20%～30%，药物消除能力较差。因此，主要通过肾小球滤过排泄的药物，如庆大霉素、地高辛等，以及通过肾小管分泌的药物，如青霉素等，在新生儿体内的消除时间会明显延长。另外，新生儿尿液的 pH 较低，这使得弱酸性药物如青霉素等经肾排泄的速度变慢，半衰期显著延长。

二、儿童应谨慎使用的治疗药物

（一）抗菌药物

儿童使用抗菌药物时，应遵循与成人相同的基本原则，治疗前最好明确病原体的性质以及对药物的敏感性。大量使用广谱抗生素易引发消化功能紊乱，所以应依据病原体的药敏试验结果，选择最为有效的抗生素。一旦疾病治愈，应及时停药，避免长时间用药和不必要的联合用药，抗生素的疗程通常设定为 5～7 天。同时，更换抗生素不宜过于频繁，只有在经过 48～72 小时治疗无效后，才考虑更换。

新生儿的免疫系统尚未发育成熟，初次接触药物时，药物过敏反应的发生率相对较低。然而，药物过敏反应首次多发生在幼儿及儿童时期，且反应往往较为严重，需引起高度重视。特别是在使用青霉素或链霉素时，必须进行过敏试验。氨基糖苷类、四环素类以及氯霉素等药物，会对新生儿造成不同程度的损害。例如，氨基糖苷类可损伤新生儿的第Ⅷ对脑神经；四环素类会影响骨骼和牙齿发育；氯霉素可能导致“灰婴综合征”，还会抑制骨髓造血功能，引发儿童不可逆的再生障碍性贫血。

此外，青霉素主要通过肾脏排泄，而新生儿的肾功能和血脑屏障发育不完善，肾脏对青霉素的消除速度较慢，青霉素容易进入脑脊液和脑组织。大剂量使用青霉素时，可能会引发中枢神经刺激症状，如肌肉震颤，甚至惊厥。喹诺酮类药物可能会对处于发育阶段的骨关节软骨组织造成损害，因此幼儿及青少年应避免选用。磺胺类药物在体内会与胆红素竞争血浆蛋白结合位点，新生儿服用后，血浆游离胆红素浓度升高，胆红素透过血脑屏障，损害脑组织，尤其是大脑基底节的神经细胞，可导致胆红素脑病，所以新生儿禁用磺胺类药物。克林霉素主要经肝脏代谢，由于新生儿肝功能尚不健全，1 个月以内的新生儿禁止使用。

（二）抗癫痫药物

儿童处于持续生长发育阶段，药物代谢速率不断变化，因此需要依据血浆药物浓度监测结果来调整药物剂量。苯巴比妥在儿童中引发过敏反应的情况较多，所以较少用于儿童抗癫痫治疗。儿童使用苯妥英钠可能会出现粉刺、牙龈增生以及多毛等不良反应，还可能导致癫痫发作频率增加。若此时未检测血药浓度，可能会误判为剂量不足，进一步增加剂量会使症状更加严重，所以苯妥英钠在癫痫儿童的治疗中应用相对较少。通常情况下，丙戊酸钠应用较为广泛，其不良反应发生率较低，但存在肝毒性。2 岁以下儿童在联合使用其他抗癫痫药物时，更容易发生肝毒性，因此在用药期间需要密切监测肝功能。

（三）糖皮质激素

糖皮质激素可用于治疗哮喘、特异性湿疹、急性白血病、慢性肠炎、风湿性心肌炎、自发性血小板减少性紫癜、肾上腺生殖器综合征等多种儿童病症。但儿童使用糖皮质激素时必须极为谨慎，应综合考虑疾病的控制程度以及可接受的副作用程度来确定用药及剂量。成人使用糖皮质激素产生的副作用，在儿童身上同样可能出现，不过胃溃疡与骨质疏松在儿童中的发生频率相对较低，而精神失常较为常见却容易被忽视。长期使用糖皮质激素对儿童最严重的副作用是发育迟缓，所以临床用药剂量应尽可能少，用药时间尽可能短。为减少糖皮质激素的副作用，对于一些疾病如哮喘，可采用隔日给药或局部用药的方式。接受糖皮质激素治疗的儿童，一旦感染病毒，治疗会比较棘手，尤其是感染水痘时，需要减少糖皮质激素的用量。

（四）铁剂

儿童贫血的主要原因是缺铁，这多与母亲缺铁、失血或婴儿期过多饮用牛奶有关。预防儿童贫血的最佳措施是，给相关婴儿补充铁剂 3 个月（液体铁剂，每日 2 mg/kg）。已确诊贫血的婴儿，则需连续服用铁剂 2～3 个月，每日 6 mg/kg。服用铁剂后，粪便会呈现黑色，儿童脱落的牙齿和乳牙也可能会有轻微染色。儿童对铁盐的耐受性较差，成年人可耐受 50 g 的铁盐，而婴幼儿口服 1 g 就可能引发严重的中毒反应，2 g 以上甚至可能导致死亡。这是因为可溶性铁盐会损伤婴幼儿的肠道黏膜，引发严重的呕吐、腹泻、胃肠出血，进而导致失水、休克。

（五）镇痛药与解热镇痛药

镇痛药和麻醉药是缓解疼痛的主要药物，常与抗焦虑药、镇静药、抗抑郁药以及治疗相关性疾病的药物联合使用，但应避免危险的联合用药，比如冬眠合剂。由于儿童的中枢神经系统对药物较为敏感，需要防止药物对中枢神经系统产生过度抑制。儿童使用阿片类药物镇痛时，有静脉注射、肌内注射、口服、直肠给药、黏膜给药等多种方式。

发热是婴儿常见的病症之一，解热药是儿科常用药。原则上，3 个月以下的儿童发热时应谨慎使用解热药。对乙酰氨基酚和布洛芬疗效较好，副作用较小，口服后吸收迅速且完全，是儿童解热药中相对安全的品种。儿童使用解热镇痛药后，可能会因体温骤降、大量出汗而出现虚脱现象。因此，在使用时应权衡利弊，严格控制剂量，避免大剂量使用导致过度出汗。

非甾体类解热镇痛药可辅助治疗疼痛，如炎症、骨膜痛或骨痛。但需要注意的是，阿司匹林、吲哚美辛会使血管收缩，导致新生儿动脉导管迅速关闭，引发肺动脉高压，增加新生儿死亡率。所以，除了用于治疗风湿热、风湿性或类风湿性关节炎外，儿童应避免长期使用此类药物，疗程不宜超过1周。此外，解热镇痛药之间存在交叉过敏反应，若儿童对阿司匹林过敏，使用吲哚美辛、萘普生等药物时也可能过敏。在用药过程中，需密切观察，防止少数患儿因过敏而危及生命。

（六）营养补充剂

1. 蛋白质-能量营养不良的治疗　蛋白质-能量营养不良在儿童中较为常见，患有慢性疾病或生活贫困的儿童更容易出现这种情况，表现为体重过轻、消瘦或恶性营养不良症。治疗时，首先应恢复营养，给予正常食物，通常3周内可纠正营养不良状况。同时，要注意补充维生素。例如，怀孕妇女缺乏叶酸会引发巨幼细胞贫血，还可能导致胎儿发育缺陷，因此需要及时补充叶酸。另外，肠胃炎引起缺钾时，需口服补充钾盐。对于营养不良的儿童，尤其是恶性营养不良的儿童，因其易患感染性疾病且反复感染，还需做好预防感染的措施。

2. 生长激素的使用　生长激素可用于治疗原发性或继发性生长激素缺乏症，以及儿童生长缓慢、身高过矮、宫内发育迟缓、肌肉发育不良等疾病。合成的人生长激素与天然的人生长激素虽仅有1个氨基酸不同，却可能产生抗体反应或失去活性，还会影响碳水化合物的代谢和水盐平衡。肾衰竭患者使用人生长激素，可能会促使肾衰竭进一步发展。

3. 微量元素和维生素的合理应用　微量元素和维生素是儿童生长发育和维持健康的重要物质，但并非越多越好，应根据儿童身体的实际需求服用。滥用或长期过量使用微量元素和/或维生素会产生毒副作用，如过量补充微量元素锌易引发脓疮病。维生素A中毒通常是由于滥用含维生素A的制剂，如鱼肝油、维生素AD胶丸、维生素AD注射液等，中毒症状包括前囟门隆起、脑刺激症、颅内压增高症、皮肤潮红、结膜充血、心跳加快等。维生素D中毒表现为衰弱疲倦、恶心呕吐、腹泻便秘、肝大、心动过速、心肌损害以及多尿、夜尿、蛋白尿等。维生素K可导致新生儿高胆红素血症及黄疸，儿童应谨慎使用。钙摄入过多会干扰其他矿物质的吸收，使锌、铁、铜的吸收减少，还可能出现食欲不良、贫血、高钙血症，增加患肾结石的风险，严重时甚至会引发肾衰竭、代谢性碱中毒。

三、儿童用药剂量计算方法

儿童的年龄、体重不断增长，体质也存在差异，因此用药的适宜剂量也有所不同。儿童用药剂量的计算公式有50多种，总体上是以成人剂量为基础，根据儿童的年龄、体重或体表面积进行折算。

（一）按儿童体重计算

计算公式为：

$$\text{儿童剂量(每次或每日)} = \text{药量/(kg·次或日)} \times \text{估计体重(kg)} \qquad (4-1)$$

如果患儿未实测体重，可按照式(4－2)至(4－4)估算：

$$1\sim6\text{个月体重(kg)} = 3 + \text{月龄} \times 0.6 \qquad (4-2)$$

$$7\sim12\text{个月体重(kg)}=3+\text{月龄}\times0.5 \tag{4-3}$$

$$1\text{岁以上体重(kg)}=8+\text{年龄}\times2 \tag{4-4}$$

有条件的情况下，应实测体重，并根据实际情况调整用药剂量。同时，还可根据儿童的营养状态适当增减剂量，Ⅰ度营养不良可减少15%～25%，Ⅱ度营养不良减少25%～40%，Ⅲ度营养不良减少40%以上。

（二）已知成人剂量但不知每千克体重用量时的计算

这种情况下，按年龄折算剂量存在较大偏差，原因是个体差异较大。

（三）按体表面积计算

目前，按儿童体表面积计算药物剂量被广泛推荐。人体生理现象与体表面积的关系比与体重、年龄更为密切，所以该方法科学性较强，既适用于成人，也适用于各年龄段的儿童。计算公式为：

$$\text{体表面积}(m^2)=0.035(m^2/kg)\times\text{体重(kg)}+0.1(m^2) \tag{4-5}$$

式(4-5)一般适用于体重在30 kg以下的儿童。对于30 kg以上的儿童，体重每增加5 kg，体表面积增加0.1 m^2；也可参照以下标准计算药量：35 kg为1.2 m^2，40 kg为1.3 m^2，45 kg为1.4 m^2，50 kg为1.5 m^2。

（四）按药动学参数计算

根据血药浓度监测结果，计算出药物的生物利用度(F)、分布容积(V_a)、半衰期($t_{1/2}$)、消除速率常数(K_0)等药动学参数，再依据这些参数计算达到有效血药浓度所需的剂量，这种计算方法更为科学合理。然而，由于目前我国血药浓度监测尚未普及，该方法在临床应用中受到一定限制。在儿科，进行血药浓度监测的指征包括：血药浓度与疗效和毒性关系密切；有明确的有效血药浓度范围和潜在中毒浓度；药动学个体差异大；有效血药浓度范围小的药物，如强心苷、氨茶碱等；毒性反应大，个体化给药可明显降低其发生率；药物中毒表现与其治疗的原发疾病症状相似，容易被忽视。需要进行监测的患儿主要有：婴幼儿，因其肝肾功能未发育完全；患有心、肝、肾及肠道疾病的患儿，药物在其体内的过程会受到明显影响；有慢性疾病、需长期用药的患儿；有遗传代谢性疾病的患儿，常规用药剂量对快代谢者可能无影响，但慢代谢者可能会出现中毒。

除了按药动学参数计算方法外，其他儿童剂量计算公式大多是以成人剂量为标准进行换算的。这种换算方式适用于大多数安全范围较宽的药物，但在某些情况下，需要对剂量进行调整，比如药物主要经肝代谢或肾排泄，用于有严重肝、肾疾病的患儿时，应减少剂量；药物的药理过程和患儿的其他潜在疾病等因素会改变药物的动力学过程，此时需注意药量的增减；联合用药时，要关注药物浓度与单一用药时的差异，及时调整用量。在儿童用药时，对于初次治疗的患者，由于不了解其对药物的反应，宜从小剂量开始，并在治疗过程中加强观察，以避免发生不良反应。

在儿科用药过程中，选择合适的给药途径也十分关键，这关系到药物的生物利用度和药代动力学，进而影响疗效。给药途径的选择应依据病情的轻重缓急、用药目的以及药物本身的性质来确定。对于危重患者(包括新生儿、小婴儿)，宜采用静脉注射或静脉滴注的方式给药。对于能够口服或经鼻饲给药的儿童，经肠胃给药较为安全。但需注意，有些药物的给药途径存在特殊情况，如地高辛口服给药比肌内注射吸收更快。皮下注射给药可能会损害周围组织且吸收不良，一般不用于新生儿。地西泮溶液直肠灌注比肌内注射吸收快，可用于迅速控制儿童惊厥。

此外，儿科用药还应选择合适的剂型。一般情况下，有儿童剂型的药物不应将成人剂量等分后给儿童服用，因为分药过程中既可能造成药物污染，又难以保证药量准确。为方便儿童喂药，可选用一些糖浆剂、含糖颗粒或加入水果香料的剂型，如滴剂、混悬剂、咀嚼片、果味泡腾片等，这些剂型口感较好，儿童更容易接受。在确保安全性的前提下，采用半衰期相对较长的制剂，如缓释片、控释片，可减少服药次数，提高儿童用药的依从性。

目标检测

1. 关于老年人的生理特点，下列说法错误的是　　（　　）

A. 大脑重量相较于一般正常人减轻 20%～25%，中枢神经元递质合成减少

B. 心肌收缩力减弱，心脏收缩期延长，压力感受器敏感性上升

C. 肺活量减少，残气量增加，动脉血氧分压降低

D. 肾血流灌注量降低，肾小球滤过率降低，肾小管分泌和重吸收能力下降

2. 下列情况会使老年人药物吸收减慢的是　　（　　）

A. 胃酸分泌减少，胃内酸度降低，对于弱碱性药物的吸收

B. 消化道黏膜吸收面积减少约 30%，肠内液体量减少，对于氨苄青霉素的吸收

C. 肝血流量减少，对于主要经肝消除的药物普萘洛尔的首过效应

D. 老年人胃肠道某些主动转运系统功能降低，对于通过主动转运吸收的维生素 C 的吸收

3. 关于老年人药物分布，下列说法正确的是　　（　　）

A. 总体液和细胞外液与体重的比例增加，体内脂肪比例减少

B. 脂溶性药物如氯氮䓬、地西泮等分布容积减小

C. 亲水性药物如吗啡、奎宁等分布容积减小，血药浓度增加

D. 老年人血浆中白蛋白含量增加，应用蛋白结合率高的药物时，血中游离药物浓度降低

4. 下列药物中，老年人使用时半衰期不会延长的是　　（　　）

A. 苯巴比妥　　B. 对乙酰氨基酚

C. 乙醇(经乙醇脱氢酶代谢)　　D. 保泰松

5. 对于老年人心血管系统疾病的治疗药物，下列说法错误的是　　（　　）

A. 对于老年动脉粥样硬化高脂血症患者，考来烯胺、考来替泊等药物不良反应较严重，应慎用

B. 对于老年高血压患者，利尿药和 β 受体阻滞剂能有效减少并发症，所有患者都可接受这些治疗

C. 对于老年人心绞痛与心肌梗死，硝酸酯类适用于稳定型心绞痛，舌下含服硝酸甘油时应坐着或躺下

D. 对于老年人心律失常，利多卡因是常用药物，但老年人对其清除率降低，应用时剂量应减少 50%

6. 关于老年人治疗内分泌和代谢性疾病的药物，下列说法正确的是 （ ）
   A. 对于老年甲状腺功能亢进症患者，放射性碘治疗效果显著且无风险
   B. 对于老年甲状腺功能减退症患者，甲状腺素替代治疗应采用较高剂量
   C. 对于老年 2 型糖尿病患者，所有患者都需要药物治疗
   D. 对于老年骨质疏松症患者，氟化物因不良反应不适合其使用
7. 关于妊娠期母体生理功能变化对药物吸收的影响，说法错误的是 （ ）
   A. 妊娠早期和中期，胃酸分泌减少，胃排空延迟，口服药物吸收速度减缓
   B. 早孕反应导致的呕吐会使药物吸收减慢、减少
   C. 妊娠妇女肺潮气量、每分钟通气量、心输出量和肺血流量增加，呼吸道吸入经肺泡摄取的药量增多
   D. 妊娠初期、后期及产后，胃排空对对乙酰氨基酚的吸收情况均有差异，胃肠通过时间均延长
8. 妊娠期药物分布特点不包括 （ ）
   A. 血浆容积增加，脂肪增加，体液含量上升，药物分布容积增大
   B. 药物清除率增加，血药浓度高于非妊娠期
   C. 血浆蛋白浓度相对降低，药物与蛋白结合率降低，游离药物增多
   D. 妊娠期地西泮、苯妥英钠等多种药物的游离型比例增加
9. 以下关于胎儿药物代谢的说法，正确的是 （ ）
   A. 胎儿的药物吸收只能通过胎盘转运进入胎儿体内
   B. 胎儿血脑屏障发育完善，药物不易进入中枢神经系统
   C. 胎儿肝脏是药物代谢的主要器官，但肝药酶活性低，解毒能力较差
   D. 胎儿肾小球滤过率高，肾排泄药物的功能强
10. 美国食品药品监督管理局将药物分为 5 类，其中孕妇禁用的是 （ ）
    A. A类　　B. B类　　C. D类　　D. X类
11. 下列抗感染药物中，妊娠期间服用相对安全的是 （ ）
    A. 氨基糖苷类药物　　B. 四环素
    C. 氟喹诺酮类药物　　D. 青霉素类药物
12. 关于哺乳期临床用药要点，下列说法错误的是 （ ）
    A. 阿片类镇痛药在母乳中含量较低，一般不会对婴儿产生影响
    B. 锂盐可进入母乳，可能引起婴儿毒性反应，哺乳期应禁止使用
    C. 肝素在生理 pH 条件下为离子化的高分子量黏多糖，会进入乳汁
    D. 氯霉素在乳汁中的浓度高于青霉素，哺乳期妇女应禁用
13. 关于儿童生理特点对药动学的影响，下列说法错误的是 （ ）
    A. 儿童机体组织中水分比例高于成人，水溶性药物分布容积增大，血药浓度降低
    B. 新生儿和婴幼儿血浆蛋白浓度低，结合力差，游离药物浓度低
    C. 新生儿血脑屏障发育不完善，通透性高，中枢神经系统易受药物影响
    D. 新生儿的胃黏膜尚未发育成熟，胃酸分泌量少，口服液体制剂更适合
14. 下列药物中，新生儿禁用的是 （ ）
    A. 青霉素　　B. 头孢菌素　　C. 氯霉素　　D. 红霉素

15. 儿童使用抗癫痫药物时，下列说法正确的是　　（　　）

A. 苯巴比妥在儿童中较少引发过敏反应，常用于儿童抗癫痫治疗

B. 苯妥英钠在癫痫儿童的治疗中应用广泛，无明显不良反应

C. 丙戊酸钠应用较为广泛，不良反应发生率较低，但存在肝毒性

D. 儿童使用抗癫痫药物不需要依据血浆药物浓度监测结果调整剂量

16. 关于儿童使用糖皮质激素，下列说法错误的是　　（　　）

A. 可用于治疗多种儿童病症，如哮喘、急性白血病等

B. 儿童使用糖皮质激素的副作用与成人相同，胃溃疡和骨质疏松在儿童中发生频率高

C. 长期使用糖皮质激素对儿童最严重的副作用是发育迟缓

D. 为减少副作用，对于哮喘等疾病可采用隔日给药或局部用药的方式

17. 儿童用药剂量计算方法中，目前被广泛推荐的是　　（　　）

A. 按儿童体重计算

B. 已知成人剂量但不知每千克体重用量时按年龄计算

C. 按体表面积计算

D. 按药动学参数计算

18. 关于儿童的给药途径，下列说法正确的是　　（　　）

A. 对于危重患者（包括新生儿、小婴儿），宜采用皮下注射给药

B. 地高辛肌内注射比口服吸收更快

C. 皮下注射给药吸收快且不会损害周围组织，常用于新生儿

D. 地西泮溶液直肠灌注比肌内注射吸收快，可用于迅速控制儿童惊厥

第五章 心血管系统疾病药物治疗

学习目标

1. 掌握高血压、高脂血症、心功能不全、冠心病、心律失常的常用治疗药物，治疗药物的应用原则及用药注意事项，并能以患者为中心，个体化选择适合患者的药物。

2. 熟悉高血压、冠心病、高脂血症、心力衰竭、心律失常的临床表现。

3. 了解高血压、冠心病的流行病学特点。

4. 熟悉药学服务所必需的临床医学概要、临床用药指导、不良反应、用法用量知识及人际沟通技能，具备用药的咨询服务能力。

第一节 原发性高血压

案例 讨论

患者，男，40岁，因工作繁忙，活动少，睡眠差，体形偏肥胖，1年前于体检时发现血压高，随后多次测量血压约为160/100 mmHg，自己感觉血压升高不多，同时无头痛、眩晕、眼花、心悸等症状，因此未检测血压及控制血压。

1. 你认为该患者的情况是否需要管理？

2. 如果认为需要管理，生活上有哪些注意事项？如果患者提出需要用药物进行治疗，你推荐哪类降压药物？

高血压是严重威胁人类生命健康的慢性非传染性疾病，是全球疾病负担的首要病因。据《中国心血管健康与疾病报告 2023》显示，我国成人高血压患病率为31.6%，患病人数为2.45亿，血压正常高值人数达到4.35亿，且存在随年龄增加而增高的趋势。近十年来，城乡高血压患病率差别逐步缩小，这也是我国高血压患病率猛增的一个原因。此外，高血压患病率还存在地区差异，北方高于南方；不同民族之间高血压患病率也存在一些差异。

疾病概述

高血压是指在未使用降压药物的情况下，非同日3次测量血压，收缩压≥140 mmHg和/或舒张压≥90 mmHg，可诊断为高血压，分为原发性高血压和继发性高血压，以原发性高血压多见。高钠、超重、肥胖、气候和饮酒均是高血压患者发病的主要危险因素。根据血压增高水平，高血压分为1级、2级、3级。血压水平分类和高血压分级见表5-1。

表 5-1　血压水平分类和高血压分级

分类	收缩压/mmHg	关系	舒张压/mmHg
正常血压	<120	和	<80
正常高值	120～139	和/或	80～89
高血压	≥140	和/或	≥90
1 级高血压(轻度)	140～159	和/或	90～99
2 级高血压(中度)	160～179	和/或	100～109
3 级高血压(重度)	≥180	和/或	≥110
单纯收缩期高血压	≥140	和	<90

注:当收缩压和舒张压分属于不同级别时,以较高的分级为准。

原发性高血压的发病机制未完全阐明,目前认为可能与以下机制有关。

(1) 容量、压力调节机制:人体存在负反馈机制,血压下降时,水钠潴留,直到血容量增加和血压回升为止;若血压升高,水钠排出增加,血容量减少,心输出量减少,血压恢复正常。该调节机制的紊乱,可引起高血压。

(2) 控制局部血流的自身调节机制:心输出量增加时,血压升高,刺激压力感受器,促使外周血管扩张及心收缩力减弱,血压降低。如压力感受器失灵,则导致高血压。

(3) 钠的作用:钠摄入过多和肾排钠能力减退,使钠在体内贮积,导致血管壁平滑肌细胞对去甲肾上腺素、血管紧张素Ⅰ等的反应性增强,引起外周血管阻力增高,血压增高。

(4) 肾素-血管紧张素-醛固酮系统(RAAS):肾小球旁细胞分泌肾素,肾素使血管紧张素原水解为血管紧张素Ⅰ,血管紧张素Ⅰ经血管紧张素转换酶的作用转变为血管紧张素Ⅱ。血管紧张素Ⅱ可直接收缩小动脉平滑肌,引起外周血管阻力升高,醛固酮分泌增加,水钠潴留,血压增高。

(5) 中枢神经和自主神经系统的作用:反复的过度紧张与精神刺激可以引起高血压。当大脑皮层兴奋与抑制过程失调时,肾上腺素能活性增加,神经节后交感神经释放去甲肾上腺素增多,而引起外周血管阻力增高、血压上升。

原发性高血压起病缓慢,早期多无症状,有时可有头晕、头痛、眼花、耳鸣、失眠、乏力等表现。体检可听到主动脉瓣第二心音亢进,年龄大者可呈金属音,可有第四心音。高血压持续时间长时,有左心室肥厚征象。随病程进展,血压持久升高,可引起并发症,如心、脑、肾、眼等器官受损。①心:长期的高血压可导致左心室肥厚、心脏扩大、心律失常和反复发作的心力衰竭。②肾:持续高血压可引起高血压肾损害,表现为夜尿增多、蛋白尿等;严重时出现肾衰竭。③脑:高血压可致脑血管痉挛或硬化,使患者头痛(多发生于枕部)、头晕加重,出现一过性失明和肢体麻木等。④眼:高血压可导致动脉粥样硬化等疾病,同时可导致视网膜病变,出现眼底出血、渗出及视神经乳头水肿。

常用治疗药物

近20年来，降压药物发展快，根据基础研究而开发的新药其降压效应可靠，给临床提供了可供选择的降压药物。临床常用高血压治疗药物分类及代表药物见表5-2。

表5-2 临床常用高血压治疗药物分类及代表药物

分类		代表药物
钙通道阻滞剂(CCB)		硝苯地平、氨氯地平、尼卡地平
肾上腺素受体阻滞剂	β受体阻滞剂	普萘洛尔、阿替洛尔
	α受体阻滞剂	哌唑嗪、特拉唑嗪
	α、β受体阻滞剂	拉贝洛尔
利尿药		氢氯噻嗪、吲达帕胺、阿米洛利
血管紧张素转换酶抑制剂(ACEI)		卡托普利、依那普利、福辛普利
血管紧张素Ⅱ受体阻滞剂(ARB)		氯沙坦、缬沙坦
作用于中枢神经部位药物		可乐定、莫索尼定
作用于肾上腺素能神经末梢药物		利血平、胍乙啶
血管扩张药		硝普钠、米诺地尔

一、钙通道阻滞剂(CCB)

硝苯地平

【药理作用】Ca^{2+}是兴奋-收缩耦联的关键物质，无论是心肌还是血管平滑肌，其收缩必须有Ca^{2+}的参与。硝苯地平主要通过阻断血管平滑肌细胞上的Ca^{2+}的内流发挥血管舒张、降低血压的作用。

【适应证】老年高血压、单纯收缩期高血压及伴稳定型心绞痛、冠状动脉或颈动脉粥样硬化、周围血管病的患者。

【给药方案】口服，10～30 mg，2～3次/d。

【不良反应及注意事项】可引起心率加快，面部潮红，踝部水肿，牙龈增生。

【药物相互作用】与β受体阻滞剂合用时可加重心肌的抑制和传导速度的减慢。

氨氯地平

【药理作用】氨氯地平属于第二代二氢吡啶类长效钙通道阻滞剂。药理作用与硝苯地平相似，对血管具有选择性作用，氨氯地平抑制钙诱导的主动脉收缩作用是硝苯地平的2倍。可降低冠状血管和全身血管的阻力，使冠脉血流量增加及心输出量增加。该药起效慢，降压作用持久，口服5 mg，疗效可持续24小时。

【适应证】适用于高血压及稳定型心绞痛。

【给药方案】口服,5 mg/次,1 次/d。根据病情,可增加到 10 mg/次,1 次/d。该药可单用,也可与其他降压药、抗心绞痛药合用。

【不良反应及注意事项】主要有轻、中度周围或面部水肿。偶可引起眩晕、面部潮红。老年患者应减量使用。

二、肾上腺素受体阻滞剂

(一)β受体阻滞剂

普萘洛尔

【药理作用】该药的降压作用机制可能与其阻断β受体有关。其可阻断心脏的β受体,使心率减慢、心肌收缩力减弱、心输出量减少,血压降低。其也可阻断肾脏的β受体,使肾素和醛固酮分泌减少,血管张力下降,血容量减少,血压降低。该药还可阻断突触前膜的β受体,消除神经末梢进一步释放去甲肾上腺素的正反馈机制,使去甲肾上腺素释放减少,而引起降压。

【适应证】适用于轻、中度高血压,对伴有心输出量偏高或血浆肾素活性增高者以及伴有冠心病、脑血管病变者更适宜。

【给药方案】由于体内代谢程度的不同,高血压患者所需剂量个体差异较大。一般由每日 30～60 mg 开始,分 3 次服用,以后每周日剂量增加 10～20 mg,至降压效果满意为止。但每日剂量不应超过 300 mg。

【不良反应及注意事项】可引起恶心、呕吐、轻度腹泻等消化系统反应,也可引起头晕、失眠、皮疹,还可引起心动过缓,诱发心力衰竭、传导阻滞、支气管痉挛。

【禁忌证】哮喘、过敏性鼻炎患者禁用,孕妇禁用,窦性心动过缓、重度房室传导阻滞、低血压患者禁用,心功能不全、糖尿病患者慎用。

阿替洛尔

【药理作用】该药为选择性β受体阻滞剂,无内在拟交感活性,β_1 和 β_2 受体阻断作用均较普萘洛尔弱,但其 β_1 受体阻断作用较 β_2 受体阻断作用强约 100 倍。服用阿替洛尔后,心率减慢,心肌收缩力减弱,心输出量降低,收缩压下降。

【适应证】适用于轻、中度高血压,降压作用持久。

【给药方案】用于降压,50～200 mg/次,1 次/d。该药量效曲线较平,超过 200 mg/d 不能加强其降压作用,并可引起不良反应。与利尿药或血管扩张药合用,可提高疗效。

【不良反应及注意事项】偶可引起心动过缓。严重支气管哮喘者慎用。

(二)α受体阻滞剂

哌唑嗪

【药理作用】哌唑嗪对小动脉及静脉均有扩张作用,可降低外周血管阻力,使血压下降。降压时,不伴有心率加快,也不影响肾血流及肾小球滤过率。其降压机制是选择性地阻断血管平滑肌突触后膜的α受体,使血管扩张而降压。

【适应证】适用于原发性高血压或肾性高血压。也可用于心功能不全的治疗。

【给药方案】用于降压，开始 1 mg/次，3 次/d。以后可逐渐增加用量，至疗效满意为止。对重度高血压患者，可与利尿药合用，也可与 β 受体阻滞剂合用，能增强降压效果。

【不良反应及注意事项】主要为“首剂现象”，即在首次应用时出现严重的体位性低血压、眩晕、晕厥、心悸。低钠饮食及合用 β 受体阻滞剂的患者较易发生。其他不良反应有眩晕、嗜睡、心悸、恶心、乏力、口干、尿频、尿急、皮疹。多数患者在继续用药后可消失。

特拉唑嗪

【药理作用】特拉唑嗪选择性地阻滞 α_1 受体。作用于血管壁 α_1 受体而抑制去甲肾上腺素或肾上腺素对血管平滑肌的作用，使小动脉扩张、外周血管阻力降低，也扩张容量血管，从而引起血压下降。

【适应证】适用于轻、中度高血压，可单独应用，也可与其他降压药合用。

【给药方案】口服，1 mg/次，1 次/d，首剂应在临睡前服用。根据患者的反应，可逐渐增加剂量。

【不良反应及注意事项】可引起头晕、四肢无力、外周组织水肿，偶可引起阳痿、疲倦及忧郁，还可引起恶心、心悸。

（三）α、β 受体阻滞剂

拉贝洛尔

【药理作用】该药能阻断 α 受体和 β 受体。选择性阻断 α_1 受体，而对 β 受体则表现出非选择性阻断，即对 β_1 和 β_2 受体均可阻断。阻断 β 受体的作用较 α 受体强。低浓度时，主要阻断 β 受体，可使心肌收缩力减弱，心率减慢、血压下降、耗氧量下降；高浓度时，会阻断 α 受体，使外周血管阻力、后负荷、血压以及耗氧量降低。

【适应证】适用于轻、中、重度高血压及心绞痛。

【给药方案】口服，用于降压，轻度高血压者 300～800 mg/d，中度高血压者 600～1 200 mg/d，重度高血压者 1 200～2 400 mg/d。静脉注射用于高血压危象，100～200 mg/次。

【不良反应及注意事项】常见有眩晕、乏力、幻觉、胃肠道反应，也可引起体位性低血压、尿潴留、鼻充血。

三、利尿药

氢氯噻嗪

【药理作用】本品排钠利尿作用较强，降压效果好。对立位、卧位时的收缩压、舒张压均有降压作用。服药后数小时出现降压，3～4 周时效果最好。用药初期出现的降压与长期用药后的降压作用机制不同。用药初期，因排钠利尿，血容量和细胞外液减少，心输出量减少，血压降低。长期用药后，利尿作用消失，其降压机制是血管平滑肌细胞内缺钠，使细胞的钠-钙交换减少，细胞内钙也降低，从而使血管对去甲肾上腺素等升压物质的敏感性降低，血管张力下降、血压降低。

【适应证】该药可单用治疗轻度高血压，也可与其他降压药合用治疗中、重度高血压。对伴有肾素活性降低的高血压效果较好，但不能单用于高肾素型高血压，因它可增加肾素活性。也适用于伴有心力衰竭的高血压患者。

【给药方案】口服，25 mg/次，1～3 次/d。

吲达帕胺

【药理作用】该药作用类似噻嗪类利尿药，具有利尿作用，亦有 Ca^{2+} 拮抗作用，属强效、长效降压利尿药，2.5 mg/d 就可降压。大剂量时可使利尿作用大大增强。其降压作用部分与扩张周围血管有关。高血压患者使用后，迅速出现降压效果，作用强于其他噻嗪类药物。

【适应证】适用于轻、中度原发性高血压。

【给药方案】口服，2.5 mg/次，1 次/d。可单用，也可与其他利尿药合用。

【不良反应及注意事项】偶有恶心、头晕、口干、皮疹，但继续用药可消失。

四、血管紧张素转换酶抑制剂(ACEI)

卡托普利

【药理作用】卡托普利为血管紧张素转换酶抑制剂，对多种类型高血压均有明显降压作用，并可改善心功能不全患者的心脏功能。它使外周血管扩张，总外周血管阻力下降而降压，对心输出量影响很小或稍增加心输出量。可降低高血压患者和正常人血压，降压的同时，不减少心、脑等重要器官的血流量，并使肾血流增加。

抑制血管紧张素Ⅰ转换酶，会使血管紧张素Ⅰ不能转换成血管紧张素Ⅱ，从而抑制 RAAS，使醛固酮生成显著减少，降低抗利尿激素水平，使水钠潴留减轻，减少心脏的容量负荷。

【适应证】适用于原发性高血压、肾性高血压。

【给药方案】口服，12.5～25 mg/次，2～3 次/d。1～2 周后可增至 50 mg/次，3 次/d。饭前 1 小时或饭后 2 小时服用。与利尿药合用可增强疗效，减少不良反应。

【不良反应及注意事项】日剂量不超过 150 mg 时，耐受性好。不良反应具有剂量依赖性，并且肾功能受损时常见。常见的不良反应有持续性干咳、皮疹、发热、味觉缺乏、中性粒细胞减少。

依那普利

【药理作用】依那普利是不含巯基的血管紧张素转换酶抑制剂，该水解产物对血管紧张素转换酶的抑制作用较卡托普利强 20 倍，也较之持久。在降压的同时，心输出量轻度增加，肾血管阻力降低，肾血流量及肾小球滤过率均增加。依那普利的药理作用与卡托普利基本相似，不同的是抑制血管紧张素转换酶的作用更强，所需剂量更小，作用时间更长。因需在体内水解后才能发挥降压作用，所以起效较慢。

【适应证】其临床应用同卡托普利，但不宜用于高血压急症的治疗。

【给药方案】口服，10 mg/次，1 次/d，最大剂量不超过 20～40 mg/d。可与利尿药合用，增强其降压作用。

【不良反应及注意事项】较常见的不良反应是头痛、头晕、疲劳、低血压等。少数患者可出现味觉缺失、蛋白尿、皮疹、白细胞减少。还可引起血管神经性水肿及肾功能损伤。

五、血管紧张素Ⅱ受体阻滞剂(ARB)

氯沙坦

【药理作用】氯沙坦是血管紧张素Ⅱ受体阻滞剂，主要选择性地阻断血管紧张素Ⅱ1型受体，从而减弱血管紧张素Ⅱ的加压作用，因此具有降低血压的作用。能改善心力衰竭，防治高血压并发的血管壁增厚以及心肌肥厚。

【适应证】临床主要用于高血压及充血性心力衰竭。

【给药方案】用于高血压，常用剂量为50 mg/d。根据需要，每日剂量可增加到100 mg，继续加大剂量，降压作用并不增加。年龄在75岁以上的患者以及中、重度肾功能不全患者的起始剂量应为25 mg/d。

【不良反应及注意事项】氯沙坦的不良反应少而轻，如眩晕、体位性低血压、丙氨酸氨基转移酶(ALT)升高、皮疹，也有高血钾的报道。该药禁用于妊娠期及哺乳期妇女，肾动脉狭窄的患者应慎用。使用氯沙坦期间应监测血钾含量，尤其是肾功能不全的老年患者。同时也应避免使用保钾利尿药。

缬沙坦

【药理作用】缬沙坦属血管紧张素Ⅱ1型受体阻滞剂，对血管紧张素Ⅱ1型受体具有高度的选择性，可抑制血管紧张素Ⅱ所致的醛固酮的释放。

【适应证】对各种高血压具有较好的降压作用。

【给药方案】80～160 mg/次，1次/d。

【不良反应及注意事项】该药耐受性较好，不良反应较少。其不良反应有头痛、头晕、恶心、腹痛、腹泻、乏力等。低血钠、低血容量、肾动脉狭窄、肾功能不全及肝功能不全者慎用。

六、作用于中枢神经部位药物

可乐定

【药理作用】静脉注射可乐定，先有短暂的升压作用，这是激动外周血管突触后膜α受体所致。可乐定的降压机制可能既有中枢抑制作用，也有外周抑制作用。中枢作用机制为选择性地激动突触后膜的α受体，使该神经元激动，引起下行的交感神经受抑制，而导致血压下降。其外周作用的机制为激动外周交感神经末梢突触前膜α受体，引起负反馈，从而减少去甲肾上腺素的释放，导致血压下降。对各种类型的高血压均有一定的降压作用。

【适应证】可乐定为强效降压药，口服小剂量就能有效地控制血压，降压作用快。适用于各种类型高血压，尤其适用于中度或重度高血压。

【给药方案】口服，0.075～0.15 mg/次，3次/d。中度高血压，0.45～0.6 mg/d。重度高血压，0.6～0.9 mg/d，最大剂量为0.9～1.2 mg/d。

【不良反应及注意事项】常见不良反应为口干、嗜睡、乏力、便秘、心动过缓。一般无须停药，继续用药时不良反应可减轻。长期应用，偶可致胃液减少、血糖升高、男性乳房发育、阳痿等，但停药后可消失。

七、作用于肾上腺素能神经末梢药物

利血平

【药理作用】其作用特点为降压缓慢、温和而持久。口服，需 1 周才出现降压作用，2～3 周后降压作用最大，停药后可维持 3～4 周。利血平主要是扩张小动脉，降低外周血管阻力而发挥降压作用，还可减慢心率。此外，尚有中枢抑制作用。

【适应证】主要用于原发性高血压。

【给药方案】初期，0.125 mg/次，2 次/d，饭后服用。待血压控制后改为维持量，即 0.125～0.25 mg/d。急症患者，肌内注射，1～2 mg/次。必要时，于 6 小时后再重复该剂量 1 次，血压控制后改为口服。

【不良反应及注意事项】低剂量时毒性较低，可出现缩瞳、鼻塞、心率减慢、胃酸分泌增多、腹泻等。较大剂量或长期使用利血平时，常引起疲倦、乏力、嗜睡、抑郁。

八、血管扩张药

硝普钠

【药理作用】该药是直接作用于动静脉血管床的强扩张剂，对阻力和容量血管都有直接扩张作用。由于硝普钠主要作用于冠状动脉循环中阻力血管，故可引起冠状动脉缺血。

【适应证】对各种高血压急症如急进型高血压、高血压危象、高血压脑病或高血压合并主动脉剥离(夹层血肿形成)，硝普钠应列为首选。

【给药方案】成人常用剂量：静脉滴注，开始每分钟按体重 0.5 μg/kg，根据治疗反应以每分钟 0.5 μg/kg 递增，逐渐调整剂量，常用剂量为每分钟按体重 3 μg/kg。

【不良反应及注意事项】如恶心、呕吐、精神不安、心动过速、肌肉痉挛、疼痛、血压下降过快。长时间、大剂量应用本药，可出现硫氰酸盐中毒，表现为运动失调、视力模糊、谵妄、眩晕、头痛、意识丧失、耳鸣、气短等。

治疗药物应用原则

1. 降压原则　应做到早发现、早治疗，坚持长期治疗，提高治疗依从性。根据血压的分期、舒张压升高程度及器官受累情况，选用适当药物及用量，应掌握降压幅度，对已有明显心、脑、肾动脉狭窄者，不宜降至正常水平。适当选择合用药物，以取长补短。如有些小动脉扩张药兼有扩张容量血管作用，易致直立性晕厥，在衡量降压效果时，应测直立位血压，对体质虚弱、缺少体力锻炼的患者慎用。对老年及抑郁症患者，应慎用伴有中枢神经抑制作用的降压药物。对伴有肝、肾功能减退及代谢疾病的患者要结合病情选用适当药物。

2. 降压目标　一般高血压患者应将血压降至 140/90 mmHg 以下，65 岁及以上老年人的血压应控制在 150/100 mmHg 以下，伴有肾脏疾病、糖尿病或病情稳定的冠心病或脑血管疾病的高血压患者，治疗应该个体化，一般可以将血压降至 130/80 mmHg 以下。

3. 特殊人群高血压的药物选择 特殊人群高血压包括：老年高血压，单纯性收缩期高血压，高血压合并脑血管疾病、冠心病、心力衰竭、慢性肾脏病、糖尿病、周围血管病，妊娠高血压，难治性高血压等。高血压特殊人群大多为发生心血管疾病的高危人群，应根据各自特点，选用合适的降压药，平稳有效地控制血压，以预防心脑血管疾病的发生。

（1）对年龄＞65 岁的单纯性收缩期高血压患者，应初始用小剂量利尿药或钙通道阻滞剂。

（2）合并糖尿病者，首选血管紧张素转换酶抑制剂或血管紧张素Ⅱ受体阻滞剂；如果目标血压＜130/80 mmHg，需加钙通道阻滞剂或小剂量噻嗪类利尿药，同时要积极控制血糖。

（3）脑血管疾病后常用利尿药、钙通道阻滞剂、血管紧张素转换酶抑制剂、血管紧张素Ⅱ受体阻滞剂；如果合并高半胱氨酸血症，建议同时口服叶酸片。

（4）合并慢性肾病者，首选血管紧张素转换酶抑制剂或血管紧张素Ⅱ受体阻滞剂，必要时加利尿药或长效钙通道阻滞剂。

（5）合并冠心病、心绞痛者，常用 β 受体阻滞剂或长效钙通道阻滞剂。

用药注意事项

（1）由于降压药种类繁多，作用机制不同，因此高血压治疗应在医生指导下，按患者病情轻重及发病机制个体化用药。

（2）服药期间应定期监测血压，及时调整剂量，保持血压稳定。

（3）不应追求降压速度，应当缓慢降压，使血压逐渐达标。

（4）切忌中途停服降压药，一旦确诊为高血压，就需长期服药，无症状时也须依据医嘱服用药物。

岗位对接

患者，男，51 岁。因反复头晕、头闷 8 年，加重 5 日入院。该患者 8 年前无明显诱因出现头晕、头闷等症状，血压 180/90 mmHg，诊断为高血压，随后间断口服抗高血压药物。昨日头晕、头闷症状加重，今日为求进一步诊治而入院。既往有糖尿病史。入院查体：血压 160/95 mmHg，心前区无隆起，触诊无震颤，心浊音界不大，心率 75 次/min，律齐，心脏各期瓣膜区未闻及病理性杂音，双下肢未见水肿。

结合本节所学内容，你会建议患者口服何种降压药物？简述其主要不良反应及注意事项。

第二节 高脂血症

案例讨论

患者，男，46 岁。总胆固醇 6.29 mmol/L，甘油三酯 2.34 mmol/L，高密度脂蛋白胆固醇 1.85 mmol/L，低密度脂蛋白胆固醇 3.97 mmol/L。时有头疼、头晕，中午睡眠后腹胀，血压 130/92 mmHg，医生诊断为高脂血症。

1. 你认为高脂血症的诊断指标有哪些？

2. 如果确诊高脂血症，生活上有哪些注意事项？如果患者提出需要用药物进行治疗，你推荐哪些药物？

高脂血症，也称高血脂或血脂异常，可发生于不同年龄和性别的人群，尤其常见于 50～69 岁人群。"中国居民心血管病及其危险因素监测"项目于 2020—2022 年在 31 个省、自治区、直辖市共 262 个监测点对 275 961 人开展调查，初步结果显示，18 岁及以上居民血脂异常患病率为 38.1%，男性(46.1%)高于女性(29.6%)，城市(38.9%)高于农村(37.4%)。随着年龄的增长，血脂异常患病率呈先升高后降低的趋势。

疾病概述

血脂异常通常指血浆中总胆固醇(total cholesterol，TC)和/或甘油三酯(triglyceride，TG)升高，因为脂质不溶或微溶于水，必须与蛋白质结合以脂蛋白形式存在才能在血液中循环，所以血脂异常是通过高脂蛋白血症表现出来的，统称为高脂蛋白血症，简称为高脂血症。实际上高脂血症也泛指包括低密度脂蛋白胆固醇(low-density lipoprotein cholesterol，LDL-C)升高、高密度脂蛋白胆固醇(high-density lipoprotein cholesterol，HDL-C)降低等在内的各种血脂异常。血脂异常是心脑血管疾病发病的危险因素，积极治疗血脂异常可降低冠心病、脑卒中事件的发生。

该病病因尚未完全清楚。脂肪摄入过多、脂蛋白合成及代谢过程的异常均可导致血脂异常。按照发病原因，高脂血症可分为原发性和继发性两种。原发性高脂血症，多与基因突变有关，具有明显的遗传倾向和家族聚集性。相当数量的人群原发性高脂血症原因不明，可能是基因突变与环境因素相互作用的结果。由其他疾病及已知原因导致的血脂异常称为继发性高脂血症。导致继发性高脂血症的常见疾病主要包括糖尿病、肾病综合征、肝脏疾病、甲状腺功能减退症、系统性红斑狼疮、多囊卵巢综合征等。

常用治疗药物

血脂异常的临床诊断多以实验室检查结果为依据，根据临床血脂检测的基本项目 TC、TG、LDL-C 和 HDL-C 的值分类。血脂异常的临床分类包括高胆固醇血症、高甘油三酯血症、混合型高脂血症等，临床常用高脂血症治疗药物分类、用药指征及推荐药物见表 5-3。

表 5-3 临床常用高脂血症治疗药物分类、用药指征及推荐药物

分类	用药指征	推荐药物
3-羟基-3-甲基戊二酰辅酶 A(HMG-CoA)还原酶抑制剂	TC 升高	洛伐他汀、辛伐他汀、阿托伐他汀
苯氧乙酸类	TG 升高	氯贝特
胆固醇吸收抑制剂	TC 升高	依折麦布
阴离子交换树脂类	LDL-C 升高	考来烯胺

一、3-羟基-3-甲基戊二酰辅酶A(HMG-CoA)还原酶抑制剂

洛伐他汀

【药理作用】本品是有效的HMG-CoA还原酶抑制剂，主要作用部位在肝脏，使血中胆固醇和LDL-C水平降低。每日10 mg，降胆固醇20%；每日80 mg，降胆固醇40%。HMG-CoA还原酶抑制剂是HMG-CoA还原酶竞争性抑制剂。HMG-CoA还原酶是合成胆固醇的限速酶，抑制该酶则可阻断肝脏的胆固醇合成。

【适应证】可用于治疗高胆固醇血症和混合型高脂血症。

【给药方案】使用该药前，应给予标准的降胆固醇饮食，治疗期间应继续采用饮食疗法。该药口服，20 mg/次，1次/d，由于胆固醇的合成主要在晚间，故晚餐时服用。

【不良反应及注意事项】最常见的不良反应是头痛，也可引起胃肠道症状，如恶心、腹胀、腹泻、便秘。还可引起肝脏损害、晶体混浊，但罕见。

【禁忌证】妊娠及哺乳期妇女、肝脏病变或有肝脏损害的患者禁用。大量饮酒及有肝病史的患者应慎用。

辛伐他汀

【药理作用】辛伐他汀属HMG-CoA还原酶抑制剂，因而具有降低胆固醇的作用。可降低血浆中TC、LDL-C浓度，也可降低TG、增加HDL-C浓度。

【适应证】该药特别适用于高胆固醇血症。也用于对其他治疗无效或不能耐受的高脂血症。

【给药方案】口服初始剂量为5～10 mg，晚上服用，服用4周后可用到40 mg/次，1次/d。用药时应结合低胆固醇饮食疗法。当血浆TC降到3.6 mmol/L以下或LDL-C降到1.94 mmol/L以下时，需减量给药。

【不良反应及注意事项】可出现食欲不振、胀气、恶心、便秘、腹泻等消化系统不良反应。无须常规监测肝功能，但是当患者出现黄疸、不适、疲乏、无力等症状时需要监测。他汀所致肌损害主要包括肌痛、肌酶升高和横纹肌溶解。

【禁忌证】对辛伐他汀或所含辅料过敏者，活动性肝脏疾病或无法解释的血清转氨酶持续升高者，妊娠及哺乳期妇女禁用。

阿托伐他汀

【药理作用】阿托伐他汀属HMG-CoA还原酶抑制剂，因而具有降低胆固醇的作用。

【适应证】高胆固醇血症、冠心病等危症(如糖尿病、症状性动脉粥样硬化性疾病等)合并高胆固醇血症或混合型高脂血症的患者。

【给药方案】口服。原发性高胆固醇血症和混合型高脂血症：初始剂量10 mg/次，1次/d。可逐步加量(间隔4周)至40 mg/次，如仍不满意，可将剂量增加至80 mg/次。预防性用于存在冠心病危险因素的患者，剂量为10 mg/次，1次/d。

【不良反应及注意事项】参考辛伐他汀。

【禁忌证】参考辛伐他汀。

二、苯氧乙酸类

氯贝特

【药理作用】降低血浆中 TG、极低密度脂蛋白(VLDL)量,可能机制是抑制腺苷酸环化酶,使脂肪细胞内环磷酸腺苷(cAMP)含量减少,脂蛋白酯酶活性增强,同时减少 VLDL 的合成和分泌。

【适应证】用于高脂血症,尤其是高甘油三酯血症、混合型高脂血症的治疗。

【给药方案】口服,0.1 g/次,3 次/d;维持量 0.1 g/次,1～3 次/d,用餐时服。

【不良反应及注意事项】常见腹部不适、腹泻、便秘、乏力、头痛、性欲丧失、阳痿、眩晕、失眠、肌炎、肌痛、肌无力、肌病,偶见横纹肌溶解;有使胆石增加的趋势,如发生可停药,必要时对症治疗。妊娠期妇女应用时应权衡利弊。老年人如有肾功能不全需适当减少剂量。用药 3 个月以上如降脂作用不明显,可加用或换用其他降脂药治疗。

三、胆固醇吸收抑制剂

依折麦布

【药理作用】本药是胆固醇吸收抑制剂,通过选择性抑制小肠胆固醇转运蛋白,有效减少肠道内胆固醇的吸收,降低血浆胆固醇水平。

【适应证】本药作为饮食控制以外的辅助治疗,可单独或与 HMG-CoA 还原酶抑制剂(他汀类)联合应用于治疗原发性高胆固醇血症,可降低 TC、LDL-C 水平。

【给药方案】口服。成人:10 mg/次,1 次/d。可单独服用或与他汀联合应用,可在一日内任何时间服用,可空腹或与食物同时服用。儿童和青少年对依折麦布的吸收和代谢与成人相近,按照成人量服药。

【不良反应及注意事项】服药过程中如转氨酶增高达 3 倍正常值上限,或肌酸激酶显著增高或有肌炎发生时,应立即停药。

【禁忌证】活动性肝病、不明原因的血清转氨酶持续升高的患者及妊娠期妇女禁用。

四、阴离子交换树脂类

考来烯胺

【药理作用】考来烯胺是苯乙烯型强碱性阴离子交换树脂。该药在胃肠道不被吸收,在肠道以其氯离子换取胆酸,与胆酸形成不被吸收的络合物,使胆酸的肠肝循环中断,并经肠道排泄,使胆酸的排泄量较正常增加 3～15 倍。由于胆酸是胆固醇在肠道吸收所必需的物质,考来烯胺与肠内胆酸结合后,肠内胆酸量降低,胆固醇吸收减少,从而使血中 LDL 及胆固醇含量降低。

【适应证】考来烯胺主要用于以 LDL-C 升高为特征的高脂蛋白血症,且为首选,其疗效可靠,降胆固醇作用强。对于伴有 TG 高的高脂蛋白血症,有时反而会使 TG 增多,所以不宜单独使用,应与氯贝特或烟酸合用。

【给药方案】开始用量为 4～5 g/次,3 次/d。以后增至 6 g/次,4 次/d,进餐时和睡前服用。

【不良反应及注意事项】考来烯胺由于用量较大，味不佳，应用时可引起恶心、腹胀、便秘等胃肠道反应。继续治疗时，这些症状可自行消失。但若便秘持续过久，则应停药。

治疗药物应用原则

血脂异常治疗的主要目的是防治冠心病，应根据是否有冠心病等危症以及有无心血管危险因素，结合血脂水平，进行全面评价，以决定治疗措施及血脂的目标水平。根据血脂异常的类型及其治疗目的，选择合适的调脂药物，主要以降低 LDL-C 为首要目标。启用调脂药物治疗或调整剂量后的 4～12 周，应对患者依从性以及对降脂药物的反应和生活方式改变情况进行评估，并检测血脂水平，根据检测结果确定下一步治疗策略。

不同种类与剂量的他汀类药物降胆固醇幅度有较大差别，但任何一种他汀类药物剂量倍增时，LDL-C 的进一步降低幅度仅约 6%。对他汀类不耐受或 LDL-C 水平不达标者应考虑与非他汀类降脂药物联合应用，旨在提高血脂达标率，降低不良反应发生率。他汀类联合氯贝特适用于混合型高脂血症患者，尤其是糖尿病和代谢综合征伴血脂异常的患者。他汀类和依折麦布联用时，可达到高剂量他汀类的效果，但无大剂量他汀类发生不良反应的风险。

岗位对接

患者，女，48 岁。无明显诱因出现头晕头痛、胸闷气短前来就诊，空腹下静脉血浆检查提示：LDL-C 升高，HDL-C 降低，TG、TC 均升高。结合患者临床表现及化验结果诊断为高脂血症。

结合本节所学内容，你会建议患者口服何种降血脂药物？简述其主要用药注意事项及生活指导。

第三节 冠心病

案例讨论

患者，男，66 岁。2 年前开始上 4 层楼时出现心前区疼痛，呈闷痛，伴左上肢酸痛，每次持续几十秒至 1 分钟，休息约 1 分钟可缓解，每个月发作 1～2 次。2 个月前开始在用力、情绪激动时出现心前区闷痛，持续达 10 分钟，伴冷汗、头晕、乏力，同时有整个左上肢酸痛或不适，心前区疼痛与左上肢疼痛同时发作、消失，有时左上肢疼痛较心前区疼痛先发 1～2 分钟。有原发性高血压病史 10 年，血压控制情况不详。嗜烟（20 支/d，30 年），少量饮酒。

1. 你认为该患者的情况是否需要管理？

2. 如果认为需要管理，生活上有哪些注意事项？如果患者提出需要用药物进行治疗，你推荐哪类药物？

冠状动脉粥样硬化性心脏病，通常简称为冠心病，是一种缺血性心脏病。冠状动脉是负责向心脏供血的动脉，如冠状动脉发生因胆固醇及其他物质堆积形成的斑块所引起的动脉壁狭窄或闭塞，可导致心肌缺血、缺氧或坏死，触发胸痛、胸闷等不适症状。根据 2023 年中华医学会心血管病学分会和中华心血管病杂志编辑委员会发布的《慢性稳定型心绞痛诊断与治疗指南》，冠状动脉病的患者大多年龄在40岁以上，表现为疲劳、乏力、心悸、呼吸困难、急性循环衰竭等。50岁时心绞痛的年发病率为0.2%，发病率和病死率逐年上升。同时，该病危险因素（包括人口老龄化、血清胆固醇水平升高、高血压患病率和吸烟率增加）水平仍在上升，发病率存在区域差异。

疾病概述

冠状动脉供血不足，心肌急剧、暂时的缺血与缺氧所引起的以发作性胸痛或胸部不适为主要表现的临床综合征，称为心绞痛。对应由冠状动脉血流的减小而引起的疼痛持续时间、诱发因素和严重程度，心绞痛分为稳定型、不稳定型和变异型三种。

心肌张力、心肌收缩力及心率三者决定了心肌的耗氧量。心肌细胞可摄取血液中氧含量的65%～75%，心肌平时对血液中氧的吸收已接近于最大量，氧供需再增加时机体已难以从血液中更多地摄取氧，仅能依靠增加冠状动脉的血流量来提供。如果心肌的血液供给减低到尚能应付心脏平时的需求量，则休息时无症状。一旦心脏负荷突然增加，如劳累，将引起心肌张力和心肌收缩力增加、心率加快而致心肌氧耗量增加，心肌对血液的需求量增加，或当冠状动脉发生痉挛时，冠状动脉血流量进一步减少，或在突然发生循环血流量减少的情况下心肌血液供求严重失平衡，心肌血液供给不足，就会导致心绞痛发生。

心绞痛以发作性胸痛为主要临床表现，疼痛部位主要在胸骨体上段或中段之后，可波及心前区，范围大小似手掌，甚至横贯前胸，界限不清。疼痛常放射至左肩、左臂内侧达无名指和小指，或至颈、咽或下颌部。其胸痛的性质常为压迫、发闷或紧缩性，也可有烧灼感。疼痛出现后逐步加重，3～5分钟内消失，一般在停止原来诱发症状的活动后即缓解。一日内可发作多次，也可数天或数星期发作一次。

常用治疗药物

临床药物应根据疾病类型选择。临床常用冠心病治疗药物分类及代表药物见表5-4。

表5-4　临床常用冠心病治疗药物分类及代表药物

分类	代表药物
硝酸酯和亚硝酸酯类	硝酸甘油、硝酸异山梨醇酯
钙通道阻滞剂	硝苯地平、地尔硫䓬、维拉帕米
β受体阻滞剂	普萘洛尔、阿替洛尔
抑制血小板聚集药	1,6-二磷酸果糖

一、硝酸酯和亚硝酸酯类

硝酸甘油

【药理作用】基本作用是松弛平滑肌，但以松弛血管平滑肌的作用最明显。可使全身动静脉舒张，但舒张静脉的作用较舒张动脉强，使血液贮积于大静脉及下肢血管，减少静脉回心血量，降低心室充盈度和室壁肌张力，使心肌耗氧量减少，心绞痛得到缓解。降低室壁张力的作用，也利于血液从心外膜流向心内膜下缺血区，使缺血区血流量增加。还可促进冠脉侧支循环的形成，选择性增加缺血区血流量。

【适应证】主要用于心绞痛急性发作，能中止发作，也可预防发作。也可用于急性心肌梗死，减少耗氧量，缩小梗死面积。

其他详见本章第四节心功能不全的药物治疗。

硝酸异山梨醇酯

【药理作用】药理作用与硝酸甘油相似。舌下给药，作用迅速，但疗效较硝酸甘油差。

【适应证】适用于预防心绞痛发作，或治疗急性心绞痛发作。

【给药方案】口服用于预防心绞痛发作，5～10 mg/次，2～3 次/d。舌下含服用于急性心绞痛发作，2.5～5 mg/次。

【不良反应及注意事项】不良反应同硝酸甘油，但较轻。可出现头痛、面部潮红、灼热、恶心、眩晕。偶有皮疹、剥脱性皮炎，也可使眼内压升高。

【禁忌证】青光眼患者禁用。使用该药时应禁酒。

二、钙通道阻滞剂

硝苯地平

【药理作用】硝苯地平可抑制 Ca^{2+} 向细胞内流，使心肌收缩力减弱，血管舒张，血压下降，耗氧量减少。舒张冠状血管，增加冠脉流量，改善缺血区的缺血缺氧。扩张小静脉，使回心血量减少，前负荷减轻。扩张小动脉，使外周血管阻力降低，后负荷减轻。由于前、后负荷减轻，耗氧量减少，心绞痛得以缓解。

【适应证】主要用于变异型心绞痛。长期口服，可控制 50%心绞痛患者的发作，90%患者症状减轻。用于稳定型心绞痛，可使发作次数减少，症状减轻。

【给药方案】口服，10～20 mg/次，3 次/d。舌下含服，10 mg/次。

【不良反应及注意事项】可引起头痛、头晕、面部潮红、恶心、呕吐及体位性低血压，还可引起窦性心动过速。该药的不良反应发生率为 15%～30%。

【给药方案】口服，10～30 mg，2～3 次/d。

【不良反应及注意事项】可引起心率加快，面部潮红，踝部水肿，牙龈增生。

【药物相互作用】与 β 受体阻滞剂合用时可加重心肌的抑制和传导速度的减慢。

地尔硫䓬

【药理作用】其作用强度介于硝苯地平和维拉帕米之间。选择性扩张冠状血管，对外周血管作用弱。长期口服可降低慢性稳定型心绞痛的发作频率，增加运动耐量。冠脉痉挛者可将其长期作为预防和治疗药物。

【适应证】适用于变异型和慢性稳定型心绞痛。

其他详见本章第五节心律失常的药物治疗。

三、β 受体阻滞剂

普萘洛尔

【药理作用】该药可阻断心脏的 β 受体，减慢心率，减弱心肌收缩力，降低心肌耗氧量，使心绞痛发作次数减少，同时也可减少硝酸甘油的用量。与硝酸酯类药物合用，可提高疗效并可抵消各自的不利影响。

【适应证】在 β 受体阻滞剂中，普萘洛尔是防治心绞痛的常用药物。

其他详见本章第一节原发性高血压的药物治疗。

四、抑制血小板聚集药

1,6-二磷酸果糖

【药理作用】心肌缺血时，磷酸果糖激酶受抑制，1,6-二磷酸果糖生成减少，糖酵解速度减慢。此外，心肌缺血时，丙酮酸激酶也被抑制，丙酮酸生成减少，这进一步减慢了糖酵解的速度。1,6-二磷酸果糖使糖酵解的关键酶即磷酸果糖激酶和丙酮酸激酶活性增加，糖酵解速度加快，ATP 含量增加，因而对缺血心肌有保护作用，有利于心绞痛症状的改善。

【适应证】适用于心绞痛、心肌梗死、心力衰竭的辅助治疗。

【给药方案】静脉滴注，5～10 g，1～2 次/d。最大用量为 20 g/d，滴注速度为 5～10 mL/min，伴心力衰竭时剂量应减半。

【不良反应及注意事项】可引起皮疹、口唇麻木，偶见头晕、胸闷。宜单独应用，尤其不应与碱性溶液和钙盐混合滴注。肌酐清除率低于 50 mL/min 时应查血磷。

治疗药物应用原则

由于心绞痛是由冠状动脉供血不足、心肌缺血缺氧所致，药物治疗应从改善冠状动脉的供血及减轻心肌的耗氧量两方面着手。

发作时的药物治疗可采用作用迅速的硝酸酯类，如硝酸甘油、亚硝酸异山梨醇酯来扩张冠状动脉，使冠状动脉的血流量增加，还可扩张周围血管，使回心血量减少，降低心室容积和心脏内压，减少心输出量，降低血压，使前、后负荷和耗氧量减少，从而缓解心绞痛。缓解期应选用作用持久的药物，如长效硝酸酯类中的硝酸异山梨醇酯、四硝酸戊醇酯、长效硝酸甘油，还可选用 β 受体阻滞剂、钙通道阻滞剂等。

岗位对接

患者，女，55 岁。以“发作性胸闷、气短，持续性心前区疼痛 5 小时”为主诉入院。患者一经劳累后经常出现上述症状，5 小时前患者在晨练过程中突然出现心前区疼痛，向左肩放射。

结合本节所学内容，你会建议患者口服何种药物？同时有哪些注意事项？

第四节 心功能不全

案例讨论

患者，女，44岁，初诊。胸部憋闷，脉迟缓3年。患者素有高血压、心脏扩大多年，胸部憋闷疼痛，自觉心中惕动不安，时有咳嗽，月经不调，下肢水肿，舌淡嫩有齿痕，脉细迟缓无力，偶有间歇。脉率45次/min，曾做检查提示窦房结与房室结均有病变。

1. 你认为该患者的情况是否需要管理？

2. 如果认为需要管理，生活上有哪些注意事项？如果患者提出需要用药物进行治疗，你推荐哪类药物？

心功能不全出现症状时又称心力衰竭（heart failure，HF），是由各种原因导致心肌的收缩功能下降，使心脏前向性排血减少，造成血液淤滞在体循环或肺循环产生的症状。随着对心功能不全基础和临床研究的深入，心功能不全已不再被认为是单纯的血流动力学障碍，而是由于多种神经体液因子的参与，心功能不全持续发展的临床综合征。据《中国心血管健康与疾病报告2023》显示，我国现有心血管疾病患者人数3亿以上，其中心力衰竭患者约890万人。

疾病概述

静脉血回流适量时，心脏排出的血液不足以维持组织代谢需要的病理状态，称为心功能不全。其按发生过程可分为急性和慢性心功能不全，按症状和体征可分为左心、右心或全心衰竭。

基本病因：

(1) 心肌收缩力降低。冠心病、扩张型心肌病、心肌炎等均可使心肌收缩力降低。

(2) 心室充盈受限。心室舒张期顺应性降低、心包缩窄或填塞、限制型心肌病均可使心室充盈受限。

(3) 机械负荷过重。其原因有高血压、主动脉口狭窄、肺动脉高压、心内外分流性病变、瓣膜反流性病变及血容量增加。

临床表现：

(1) 左心功能不全。早期出现且常见的症状有呼吸困难、咳嗽、咳痰、咯血、疲倦、乏力等。严重时可出现嗜睡、烦躁，甚至精神错乱等症状。左室显著扩大可伴有二尖瓣关闭不全。

(2) 右心功能不全。可出现食欲不振、恶心、呕吐等消化道反应，还可出现少尿、肝区胀痛。其体征有颈静脉怒张、肝肿大、水肿、心率加快及奔马律。右心室显著扩大时，三尖瓣区可闻及收缩期吹风样杂音。

(3) 全心功能不全。同时具有左、右心功能不全的临床表现。

常用治疗药物

临床常用心功能不全治疗药物分类及代表药物见表 5-5。

表 5-5 临床常用心功能不全治疗药物分类及代表药物

分类	代表药物
强心苷类	地高辛、洋地黄毒苷
非强心苷类	米力农、多巴酚丁胺、多巴胺
利尿药	氢氯噻嗪、螺内酯、氨苯蝶啶
血管扩张药	硝普钠、酚妥拉明、硝酸甘油、硝酸异山梨醇酯、哌唑嗪、卡托普利、依那普利

一、强心苷类

地高辛

【药理作用】①正性肌力作用：本品选择性地与心肌细胞膜上 Na^+-K^+-ATP 酶结合而抑制该酶活性，使心肌细胞内 Ca^{2+} 浓度增高，激动心肌收缩蛋白，从而增加心肌收缩力。虽然加强心肌收缩力可致耗氧量增加，但它使衰竭的心脏充分排血，心室容积缩小、室壁张力下降，这一作用抵消或超过因收缩力加强而增加心肌耗氧量的作用。②负性频率作用：由于正性肌力作用，衰竭心脏的心输出量增加，消除交感神经张力的反射性增高，并增强迷走神经张力，因而减慢心率。③负性传导作用：通过对心肌电活动的直接作用，降低窦房结自律性，减慢房室结传导速度，可减慢房颤或房扑的心室率。

【适应证】该药用于心功能不全及某些室上性心律失常，如房颤、房扑。可用于病情较轻的患者，或由速效强心苷制剂控制的重病患者病情稳定后的维持治疗。

【给药方案】口服：快速负荷法，每 6～8 小时服用 0.25 mg，总量 0.75～1.25 mg；缓慢用药法，0.125～0.5 mg，每日 1 次，7 天可达稳态血药浓度；以后维持量，每日 1 次，0.125～0.5 mg。

【不良反应及注意事项】胃肠道反应：如恶心、呕吐、食欲缺乏；可能发生腹泻、腹痛等。神经系统症状：包括头痛、面神经痛、疲劳、虚弱、头晕、困倦、定向力障碍、精神错乱、梦魇；较少见的有谵妄、急性精神病和幻觉。可能发生视物模糊或“色视”等视觉障碍，如黄视、绿视。罕有超敏反应发生，如皮疹、荨麻疹。地高辛有一定的雌激素活性，偶有治疗量引起男子乳腺发育的情况。最严重的不良反应为心脏反应，毒性剂量可引起心力衰竭或加重症状。促心律失常最常见者为室性期前收缩，其次为房室传导阻滞、室性心动过速、窦性停搏、室颤等。宜从小剂量开始给药，以免发生中毒反应。

【禁忌证】对地高辛或其他洋地黄制剂过敏者禁用。

洋地黄毒苷

【药理作用】洋地黄毒苷的作用与地高辛基本相同。该药属于慢效类药物。

【适应证】主要用于病情较轻或病情较重而由速效强心苷控制病情后患者的维持治疗。临床上主要用于慢性心功能不全的维持治疗。

【给药方案】口服，0.1 mg/次，3 次/d，共 2 天，第 3 天口服 1 次，为 0.1 mg。维持量为 0.05～0.1 mg/d，不能口服者可采用肌内注射。各种洋地黄类药物的有效血药浓度不同，洋地黄毒苷为 20～35 ng/mL。因个体差异的存在，此血药浓度仅作为参考，重要的是应根据患者的症状进行剂量的调节。

【不良反应及注意事项】常见不良反应主要是消化系统反应；少见的反应有视物模糊或“黄视”（中毒症状）、腹泻，以及中枢神经系统反应如精神抑郁或错乱；罕见的反应包括嗜睡、头痛及皮疹、荨麻疹（过敏反应）。其他与地高辛基本相同。

【禁忌证】因洋地黄毒苷主要在肝脏中代谢，肝功能不全患者不应使用该药。任何强心苷制剂中毒者禁用。

二、非强心苷类

米力农

【药理作用】米力农与氨吡酮结构类似，具有强心作用。严重心功能不全患者静脉注射米利农后，可明显降低左室舒张末期压、右房压及体循环血管的阻力，增加心脏指数，并降低平均动脉压。口服给药也可持久地改善心功能，其作用明显强于氨吡酮。该药作用机制为抑制磷酸二酯酶，使心肌细胞 cAMP 含量升高，心肌收缩力增强。

【适应证】主要用于严重心功能不全。

【给药方案】口服，2.5～7.5 mg/次，4 次/d。静脉滴注，12.5～75 μg/kg，滴速为每分钟 0.25～1 μg/kg。

多巴酚丁胺

【药理作用】该药为选择性 β 受体兴奋剂，可加强心肌收缩力，增加心输出量，降低左室充盈压，使心功能改善，继发性地促使排钠利尿，利于水肿的消除。它还可使心肌缺血区的血流量增加，此作用是心肌收缩力增加及室内压下降的结果。该药化学结构虽然与多巴胺相似，但对多巴胺受体无作用。

【适应证】主要用于心肌梗死并发心功能不全患者。

【给药方案】常用 5% 葡萄糖注射液 200～500 mL 稀释后静脉滴注。以滴速每分钟 2.5～10 μg/kg 给予，在每分钟 15 μg/kg 以下的剂量时，心率和外周血管阻力基本无变化；偶用每分钟大于 15 μg/kg，但需注意过大剂量仍然有可能加快心率并产生心律失常。

【不良反应及注意事项】可引起恶心、头痛、房室传导速度加快及心悸。

【禁忌证】房颤患者禁用。

多巴胺

【药理作用】作用于心脏的 β 受体，使心肌收缩力加强，心输出量增加，对舒张压无影响或稍增加。不同剂量对血管的作用也不同。小剂量使外周动脉和静脉扩张,前、后负荷降低,从而增加心输出量。大剂量则使外周动脉和静脉收缩,前、后负荷增加,心输出量减少。

【适应证】用于难治性心功能不全及各种休克。与利尿药合用于急性肾衰竭。

【给药方案】不同剂量可产生不同的作用。成人常用静脉注射量:开始时每分钟按体重1～5 μg/kg 给药,10 分钟内以每分钟 1～4 μg/kg 的速度递增。对于顽固性心功能不全患者,应从小剂量开始,每分钟以 0.5～1 μg/kg 静脉滴注,以后逐渐增加剂量。该药的常用剂量为每天 0.75～1.0 mg/kg。应用时,应根据患者的症状随时调整剂量及滴注速度。

【不良反应及注意事项】可致恶心、呕吐。大剂量可引起心率加快、心绞痛、呼吸困难。

三、利尿药

氢氯噻嗪

【药理作用】由于抑制 Cl^- 的主动重吸收和 Na^+ 的被动重吸收而引起利尿。该药排钠利尿作用较强,可使潴留过多的液体排出,全身各组织器官水肿减轻,降低过多的血容量,减轻心脏的前负荷,增加心输出量。

【适应证】因其排钠利尿及降压作用,所以适用于伴有心功能不全的高血压患者。使用该药时应注意,利尿引起的低血钾会诱发强心苷中毒,从而使心力衰竭加重。

【给药方案】用于心功能不全时,起初用小剂量,12.5～25 mg/d,以后可逐渐增加到50～100 mg/d。对同时使用强心苷的患者应调整强心苷的用量,以免失 K^+ 过多而引起中毒。

螺内酯

【药理作用】该药为醛固酮拮抗剂,竞争性地与远曲小管和集合管细胞内的醛固酮受体结合,干扰醛固酮对水、Na^+ 的重吸收和 K^+、H^+ 的分泌而具有利尿作用。慢性心功能不全患者,体内醛固酮水平明显升高,后者使 Na^+ 的重吸收增加,导致水钠潴留。该药的利尿作用与体内醛固酮水平有关,醛固酮水平正常时,不产生利尿作用。醛固酮水平升高时,可出现明显的利尿作用,而使心功能不全的症状改善。

【适应证】主要用于难治性心功能不全伴有严重水肿的患者。

【给药方案】口服,20 mg/次,3 次/d。与噻嗪类利尿药合用可增强利尿作用,还可抵消各自引起的 K^+ 代谢紊乱。

氨苯蝶啶

【药理作用】该药与螺内酯同属于保钾排钠利尿药,但氨苯蝶啶的利尿作用与体内醛固酮水平无关,它能直接抑制远曲小管及集合管对 Na^+ 的重吸收,减少 K^+、H^+ 的分泌而具有利尿作用。

【适应证】与其他利尿药合用于心功能不全。

【给药方案】口服,50 mg/次,3 次/d。该药利尿作用弱,一般很少单用,常与噻嗪类或髓袢利尿药合用,可产生协同作用,并消除各自的 K^+ 代谢异常。

四、血管扩张药

硝普钠

【药理作用】直接松弛小动脉及小静脉平滑肌。由于小动脉扩张而使外周血管阻力下降,后负荷降低;扩张静脉而使回心血量减少及左室充盈降低,从而减轻前负荷。可降低收缩压及舒张压,还能降低肾血管阻力,增加肾血流量。

心力衰竭患者使用该药后,症状很快缓解。心脏的前、后负荷减轻,从而降低中心静脉压,增加心搏量,减轻肺瘀血。硝普钠使正常人血压下降时心率加快;而对心力衰竭患者,其心率并不加快,反而减慢。该药可使心率减慢、室壁张力降低,可降低心肌耗氧量,这些作用均利于心力衰竭患者。

【适应证】可用于高血压危象、顽固性心力衰竭及急性心肌梗死。

【给药方案】静脉滴注,以 50 mg 溶于 50 mL 5%葡萄糖溶液中缓慢滴注。用于心功能不全时,应以 10 滴/min 为宜,以后根据病情而调整滴速;用于降压时,滴注速度一般为 10～30 滴/min。

【不良反应及注意事项】滴注速度过快时,可出现头晕、心悸、恶心、呕吐等。长期或大量使用,可致甲状腺功能减退。肾功能不全时,使用该药可出现虚弱、低氧症、恶心、耳鸣、定向障碍及精神症状。

酚妥拉明

【药理作用】可阻断 α 受体,拮抗肾上腺素的 α 作用,但其作用较弱。对 α_1 和 α_2 受体均有阻断作用。阻断血管平滑肌的 α_1 受体,使血管扩张,血压下降。阻断突触前膜的 α_2 受体,促使去甲肾上腺素释放。静脉注射可直接舒张血管,使肺动脉压、外周血管阻力、后负荷下降,继而血压下降。也可扩张小静脉,减少回心血量,从而降低前负荷。酚妥拉明有拟胆碱作用及组胺样作用,所以可引起胃肠平滑肌兴奋及胃酸分泌增加。

【适应证】主要用于外周血管痉挛性疾病如肢端动脉痉挛、嗜铬细胞瘤的诊断,手术前及手术中预防高血压危象、休克、肺水肿、心功能不全。

【给药方案】用于心功能不全,将 10 mg 加入 5%葡萄糖溶液 100 mL 中静脉滴注。缓慢滴注,根据病情调整滴速。使用时需密切观察血压,每 10 分钟测定血压 1 次。同时需观察心率,心率加快不超过 20 次/min。

【不良反应及注意事项】可致低血压,腹痛、腹泻、恶心、呕吐,诱发溃疡病。注射给药可引起心律失常及心绞痛。胃十二指肠溃疡、低血压、冠心病患者慎用。

治疗药物应用原则

心功能不全的药物治疗基于三大原则:去除病因及诱因,减轻心脏负荷,增加心肌收缩力。

临床上应查找病因,针对病因治疗,避免诱因,减少发生机会。

减轻心脏负荷和增加心肌收缩力是两个重要方面。利尿药可使过多的体液排出,使周围组织和内脏的水肿减轻，血容量减少，从而使前负荷减轻，心功能改善，心输出量增加。血管扩张药可降低心脏的前、后负荷及室壁张力，使静脉淤血减轻，心肌耗氧量减少，改善心功能。强心类药物可增加心肌收缩力，使心输出量增加，心功能不全所致的症状得到改善。因此，心功能不全应围绕以上几类药物并根据临床表现辅以其他药物进行治疗。

岗位对接

患者，男，80 岁。主诉：反复胸闷、憋气 10 年，加重伴喘息 1 周。现病史：患者 10 年前因胸痛就诊于当地医院，诊断为急性前间壁心肌梗死，住院治疗 1 个月后好转出院。2 个月后因受凉出现咳嗽、咳少量白痰，无发热、胸痛，无喘息，伴轻度胸闷、气短，无心悸，无双下肢水肿，无夜间不能平卧。在当地医院就诊，考虑心功能不全，经治疗好转。

结合本节所学内容，讨论上述疾病的临床常用治疗药物。

第五节 心律失常

案例讨论

患者，女，27 岁。体格检查：体温 37.4 ℃，脉搏 200 次/min，血压 100/70 mmHg。两颊紫红，口唇发绀，颈静脉怒张；两肺未闻及啰音，叩诊心界向两侧扩大，心率 200 次/min，呈奔马律，因心率过快各瓣膜有无杂音听不清。腹软，肝大，下界在右肋下 6 cm，质中等，有压痛，脾未触及；双下肢明显水肿。生理反射存在，病理反射未引出。心电图示：室上性心动过速。

1. 你认为该患者的主要临床表现是什么？
2. 如果患者提出需要用药物进行治疗，你推荐哪类抗心律失常药物？

心律失常，即心脏活动传导障碍导致心脏搏动的频率和/或节律异常。心律失常是心血管疾病中重要的一组疾病。据《中国心血管健康与疾病报告 2023》显示，在心律失常住院患者中，数量位于前 3 位的疾病类型为房颤/房扑、房性期前收缩和室性期前收缩。受人口老龄化加剧影响，2032 年中国房颤患者数预计将达 2 890.25 万人。目前心律失常潜在患者人数较多，且男性、心力衰竭患者以及慢性阻塞性肺疾病患者的患病风险更高。

疾病概述

由心脏自律性异常或激动传导障碍所致的心动过缓、心动过速、心律不齐或异位心律，统称心律失常。按其发作时心率的快慢分为快速型和缓慢型心律失常。缓慢型心律失常主要是以阿托品、异丙肾上腺素为主要治疗药物，此处不作描述。现主要讨论快速型心律失常的药物治疗。

多种因素可致心律失常，如器质性心脏病、冠心病、风湿性心脏病、强心苷中毒、高血压心脏病等。由于心脏各部位电生理的不均一性，当出现一条通道的单向阻滞且另一条通道的传导减慢时，冲动可反复循环，引起持续性快速型心律失常。

临床表现：室上性心动过速呈突然发作，持续时间不定。根据发作时的心率、持续时间、伴发的心脏病及其严重程度，患者可出现心悸、晕厥、心力衰竭等。还可发生急性肺水肿和低血压。室性心动过速时，心输出量减少。

室性心动过速的症状与心室率、心动过速持续的时间及基础心脏病的程度有关。当心室率很快且伴有严重心功能不全和脑血管病时，患者可出现低血压及晕厥。房扑时，心室率慢而规则。如果房室传导的比例不固定，心室率则不规则；房颤时，如果心室率过快，可引起低血压、心绞痛；房颤中止后如有较长的间歇，可引起晕厥。

常用治疗药物

应根据心律失常患者的症状、心律失常的类型及其对血流动力学的影响，来判断是否需要治疗。治疗方法上可分为非药物治疗和药物治疗，临床常用心律失常治疗药物分类及代表药物见表 5－6。

表 5－6　临床常用心律失常治疗药物分类及代表药物

分类		代表药物
Ⅰ类　钠通道阻滞剂	Ⅰa 类	奎尼丁、普鲁卡因胺
	Ⅰb 类	利多卡因、苯妥英钠、美西律
	Ⅰc 类	普罗帕酮
Ⅱ 类　β受体阻滞剂		普萘洛尔、美托洛尔
Ⅲ 类　钾通道阻滞剂		胺碘酮
Ⅳ 类　钙通道阻滞剂		维拉帕米、地尔硫䓬

一、Ⅰ类——钠通道阻滞剂

奎尼丁

【药理作用】奎尼丁属广谱抗心律失常药。它与钠通道蛋白结合，可适度抑制 Na^+ 内流，还可抑制 K^+ 外流。在治疗浓度下，奎尼丁能降低浦肯野纤维的自律性，而对正常窦房结无影响。

【适应证】奎尼丁可用于室上性心动过速反复发作。对频发房性期前收缩、阵发性室上性心动过速患者有效。房扑、房颤者经电复律后，可用奎尼丁维持其窦性心律。奎尼丁用于房颤及房扑的转律前，宜先用强心苷，以防止奎尼丁加快心室率。

【给药方案】用于房颤或房扑，口服，先服用 0.1 g，2 小时内如无不良反应，以后每 2～4 小时给药 1 次，0.2 g/次，连续给药 5 次。如果第 1 天未转律，也无明显毒性反应，第 2 天可每 2 小时给药 1 次，0.3 g/次，连续给药 5 次。如果仍未转律可再用 1 天，但日剂量不应超过 2 g。转律后，可每 6 小时给药 1 次，0.2 g/次，3～4 次/d。

【不良反应及注意事项】奎尼丁引起的心脏毒性较为严重，治疗浓度时就可减慢心室内传导，心电图表现为 Q－Tc 延长，如延长 50%，表明已中毒，此时须减少用量。

奎尼丁晕厥是该药的严重不良反应，发作时意识丧失，四肢抽搐，呼吸停止，出现阵发性室性心动过速，也可发生室颤而危及生命。发生奎尼丁晕厥时，应立即人工呼吸，胸外心脏按压，还可使用电除颤。药物治疗可用异丙肾上腺素，但要警惕异丙肾上腺素引起新的心律失常。

普鲁卡因胺

【药理作用】该药具有与奎尼丁相似的电生理作用，因而对心肌的直接作用也与奎尼丁相似但较弱，可使浦肯野纤维自律性降低，传导减慢。该药也属于广谱抗心律失常药，对多种房性或室性心律失常有效。

【适应证】可用于阵发性心动过速、频发期前收缩。对室性期前收缩、室性心动过速疗效较好，对房颤、房扑者可与奎尼丁交替使用。该药对心肌梗死引起的心律失常效果较好，但新近发生的心肌梗死引起的心律失常，宜首选利多卡因。反复发作的室性心动过速，应用利多卡因或电转律后再用普鲁卡因胺。

【给药方案】口服，首剂 0.5～1.0 g，以后 0.25～0.5 g/次，每 3～4 小时 1 次，每日总量为 1～2 g。肌内注射，0.5 g/次。作为抢救用药时可静脉注射或静脉滴注，以 0.5 g 加于 100～200 mL 5%葡萄糖溶液中，每 5 分钟给 100 mg，直至生效或总量达 1 g 为止。如果此法无效，应改用其他药物治疗。

【不良反应及注意事项】长期应用可致胃肠道反应，如恶心、呕吐、厌食、腹泻。静脉注射可致低血压。口服时可引起过敏反应，如皮疹、药热、粒细胞减少，应用数月或 1 年，10%～20%患者发生红斑狼疮综合征，肝脏乙酰化慢者易发生，停药后可自行消失，用药时间不宜超过 1 个月。用药 3 天后，若仍未转律或仍心动过速，此时应更换其他药物治疗。

【禁忌证】完全性房室传导阻滞、严重心功能不全及肝肾功能严重受损者禁用。

利多卡因

【药理作用】利多卡因对心脏的直接作用是抑制 Na^+ 内流，促进 K^+ 外流，治疗浓度时可使受损而部分除极的心肌传导减慢。

【适应证】为局部麻醉药，现主要用于治疗危及生命的室性心律失常。

【给药方案】静脉注射，每次 1～2 mg/kg；如无效，1 分钟后再重复该剂量，但在短期内总量不应超过 5 mg/kg。

【不良反应及注意事项】利多卡因不良反应较少。大剂量可引起语言障碍、惊厥，甚至呼吸抑制，偶可出现窦性心动过缓、房室传导阻滞、心肌收缩力减弱、血压降低。

【禁忌证】Ⅰ、Ⅲ度房室传导阻滞者禁用。心动过缓的脑缺血综合征患者禁用。心率低于 50 次/min 时不应使用该药。肝肾功能不全时，应适当减量。

苯妥英钠

【药理作用】苯妥英钠为抗癫痫药，现已广泛用于抗心律失常。该药可轻度阻滞钠通道，还可促使 K^+ 外流，降低浦肯野纤维的自律性。苯妥英钠可加快房室结 0 相除极速率，使传导加快，这可对抗强心苷中毒时的房室结传导减慢。强心苷中毒时，浦肯野纤维除极速率减慢，苯妥英钠可对抗之，而改善传导性。

【适应证】主要用于强心苷中毒所致的心律失常，对室性心律失常的效果优于室上性。

其他详见第八章第四节癫痫的药物治疗。

普罗帕酮

【药理作用】阻滞 Na^+ 通道，具有稳定细胞膜的作用，降低浦肯野纤维和心肌细胞动作电位 0 相上升速率，减慢传导。还可提高心肌细胞兴奋性，使心肌细胞自律性降低。

【适应证】适用于多种心律失常，如房性期前收缩、房性心动过速、房颤、房扑、室性期前收缩、室性心动过速及预激综合征。也用于顽固性心律失常。

【给药方案】口服，150 mg/次，2～4 次/d。必要时可增加到 900 mg/d，维持量为 300～600 mg/d。该药的用量应个体化。静脉给药，每 8 小时静脉注射 70 mg。

【不良反应及注意事项】口服后有舌唇麻木感。用药后还可出现头痛、头晕、恶心、呕吐、便秘，继续用药时，这些症状可自行消失。还可抑制房室传导，抑制心肌收缩力。

【禁忌证】肝肾功能不全者、怀孕及哺乳期妇女应慎用。心力衰竭、严重心动过缓、传导阻滞、支气管哮喘者禁用。

二、Ⅱ类——β受体阻滞剂

普萘洛尔

【药理作用】交感神经兴奋或儿茶酚胺释放增加时，心肌自律性升高、传导速度加快、不应期缩短，可引起心律失常。普萘洛尔为β受体阻滞剂，可对抗交感神经或儿茶酚胺的上述作用，因而具有抗心律失常作用。它可减慢窦房结、心房肌、房室结、浦肯野纤维除极速度，降低自律性。

【适应证】可用于室上性心律失常，包括房颤、房扑及阵发性室上性心动过速。也用于焦虑、甲状腺功能亢进所致的窦性心动过速。对运动或情绪激动所诱发的室性心律失常效果也好。

【给药方案】口服，用于各种心律失常，30～60 mg/d，分 3 次于饭前服用。其用量个体差异较大，应根据心律、心率及血压变化进行调整。静脉注射应慎用。

【不良反应及注意事项】详见本章第一节原发性高血压的药物治疗。

【禁忌证】详见本章第一节原发性高血压的药物治疗。

三、Ⅲ类——钾通道阻滞剂

胺碘酮

【药理作用】其作用缓慢，但疗效好，属于广谱抗心律失常药。能延长心房肌、心室肌及传导系统的动作电位持续时间，利于折返的消除和异位节律的消除。可抑制膜对 Na^+ 的通透性，降低动作电位 0 相上升速率，减慢传导。胺碘酮还扩张冠状动脉和全身血管，阻断肾上腺素 α 和 β 受体及钙通道阻滞作用。

【适应证】对成人或儿童的多种原因所致的室上性或室性心律失常有效。对反复发作的房颤和房扑、室上性心动过速疗效较好。对室性心动过速、频发室性期前收缩也有一定作用。

【给药方案】口服，200 mg/次，3 次/d，饭后服用。3 天后，可改为维持量，200 mg/次，1～2 次/d。首次服药后，起效时间不等，起效最短为 1 天，最长可达 14 天。显效时间为 2～28 天。停药后易复发。因此，应小剂量长期维持服用。

【不良反应及注意事项】可引起恶心、呕吐、食欲不振、便秘、腹胀、震颤、头晕、神经病变、视物模糊、失眠、感觉异常。皮肤可呈现暗灰色或蓝色。胺碘酮含碘量高，可诱发甲状腺功能亢进或减退。甲状腺功能异常者使用时应严密观察。

四、Ⅳ类——钙通道阻滞剂

维拉帕米

【药理作用】维拉帕米扩血管作用较强，有降压及抗心律失常作用。抗心律失常的作用机制是阻断心肌细胞膜上的钙通道，从而产生各种电生理作用。主要作用于窦房结、房室结，使 Ca^{2+} 不能进入细胞，降低自律性、减慢心率。由于其扩张外周血管，使血压下降，反射性引起心率加快而抵消其减慢心率的作用，总的结果是心率不变或稍减慢。该药可抑制动作电位 0 相上升速率和振幅，有利于消除经房室结折返所致的室上性心动过速，维拉帕米对正常心房的动作电位无影响。减慢房室结的传导可阻止房颤或房扑时过多的激动到达心室，从而降低心室率。

【适应证】适用于阵发性室上性心动过速，对房室交界性心动过速也有较好作用。用于房颤或房扑，可减慢心室率。

【给药方案】口服，40～80 mg/次，3 次/d。维持量 40 mg/次，3 次/d。维拉帕米药动学个体差异较大，所以剂量应个体化。

【不良反应及注意事项】该药由于抑制 Ca^{2+} 内流，所以可降低心肌收缩力，扩张血管而降压，偶可致低血压、心动过缓、房室传导阻滞，也可发生心室停搏。消化系统不良反应有恶心、呕吐、便秘。

治疗药物应用原则

药物治疗目的在于终止急性发作，防止再发及预防可发生的严重心律失常。该病的治疗包括病因的去除和心律的调整。

(1) 明确用药目的。

(2) 针对心律失常的性质进行选药。

(3) 重视消除病因和诱因。

(4) 正确掌握用药剂量。

(5) 联合用药须谨慎。

岗位对接

患者，男，68岁，近1年多以来一直有胸闷和憋气的症状，最近几天更为频繁。患者描述胸部窒息并感到疼痛，并伴有呕吐痰涎，痰液的颜色略带黄色。这种症状每次劳累后会加重，但在休息后可以自行缓解。患者还出现四肢沉重的感觉，食欲减少，睡眠质量良好，排尿和排便都正常。舌偏红稍暗，苔黄腻，脉弦滑。西医诊断：心律失常，心肌梗死。

结合本节所学内容，讨论上述疾病的临床常用治疗药物。

目标检测

1. 具有利尿降压作用的药物是 ( )
   A. 可乐定 B. 氢氯噻嗪 C. 利血平 D. 卡托普利
2. 卡托普利可以特异性抑制的酶是 ( )
   A. 单胺氧化酶 B. 胆碱酯酶
   C. 黏肽代谢酶 D. 血管肾张素转换酶
3. 高血压伴有快速型心律失常者最好选用 ( )
   A. 硝苯地平 B. 维拉帕米 C. 地尔硫䓬 D. 尼莫地平
4. 下列药物一般不用于治疗高血压的是 ( )
   A. 氢氯噻嗪 B. 盐酸可乐定 C. 地西泮 D. 卡托普利
5. 某人嗜酒如命，不料在一次体检中发现自己患有高血压，还有左室肥厚，惊恐万分，到处找医生开药。他应服用的药物种类是 ( )
   A. 钙通道阻滞剂 B. 利尿药
   C. 神经节阻断药 D. 血管肾张素转换酶抑制剂
6. 轻度高血压患者可首选 ( )
   A. 血管紧张素转换酶抑制剂 B. β受体阻滞剂
   C. 利尿药 D. 中枢性降压药
7. 抢救高血压危象患者，最好选用 ( )
   A. 胍乙啶 B. 硝普钠 C. 美托洛尔 D. 氨氯地平
8. 具有中枢降压作用的药物是 ( )
   A. 肼屈嗪 B. 胍乙啶 C. 二氮嗪 D. 可乐定
9. 血脂异常的主要危害不包括 ( )
   A. 动脉粥样硬化 B. 冠心病 C. 脑卒中 D. 贫血
10. 血脂异常的主要诊断依据是 ( )
    A. 血压测量 B. 血液生化检测 C. 心电图检查 D. 超声检查
11. 用于治疗高血脂的药物不包括 ( )
    A. 阿托伐他汀 B. 辛伐他汀 C. 伏格列波糖 D. 洛伐他汀
12. 对于预防高血脂，下列说法错误的是 ( )
    A. 只能依靠药物 B. 合理膳食
    C. 戒烟限酒 D. 适量运动

13. 下列药物属于胆固醇吸收抑制剂的是　（　　）
A. 辛伐他汀　B. 依折麦布　C. 考来烯胺　D. 烟酸

14. 患者，男，52 岁，诊断为混合型高脂血症，医生为其同时开具了他汀类与贝特类药物，请问该患者应如何服药　（　　）
A. 他汀类和贝特类均在晚上服用
B. 早晨服用贝特类药物，晚上服用他汀类药物
C. 早晨服用他汀类药物，晚上服用贝特类药物
D. 随时服用均可

15. 心绞痛发作时，以下哪个药物是首选的缓解药物　（　　）
A. 阿司匹林　B. 硝酸甘油
C. 布洛芬　D. 对乙酰氨基酚

16. 普萘洛尔治疗心绞痛时可产生下列哪一种不利作用　（　　）
A. 心肌收缩力增加，心率减慢　B. 心室容积增大，射血时间延长
C. 心室容积缩小，射血时间缩短　D. 扩张冠状动脉，增加心肌血供

17. 对变异型心绞痛疗效最好的药物是　（　　）
A. 硝酸甘油　B. 普萘洛尔　C. 硝苯地平　D. 维拉帕米

18. 下列关于硝酸甘油的论述，错误的是　（　　）
A. 扩张血管，反射性使心率加快　B. 降低左室舒张末期压力
C. 舒张冠脉侧支血管　D. 降低心肌耗氧量

19. 普萘洛尔、硝酸甘油、硝苯地平治疗心绞痛的共同作用是　（　　）
A. 减慢心率　B. 缩小心室容积
C. 扩张冠状动脉　D. 降低心肌氧耗量

20. 钙通道阻滞剂的最佳适应证是　（　　）
A. 心肌缺血伴有支气管哮喘　B. 心肌缺血伴有外周血管痉挛
C. 变异型心绞痛　D. 劳累型心绞痛

21. 下列选项中，最满足心力衰竭概念的是　（　　）
A. 心输出量低于正常
B. 心脏每搏输出量降低
C. 心输出量绝对或相对减少，难以满足机体代谢需要
D. 由原发性心脏舒缩功能障碍引起的泵衰竭

22. 心功能不全患者限制钠盐摄入的主要目的是　（　　）
A. 减少心脏负荷　B. 降低血压
C. 减少水肿　D. 改善心功能

23. 心功能不全患者使用利尿药的主要目的是　（　　）
A. 增加尿量　B. 降低血压
C. 减轻水肿　D. 改善心功能

24. 心功能不全的主要病因不包括　（　　）
A. 冠心病　B. 高血压
C. 甲状腺功能亢进症　D. 贫血

25. 心功能不全时，下列检查结果不会出现 ( )
A. 心脏增大
B. 肺部湿啰音
C. 心率增快
D. 血压升高

26. 血管扩张药治疗心力衰竭的药理学基础是 ( )
A. 改善冠状动脉血流
B. 降低心输出量
C. 扩张动、静脉，降低前、后负荷
D. 降低血压

27. 强心苷治疗心力衰竭的作用是 ( )
A. 使已扩大的心室容积缩小
B. 选择性地增加心肌收缩力
C. 增加心脏工作效率
D. 减慢心率

28. 对强心苷类药物中毒所致的心律失常最好选用 ( )
A. 奎尼丁
B. 普鲁卡因胺
C. 苯妥英钠
D. 胺碘酮

29. 对阵发性室上性心动过速最好选用 ( )
A. 维拉帕米
B. 利多卡因
C. 苯妥英钠
D. 美西律

30. 早期用于心肌梗死患者可防止室颤发生的药物是 ( )
A. 利多卡因
B. 普萘洛尔
C. 维拉帕米
D. 苯妥英钠

31. 维拉帕米对下列何种心律失常疗效最好 ( )
A. 房室传导阻滞
B. 阵发性室上性心动过速
C. 强心苷中毒所致的心律失常
D. 室性心动过速

32. 属于二氢吡啶类钙通道阻滞剂的是 ( )
A. 维拉帕米
B. 地尔硫䓬
C. 硝苯地平
D. 氟桂利嗪

33. 关于维拉帕米的叙述，正确的是 ( )
A. 是钙通道阻滞剂
B. 对房室交界区的心动过速疗效差
C. 对阵发性房性心动过速疗效差
D. 对血管平滑肌通道无阻断作用

第六章 消化系统疾病的药物治疗

学习目标

1. 掌握消化性溃疡、胃食管反流病、溃疡性结肠炎、上消化道出血、慢性胃炎的常用治疗药物及其应用原则和用药注意事项。

2. 熟悉消化性溃疡、胃食管反流病、溃疡性结肠炎、上消化道出血、慢性胃炎的临床表现。

3. 了解消化性溃疡、胃食管反流病、溃疡性结肠炎的流行病学特点。

4. 具备一定的药学服务能力，能以患者为中心，个体化选择适合患者的药物。

第一节 消化性溃疡

案例讨论

患者，男，45 岁，某 IT 公司高层管理人员。3 天前出现呕吐，呕吐物为咖啡样，伴有腹泻，大便为咖啡色，内无血凝块，总量约 500 mL，伴有头晕、乏力，晕厥 1 次，无四肢抽搐，无口吐白沫，无大小便失禁，数分钟后清醒，无发热，近期内未进食动物内脏、铁剂、铋剂，起病前无剧烈咳嗽、恶心，无反酸、嗳气，无腹痛、腹胀等其他不适。入院检查显示“大便隐血阳性；幽门螺杆菌(Hp)阳性”。入院后上消化道内镜检查提示“胃溃疡(A_1 期)”。入院诊断：上消化道出血，胃溃疡。

1. 你认为该患者的情况是否需要管理？

2. 如果认为需要管理，生活上有哪些注意事项？如果患者提出需要用药物进行治疗，你推荐哪类消化性溃疡的治疗药物？

消化性溃疡(peptic ulcer, PU)是一种全球常见病、多发病，不同国家和地区的患病率存在较大差异。据《消化性溃疡基层诊疗指南(2023 年)》显示，2019 年全球消化性溃疡发病率约为 8.09/100 万，相比 1990 年增加 25.82%。据估计，约 10%的人一生中曾患过消化性溃疡，且男性发病率高于女性。本病可见于任何年龄段的人群，以 20～50 岁居多，但十二指肠溃疡(duodenal ulcer, DU)多见于青壮年，胃溃疡(gastric ulcer, GU)多见于中老年。随着幽门螺杆菌(*Helicobactor pylori*, Hp)感染率的下降和抑制胃酸分泌药物的广泛使用，亚洲人群消化性溃疡的发病率已低于 20 年前。然而，由于全球风湿病、心脑血管病等疾病高发，特别是老龄患者中广泛使用消炎止痛及抗血栓药物，与之相关的消化性溃疡发病率上升，加之老年人基础疾病较多，故消化性溃疡的管理比以往更具挑战性。

疾病概述

消化性溃疡是指在各种致病因子的作用下，黏膜缺损达到或者超过黏膜肌层，主要发生在胃及十二指肠球部的慢性溃疡。消化性溃疡亦可发生于食管下端、胃-空肠吻合附近及梅克尔(Meckel)憩室。该病95%以上发生于胃、十二指肠，故又称胃、十二指肠溃疡。

一、病因与发病机制

消化性溃疡的病因及发病机制比较复杂，被认为是攻击因子与防御因子之间的失衡。当攻击力过强，防御力过低，或攻击力超过防御力时，就会导致溃疡的形成。

1. 攻击因子 ①胃酸、胃蛋白酶：胃酸和胃蛋白酶是消化食物的重要成分，过度分泌会损伤胃和十二指肠黏膜，导致溃疡形成。②Hp感染：Hp可以产生细菌毒素、酶或炎症物质破坏黏膜的防御机制，包括减少碳酸氢盐的分泌，改变黏液的成分和结构，诱导上皮细胞变性，增加胃酸和胃蛋白酶的分泌，导致炎症和溃疡。③非甾体抗炎药(non-steroidal anti-inflammatory drugs, NSAIDs)：长期使用NSAIDs可抑制胃黏膜的保护性前列腺素合成，降低黏膜防御能力，从而增加发生消化性溃疡的概率。④其他：遗传、不良饮食及生活习惯(如吃过酸、过烫、过甜、过于粗糙的食物，吸烟，饮酒)、精神压力、应激等均可增加胃酸分泌，降低黏膜防御能力，促进溃疡发生。其中，胃酸、Hp感染、NSAIDs是引起消化性溃疡的主要病因。

2. 防御因子 胃黏膜-黏液屏障、碳酸氢盐、磷脂、黏膜血流、前列腺素和表皮生长因子等。

二、临床表现

1. 典型症状 中上腹痛为消化性溃疡的典型症状，可表现为钝痛、灼痛、胀痛或剧痛，并有如下特点。①慢性病程：病程可达数年至数十年。②周期性：反复发作，伴有季节性，常于秋冬和冬春之交发病。③节律性：十二指肠溃疡常在餐后2～3小时出现疼痛，至下次进餐后缓解，又称空腹痛，部分患者夜间痛或清晨痛；胃溃疡则多为餐后疼痛，餐后0.5～1小时出现，至下次餐前消失。

2. 不典型症状 部分溃疡患者无腹痛表现，仅仅表现为消化不良症状，如腹胀、纳差、嗳气、恶心、早饱、反酸等。

3. 体征 消化性溃疡在缓解期无明显体征，发作期于剑突下有稳定而局限的压痛点，后壁溃疡常无压痛点。

4. 并发症 上消化道出血、穿孔、幽门梗阻、溃疡癌变等。其中上消化道出血是最常见的并发症，发生率为20%～25%，十二指肠溃疡多于胃溃疡。

三、治疗原则

消化性溃疡临床治疗目的是消除病因、解除症状、促进愈合、防止复发和防治并发症。不同患者消化性溃疡的病因、发病机制可能各异，处理应个体化。

1. 一般治疗 生活作息规律，劳逸结合，避免过度劳累和精神紧张。进食规律，避免辛辣刺激，吃易消化食物，避免过饱、过饥，戒烟忌酒，停用或慎服NSAIDs、糖皮质激素等易导致胃黏膜损伤的药物。

2. 药物治疗 应以减少损害因素和加强黏膜的保护为治疗原则，如抑制胃酸分泌、根除Hp、保护胃黏膜等。

常用治疗药物

临床常用的抗消化性溃疡的药物包括抗酸药、抑制胃酸分泌药、胃黏膜保护药、抗幽门螺杆菌药，详见表 6－1。

表 6－1　常用抗消化性溃疡药的分类及代表药物

分类		代表药物
抗酸药		碳酸氢钠、氢氧化铝、铝碳酸镁
抑制胃酸分泌药	H_2 受体阻断药(H_2RA)	西咪替丁、雷尼替丁、法莫替丁
	质子泵抑制剂(PPI)	奥美拉唑、兰索拉唑、泮托拉唑
	抗胆碱药	哌仑西平、贝那替秦
	胃泌素受体阻断药	丙谷胺
胃黏膜保护药		硫糖铝、枸橼酸铋钾、米索前列醇
抗幽门螺杆菌药		阿莫西林、甲硝唑、克拉霉素

一、抗酸药

碳酸氢钠

【药理作用】碳酸氢钠为弱碱性化合物，能迅速中和胃中过剩的胃酸，缓解反酸和疼痛，抗酸作用快而短暂。

【适应证】适用于缓解胃酸过多引起的胃痛、胃灼热感(烧心)、反酸。

【给药方案】口服，0.5～1.0 g/次，3 次/d，餐后 1 小时左右服用。

【不良反应及注意事项】中和胃酸时可产生大量 CO_2，使胃内压升高，引起腹胀和嗳气，严重胃溃疡患者有引起胃穿孔的危险。长期大量服用可致代谢性碱中毒，甚至引起肾脏受损。

【药物相互作用】本品可加速酸性药物的排泄(如阿司匹林)；与铁剂合用时，可生成不溶解的碳酸铁而妨碍铁的吸收。

氢氧化铝

【药理作用】氢氧化铝为无机弱碱类药物，能够直接与胃酸反应，生成氯化铝和水，迅速提高胃内 pH，生成的氯化铝具有收敛及止血作用。氢氧化铝还可与胃液混合形成凝胶，覆盖于溃疡表面，起黏膜保护作用。此外，铝离子还可在肠内与磷酸盐结合产生不溶性磷酸铝，影响人体对磷的吸收。

【适应证】适用于胃及十二指肠溃疡、反流性食管炎、慢性胃炎等。

【给药方案】氢氧化铝片：口服，0.6～1.0 g/次，3 次/d，餐前 1 小时嚼碎后服用，伴有肾功能不全时应减量。氢氧化铝凝胶(10%)：5～8 mL/次，3 次/d。复方氢氧化铝片(胃舒平)：2～4 片/次，3 次/d，嚼碎口服。

【不良反应及注意事项】氢氧化铝中和胃酸时可生成氯化铝，引起便秘，严重时甚至可致肠梗阻，不宜长期服用。老年人长期服用可致低磷血症和高尿钙症，引起肾结石、骨质疏松或软骨病。肾功能不全患者服用后，可能引起血铝升高及痴呆等中枢神经系统的病变。低磷血症、肠梗阻患者及严重肾功能不全者禁用。

【药物相互作用】铝离子是多价离子，可与四环素类药物结合，减少其吸收；氢氧化铝能干扰地高辛、氯丙嗪、异烟肼、奎尼丁、华法林的吸收，影响药物疗效。

铝碳酸镁

【药理作用】铝碳酸镁为抗酸药，在胃中能够迅速转化成氢氧化铝和氢氧化镁，有明显抗酸作用，并兼有胃黏膜保护作用。能够迅速中和胃酸，将胃液 pH 维持在 3～5 之间，从而减轻胃部不适和疼痛症状。铝碳酸镁还具有一定的吸附作用，可以吸附胃蛋白酶和胆汁酸，吸附、溶解卵磷脂而防止这些物质对胃黏膜的损伤，进一步减轻胃部不适。

【适应证】适用于胃及十二指肠溃疡、急慢性胃炎、反流性食管炎及针对胃酸过多的胃部不适症状，如胃痛、反酸嗳气、腹胀、恶心、呕吐等对症治疗。还可用于预防 NSAIDs 的胃黏膜损伤。

【给药方案】口服(嚼服)，0.5～1.0 g/次，3 次/d。餐后 1～2 小时、睡前或胃部不适时服用。

【不良反应及注意事项】不良反应少，偶有便秘、稀便、口干及食欲不振。妊娠期头 3 个月，严重心、肾功能不全者，高镁血症、高钙血症患者及对本药过敏者慎用。严重肾损伤患者，即肌酐清除率(creatinine clearance rate, Ccr)≤30 mL/min 时禁用。

【药物相互作用】服药后 1～2 小时内应避免服用其他药物，因氢氧化铝可与其他药物(如四环素、氧氟沙星等)结合而降低吸收率，影响疗效。

二、抑制胃酸分泌药

(一) H_2 受体阻断药(H_2RA)

胃酸主要由胃黏膜壁细胞分泌，壁细胞膜上有四种受体，即组胺 H_2 受体、乙酰胆碱受体、胃泌素受体、前列腺 E_2 受体 EP_3 亚型，前三种受体激动后会促进胃酸分泌，EP_3 激动后则会抑制胃酸分泌。因此，阻断前三种任一受体均可发挥抑制胃酸分泌的作用，以阻断 H_2 受体作用最为明显。常用药物有西咪替丁、雷尼替丁、法莫替丁等。

西咪替丁

【药理作用】西咪替丁能竞争性地拮抗组胺与胃壁细胞上的 H_2 受体结合，显著抑制胃酸分泌。能明显抑制基础胃酸和夜间胃酸分泌，也能抑制由食物、组胺、五肽胃泌素等刺激引起的胃酸分泌，并使其酸度降低。也可防止或减轻乙醇、NSAIDs 所致的胃黏膜损伤。此外，还有抗雄性激素作用。

【适应证】适用于胃及十二指肠溃疡、急性上消化道出血、反流性食管炎、卓-艾综合征等。

【给药方案】口服，400 mg/次，2 次/d，餐后及睡前服用；或临睡前一次服用 800 mg。肾功能不全者根据 Ccr 合理减量。

【不良反应及注意事项】不良反应有头晕、头痛、疲乏感、腹泻、恶心、皮肤潮红、皮疹等。该药可抑制骨髓，可发生粒细胞减少、血小板减少。长期大量应用可引起男子乳房女性化、阳痿及妇女溢乳。妊娠期及哺乳期妇女禁用。

【药物相互作用】西咪替丁与硫糖铝合用时，可破坏硫糖铝发挥作用的酸性环境使硫糖铝的作用减弱。西咪替丁可抑制肝细胞内细胞色素 P450 的活性并减少肝血流量，降低华法林、普萘洛尔、苯妥英钠、茶碱等药物的代谢，合用时应减量。

雷尼替丁

【药理作用】雷尼替丁可抑制正常人和溃疡患者的基础胃酸和夜间胃酸分泌，也能抑制五肽胃泌素、组胺和进餐所引起的胃酸分泌。抗酸作用是西咪替丁的 4～10 倍。每日服用 300 mg，对胃及十二指肠溃疡的疗效与西咪替丁每日 1 g 的疗效相当。治疗量不改变血催乳素、雄激素浓度。

【适应证】适用于胃及十二指肠溃疡、反流性食管炎、卓-艾综合征等。

【给药方案】口服，150 mg/次，2 次/d，早、晚餐时服用；或临睡前一次服用 300 mg。肾功能不全时，血药浓度升高，药物半衰期延长。因此，Ccr＜50 mL/min 时，剂量减半。

【不良反应及注意事项】常见的不良反应有皮疹、皮肤瘙痒、头痛、头晕、便秘、腹泻，偶可出现白细胞或血小板减少、血清转氨酶升高。可降低维生素 B_{12} 的吸收，长期应用可引起维生素 B_{12} 缺乏。妊娠期及哺乳期妇女、8 岁以下儿童禁用。

【药物相互作用】雷尼替丁可减少部分弱碱性药物的吸收，如酮康唑。对细胞色素 P450 的抑制作用不及西咪替丁的 1/10～1/5，因此治疗量下其药物相互作用小。但可减少肝血流量，因而与普萘洛尔、利多卡因等代谢受肝血流影响大的药物合用时，可延缓普萘洛尔和利多卡因的药物作用。

（二）质子泵抑制剂(PPI)

质子泵即 H^+-K^+-ATP 酶，可将壁细胞内的 H^+ 泵出至胃腔，同时将细胞外的 K^+ 泵入壁细胞内，是各种原因所致壁细胞泌酸的共同的最终环节。PPI 通过抑制 H^+-K^+-ATP 酶，发挥强大的抑制胃酸分泌的作用。此外，PPI 还具有保护胃黏膜和直接的抗 Hp 的作用。常用药物有奥美拉唑、兰索拉唑、泮托拉唑等。

奥美拉唑

【药理作用】奥美拉唑作用于胃壁细胞，对 H^+-K^+-ATP 酶有不可逆的高度选择性抑制作用，可抑制基础胃酸和刺激引起的胃酸分泌。该药起效快，作用强而持久，一次用药后胃酸分泌可被抑制 24 小时以上。

【适应证】适用于胃及十二指肠溃疡、反流性食管炎、卓-艾综合征及上消化道出血。

【给药方案】口服，胃及十二指肠溃疡时 20 mg/次，1 次/d，清晨服用。对难治性消化性溃疡，20 mg/次，2 次/d；或 40 mg/次，1 次/d。

【不良反应及注意事项】奥美拉唑耐受性好，不良反应少，但不能作为长期维持治疗药物。偶见恶心、头痛、腹泻、便秘、胃肠胀气、皮疹，但一般不影响治疗。极少数患者可出现白细胞减少、血清转氨酶升高。

【药物相互作用】奥美拉唑对细胞色素 P450 有抑制作用，当与经 P450 酶系代谢且治疗指数低的药物如苯妥英钠、双香豆素、地西泮等合用时，可使后者半衰期延长，代谢减慢，产生不良后果，应避免合用。

兰索拉唑

【药理作用】兰索拉唑经血液进入胃壁细胞后，在酸性环境下转变为活性代谢物，此种代谢物与 H^+-K^+-ATP 酶的巯基结合，使酶失活，从而抑制胃酸分泌。对基础胃酸和刺激引起的胃酸分泌均有明显抑制作用，优于 H_2 受体阻断药。本药对胃蛋白酶、Hp 有抑制作用，还可使血清胃泌素的分泌增加。

【适应证】适用于胃及十二指肠溃疡、反流性食管炎、卓-艾综合征。

【给药方案】口服，30 mg/次，1 次/d，清晨服用。

【不良反应及注意事项】常见不良反应有皮疹、瘙痒、头痛、便秘、血清转氨酶升高等。肝功能不全者及老年患者慎用。

【药物相互作用】兰索拉唑可延迟地西泮及苯妥英钠的代谢与排泄。

（三）抗胆碱药

哌仑西平

【药理作用】哌仑西平能选择性阻断胃壁细胞上的 M 受体，抑制胃酸分泌，使胃酸及胃蛋白酶的分泌减少，对基础胃酸分泌、外源性五肽胃泌素及胰岛素引起的胃酸分泌均有抑制作用。剂量增加可抑制唾液分泌，大剂量时才抑制胃肠平滑肌和引起心动过速。哌仑西平对胃液的 pH 影响不大，主要是使胃液(包括胃蛋白酶原和胃蛋白酶)分泌量减少，使单位时间内分泌的胃液总量减少，从而使胃最大酸分泌和最高酸分泌下降。

【适应证】适用于胃及十二指肠溃疡，能明显缓解患者疼痛，降低抗酸药用量。与雷尼替丁合用可提高疗效，对应激性溃疡、急性胃黏膜出血等也有治疗作用。

【给药方案】口服，50 mg/次，2 次/d，早晚餐前 1.5 小时服用。症状严重时，可增加到 50 mg/次，3 次/d。

【不良反应及注意事项】不良反应与剂量有关。治疗量时可引起口干、嗜睡、眼睛干燥等。有时可引起皮疹，如出现此种情况应停药。剂量过大可致阿托品样不良反应。妊娠期妇女、青光眼和前列腺肥大者禁用。

【药物相互作用】与西咪替丁、雷尼替丁合用时，可增强本品疗效；乙醇、咖啡因可降低本品疗效。

（四）胃泌素受体阻断药

丙谷胺

【药理作用】胃泌素由胃窦部 G 细胞分泌，具有促使胃酸分泌的作用。丙谷胺是氨基酸的衍生物，结构与胃泌素相似，能够阻断胃泌素受体，明显抑制胃泌素引起的胃酸和胃蛋白酶的分泌，对组胺和迷走神经刺激引起的胃酸分泌作用不明显。能促进胃黏膜的新陈代谢，对胃黏膜有保护和促进愈合作用，能改善消化性溃疡的症状和促使溃疡愈合。

【适应证】适用于胃及十二指肠溃疡，对胃酸分泌过多的溃疡病患者尤为有利。对各种胃炎、食管炎以及应激引起的胃肠道出血也有良好的作用。

【给药方案】口服，0.4 g/次，3～4 次/d，于餐前 15 分钟服用。

【不良反应及注意事项】不良反应较轻。偶可出现口干、失眠、便秘、下肢酸胀等。胆囊管及胆道完全梗阻的患者禁用。

三、胃黏膜保护药

硫糖铝

【药理作用】硫糖铝为八硫酸蔗糖的氢氧化铝盐，在酸性环境下解离出硫酸蔗糖复合离子，该复合离子可聚合成不溶性带负电荷的胶体，可与溃疡面带正电荷的蛋白质渗出物相结合，在溃疡面形成一层薄膜，阻止胃酸及胃蛋白酶的侵袭，促使其愈合。还可吸附胃蛋白酶、增加胃黏膜前列腺素的形成，起到胃黏膜保护作用。此外，硫糖铝还具有抗 Hp 的作用。

【适应证】适用于胃及十二指肠溃疡、反流性食管炎、慢性胃炎及缓解胃酸过多引起的胃痛、胃灼热感(烧心)、反酸。

【给药方案】片剂：口服，1.0 g/次，4 次/d，餐前 1 小时及睡前空腹嚼碎服用。混悬液：口服，5～10 mL(1～2 g)/次，2～4 次/d，服用时请摇匀。

【不良反应及注意事项】不良反应少。主要为便秘，偶尔可引起口干、头晕、恶心等，长期服用可导致低磷血症。慢性肾功能不全者应慎用。

【药物相互作用】硫糖铝可降低华法林、地高辛、四环素等药物的吸收，如需合用应间隔至少 2 小时。

枸橼酸铋钾

【药理作用】枸橼酸铋钾口服后既不中和胃酸也不抑制胃酸分泌。该药有效成分是三钾二枸橼酸铋，能在胃液的酸性环境下在溃疡表面或溃疡基底肉芽组织形成一种坚固的氧化铋胶体沉淀，在溃疡部位形成保护膜，使溃疡面不易受到胃酸、胃蛋白酶及食物的侵蚀，促进溃疡的愈合。能与胃蛋白酶螯合降低其活性，增加黏蛋白分泌，刺激内源性前列腺素释放，保护胃黏膜。枸橼酸铋钾对 Hp 有杀灭作用，利于溃疡的修复，防止复发。

【适应证】适用于胃及十二指肠溃疡、糜烂性胃炎、Hp 根除治疗。

【给药方案】口服，0.3 g/次，4 次/d，前 3 次于餐前 30 分钟服用，第 4 次晚餐后 2 小时服用；或 2 次/d，早晚各服用 0.6 g。

【不良反应及注意事项】服用本品期间口内可能带有氨味，并可使舌苔及大便呈灰黑色，停药后可自行消失。偶见恶心、呕吐、便秘、腹泻等不良反应。长期大剂量服用可导致铋性脑病。严重肾功能不全者、妊娠期妇女禁用。

【药物相互作用】该药不宜与牛奶及抗酸药同服。

四、抗幽门螺杆菌药

目前，抗 Hp 治疗已成为治疗消化性溃疡的关键步骤。Hp 能够在人的胃黏膜上寄生，穿透宿主的免疫防御系统，并产生毒素，从而损害胃和十二指肠的黏膜。用于消灭 Hp 的抗生素包括四环素、阿莫西林、甲硝唑、呋喃唑酮、克拉霉素等。然而，单一的抗生素治疗效果毕竟有限，杀灭 Hp 的成功率不足 20%。因此，目前多采用联合给药的方法，常用的有三联疗法（两种抗生素＋质子泵抑制剂、H_2 受体阻断药或铋剂）和四联疗法（两种抗生素＋质子泵抑制剂＋铋剂）。

常用三联疗法：奥美拉唑 20 mg＋阿莫西林 1.0 g＋甲硝唑 0.4 g，2 次/d，疗程 14 天；或奥美拉唑 20 mg＋克拉霉素 0.25 g＋甲硝唑 0.4 g，2 次/d，疗程 7 天。常用四联疗法：阿莫西林 1.0 g＋克拉霉素 0.5 g＋奥美拉唑 20 mg＋枸橼酸铋钾 0.22 g，2 次/d，疗程 14 天。

阿莫西林

【药理作用】阿莫西林属于半合成青霉素类抗生素，对肠球菌、沙门菌属及 Hp 的作用较强，且 Hp 对该药较为敏感，是根除 Hp 的一线抗生素。

【适应证】适用于胃及十二指肠溃疡、慢性胃炎等。

【给药方案】口服，1.0 g/次，2 次/d。

【不良反应及注意事项】常见不良反应有腹泻、恶心、呕吐、皮疹等。

【药物相互作用】丙磺舒竞争性地减少阿莫西林的肾小管分泌，两者同时应用可引起阿莫西林血药浓度升高、半衰期延长。与三环类抗抑郁药合用可引起急性中毒性精神病，应予避免。

用药注意事项

（1）应遵医嘱用药，切忌随意停药。根除治疗的疗程为 2 周，通常药物的安全性较高。如果中途停药会导致根除失败，还可能造成 Hp 对抗菌药物产生耐药。

（2）溃疡活动期应停用损害胃黏膜的药物如 NSAIDs。如确需服用，应事先询问消化道病史和有无出血、上腹痛等病史。

（3）铋剂在酸性环境中才起作用，宜在餐前半小时服用。服用过程中可使舌头、牙齿变黑，停药后可自行消失。

（4）在使用治疗药物时，需注意可能与其他药物产生的相互作用，避免影响治疗效果或增加不良反应。

岗位对接

患者，男，45 岁，因反复上腹部疼痛 3 个月入院。疼痛通常在餐后 1～2 小时出现，持续约 1 小时后自行缓解。患者诉疼痛有时在夜间发生，且服用抗酸药可缓解。患者有长期吸烟和饮酒史，无规律饮食习惯，近期工作压力较大。结合临床检查，提示患者患有胃溃疡。

结合本节所学内容，给出合理用药建议并简述其主要不良反应及注意事项。

第二节　胃食管反流病

案例讨论

患者，男，40岁，3年前出现进食吞咽困难之感，每次吃完饭后咳嗽不已，且咳出黏液、咽喉疼痛。近期，患者咽喉部异物感加剧，并出现剧烈咳嗽、反酸、烧心等症状，进食后1小时症状更加明显。夜间，患者常因咽喉烧灼、痉挛而醒，睡眠质量受到严重影响。经电子胃镜检查后，诊断为"胃食管反流病"。

1. 你认为该患者的情况是否需要管理？

2. 如果认为需要管理，生活上有哪些注意事项？如果患者提出需要用药物进行治疗，你推荐哪些治疗胃食管反流病的药物？

胃食管反流病(gastroesophageal reflux disease，GERD)是常见的慢性消化系统疾病，患病率高，近年来在全球范围内的患病率呈上升趋势。根据《2019年全球疾病负担研究》(Global Burden of Disease Study 2019)的数据，全球胃食管反流病的患病率在2.5%～51.2%之间，平均患病率为14.8%，且在地理上存在很大差异。我国的胃食管反流病患病率约为7.69%，且呈现逐年上升的趋势。从年龄分布看，我国胃食管反流病的发病率、患病率随着年龄的增长不断上升，在70～84岁达到峰值。女性的患病率普遍高于男性，尤其是在中青年人群中。

疾病概述

胃食管反流病是指胃、十二指肠内容物反流至食管、口腔或呼吸道引起不适症状和/或并发症的一种慢性消化系统疾病，其按内镜下表现可分为非糜烂性反流病(non-erosive reflux disease，NERD)、反流性食管炎(reflux esophagitis，RE)和巴雷特食管(Barrett esophagus，BE)。其中，非糜烂性反流病是指胃食管反流病患者内镜下可无食管炎表现，故又称为内镜阴性的胃食管反流病。

一、病因与发病机制

胃食管反流病的发病是抗反流防御机制下降和反流物对食管黏膜攻击作用的结果。主要原因是食管下端括约肌(lower esophageal sphincter，LES)异常弛缓或经常处于松弛状态，胃内容物越过LES反流至食管内，而食管本身不能将反流物尽快清除，造成胃内容物在食管内的长时间滞留，胃内容物中的损伤因素如胃酸、胆汁酸、胃蛋白酶等对食管黏膜造成损伤。

正常时，胃食管交界的食管下段长2～4 cm伴增厚的环形肌束形成LES，该区形成超过胃内压的高压带，防止胃内容物反流进入食管，只有在吞咽后食管出现原发性蠕动时，LES才松弛。LES压力降低的常见因素有：①高脂食物、咖啡、巧克力、酒等；②药物，如抗胆碱能药物、钙通道阻滞剂等；③解剖结构异常如食管裂孔疝；④反复呕吐、安置胃管、食管下端切除或胃切除术后；⑤腹内压增高如肥胖等；⑥自主神经功能异常。

二、临床表现

胃灼热(烧心)和反流是胃食管反流病的典型症状,不典型症状包括胸痛、上腹痛、上腹胀、嗳气等。还可表现为食管外症状,包括咽喉不适、咳嗽、哮喘等。

每次餐后、身体前屈或夜间卧床睡觉时,有酸性液体或食物从胃、食管反流至咽部或口腔。患者取平卧时症状加重,站立时减轻。吸烟、饮酒、酸性食物或饱餐后加重。胃食管反流病加重或并发食管溃疡时,可引起咽下疼痛和咽下困难。咽下疼痛多在进食酸性或过烫食物时发生;咽下困难常发生于开始进餐时。患者可出现体重下降、轻度贫血,偶可引起大出血。严重胃食管反流病还可引起吸入性气管炎和肺炎。

三、治疗原则

胃食管反流病的治疗总目标是促进黏膜愈合、控制症状、预防复发和避免并发症。目前治疗方式主要分为基础治疗、药物治疗、内镜下治疗、手术治疗和其他治疗。

1. 基础治疗 调整生活方式是胃食管反流病的基础治疗手段,其他治疗需建立在基础治疗之上,包括戒烟禁酒、睡前 2～3 小时禁食、避免食用诱发反流症状的食物(如高脂饮食、巧克力、咖啡等)、抬高床头 15～20 cm(约 30°)、降低腹压(避免穿紧身衣等),超重和肥胖患者进行减重和合理运动等。

2. 药物治疗 药物治疗是胃食管反流病治疗的主要手段。药物治疗通过增强抗反流屏障的作用,提高食管清除能力,改善胃排空和幽门括约肌的功能,防止十二指肠反流,抑制酸的分泌、减少反流物当中酸或胆汁等含量,降低反流物的损害性,保护食管黏膜,促进修复。

3. 内镜治疗、手术和其他治疗 对于反流症状持续、需要长期服用药物或药物无法充分控制、有并发症和生活质量低下的患者,可考虑采取手术治疗、内镜治疗和其他治疗方式。

常用治疗药物

临床常用的治疗胃食管反流病的药物包括抗酸药、抑制胃酸分泌药、促胃肠动力药、胃黏膜保护药。详见表 6-2。

表 6-2 常用治疗胃食管反流病的药物分类及代表药物

分类		代表药物
抗酸药		氢氧化铝、铝碳酸镁
抑制胃酸分泌药	H_2 受体阻断药	西咪替丁、雷尼替丁、法莫替丁
	质子泵抑制剂	奥美拉唑、兰索拉唑、泮托拉唑
促胃肠动力药		多潘立酮、甲氧氯普胺、莫沙必利
胃黏膜保护药		硫糖铝、枸橼酸铋钾

一、抗酸药

抗酸药可直接快速中和胃酸,升高胃内 pH。短期使用有助于快速缓解反流、烧心症状,但对于反流性食管炎的愈合几乎无作用，适用于治疗轻度胃食管反流病，通常与其他抑酸药同时应用。

氢氧化铝

【药理作用】氢氧化铝为无机弱碱类药物，能直接中和胃酸，升高胃内 pH，使反流物的酸度下降，因此可以减轻食管黏膜的损伤，缓解胃酸过多导致的不适症状。中和胃酸所产生的氯化铝，具有收敛及止血作用。此外，碱性药物本身具有增加 LES 张力的作用。

【适应证】适用于胃及十二指肠溃疡、胃食管反流病。

【给药方案】口服，0.6～1.0 g/次，3 次/d，餐前 1 小时服用。

其他详见本章第一节消化性溃疡的药物治疗。

铝碳酸镁

【药理作用】铝碳酸镁抗酸作用迅速、温和、持久。可迅速中和胃酸，维持胃液 pH 在 3～5 之间，从而减轻胃部不适和疼痛症状。可增加前列腺素 E_2 的合成，增强胃黏膜屏障作用，故兼有胃黏膜保护作用。铝碳酸镁还具有一定的吸附作用，可以吸附胃蛋白酶和胆汁酸，防止这些物质对胃黏膜的损伤，并能作为物理屏障附着于黏膜表面，进一步减轻胃部不适。

【适应证】适用于胃及十二指肠溃疡、胃食管反流病、急慢性胃炎及针对胃酸过多的胃部不适症状。

【给药方案】口服(嚼服)，1～2 片/次，3 次/d。餐后 1～2 小时、睡前或胃部不适时服用。每天服用最多不超过 6 g(12 片)。

其他详见本章第一节消化性溃疡的药物治疗。

二、抑制胃酸分泌药

抑制胃酸分泌药是目前药物治疗胃食管反流病的主要措施。常用药物有 H_2 受体阻断药、质子泵抑制剂。

(一) H_2 受体阻断药

西咪替丁

【药理作用】西咪替丁能竞争性地拮抗组胺 H_2 受体，显著抑制胃酸分泌。能明显抑制基础胃酸和夜间胃酸分泌，也能抑制由食物、组胺、五肽胃泌素等刺激引起的胃酸分泌，并使其酸度降低。

【适应证】适用于胃及十二指肠溃疡、胃食管反流病、急性上消化道出血、卓-艾综合征等。

【给药方案】口服，成人 400 mg/次，2 次/d，24 小时内不超过 4 次。

其他详见本章第一节消化性溃疡的药物治疗。

(二) 质子泵抑制剂

质子泵抑制剂对胃食管反流病的症状缓解快，食管炎或溃疡的愈合效果明显优于 H_2 受体阻断药，是胃食管反流病初始治疗的首选药物。常用药物如奥美拉唑、兰索拉唑、泮托拉唑等。

奥美拉唑

【药理作用】奥美拉唑对胃壁细胞上的 H^+-K^+-ATP 酶有高度选择性抑制作用，抑制胃酸分泌的最后阶段，减弱胃内容物对食管黏膜的损伤，作用强，维持时间长。

【适应证】适用于胃及十二指肠溃疡、胃食管反流病、卓-艾综合征等。

【给药方案】口服，20～60 mg/次，1～2 次/d，晨起吞服或早晚各一次。

其他详见本章第一节消化性溃疡的药物治疗。

三、促胃肠动力药

多潘立酮

【药理作用】多潘立酮是一种选择性的外周多巴胺 D_2 受体阻断药，不易通过血脑屏障，主要作用于外周。可直接阻断胃肠壁的多巴胺受体，使 LES 张力增加，防止胃食管反流。也可加速胃肠蠕动，促进胃排空，改善胃窦与十二指肠的协调性，防止胆汁反流。能调节胃肠道上部运动，使其恢复正常功能，抑制恶心、呕吐。还可引起血中泌乳素水平增高。

【适应证】适用于慢性萎缩性胃炎、慢性胃炎、胃食管反流病等。也用于药物、毒物、感染、化疗及晕动症等引起的呕吐。

【给药方案】成人：10～20 mg/次，3 次/d，饭前 15～30 分钟口服。2 岁及以上儿童：以多潘立酮计，按体重每次 0.2～0.3 mg/kg，3～4 次/d，最大剂量每日不超过 30 mg。

【不良反应及注意事项】不良反应少，可见口干、皮疹、头痛、腹泻等。偶见暂时性、轻度腹部痉挛。少数患者可出现乳房肿胀、泌乳。妊娠期妇女禁用。

【药物相互作用】与阿托品、溴化丙胺太林合用，可降低多潘立酮的作用。

甲氧氯普胺

【药理作用】甲氧氯普胺是多巴胺受体阻断药，具有止吐和兴奋内脏的作用。能抑制延髓催吐化学感受区多巴胺受体，发挥止吐作用。阻断胃肠道多巴胺受体，增强胃窦部的收缩和蠕动，增强贲门括约肌张力，松弛幽门，加速胃内容物的排空。减少胃酸、胃蛋白酶与溃疡面的接触时间，减少十二指肠内容物反流，防止胆汁对胃黏膜的损害。还可增加 LES 张力，促进食管的收缩和排空。

【适应证】适用于消化性溃疡、胃食管反流病、胃肠功能失调所致的恶心、呕吐等。

【给药方案】口服，5～10 mg/次，3 次/d，饭前 30 分钟服用。肌内注射，10～20 mg/次，每日剂量不应超过 0.5 mg/kg。

【不良反应及注意事项】常见不良反应有嗜睡、神经过敏、锥体外系反应。也可引起便秘、腹泻、焦虑、皮疹、舌及眼窝周围水肿。嗜铬细胞瘤、癫痫、进行放疗或化疗的乳腺癌患者及机械性肠梗阻、胃肠出血者等禁用。

【药物相互作用】该药与氯丙嗪合用时可增强其锥体外系不良反应。与四环素和阿司匹林合用可增加其吸收。

四、胃黏膜保护药

硫糖铝

【药理作用】硫糖铝为八硫酸蔗糖的氢氧化铝盐，在酸性环境下解离出硫酸蔗糖复合离子，该复合离子可聚合成不溶性带负电荷的胶体，可与溃疡面带正电荷的蛋白质渗出物相结合，在溃疡面形成一层薄膜，阻止胃酸及胃蛋白酶的侵袭，促使其愈合。硫糖铝还具有吸附胃蛋白酶及中和胃酸、胆汁酸的作用，并能促进内源性前列腺素 E 的合成，以及吸附表皮生长因子，使之在溃疡或炎症处浓集，有利于黏膜再生。

【适应证】适用于胃及十二指肠溃疡、反流性食管炎、慢性胃炎，以及缓解胃酸过多引起的胃痛、胃灼热感（烧心）、反酸。

【给药方案】片剂：口服，1 g/次，4 次/d，餐前 1 小时及睡前空腹嚼碎服用。混悬液：口服，5～10 mL(1～2 g)/次，2～4 次/d，服用时请摇匀。

其他详见本章第一节消化性溃疡的药物治疗。

用药注意事项

(1) 胃食管反流病易反复发作，严重影响患者的生活质量，且可导致并发症出现，应强调足疗程服药对疾病治疗和避免复发及发生并发症的重要性。

(2) 出现吞咽困难、出血、贫血、反复呕吐等报警症状时，患者应及时就医，排除恶性肿瘤等疾病，避免因药物治疗减轻症状，掩盖病情，延误诊断。

(3) 对于儿童或吞咽困难的患者，质子泵抑制剂的某些肠溶微丸制剂可以打开胶囊或将片剂分散在指定液体中于 30 分钟之内服用或经胃管给药。

(4) 根据患者实际情况个体化用药。

岗位对接

患者，女，38 岁。反复反酸、烧心 3 年，在当地医院行胃镜检查，提示为慢性浅表性胃炎伴糜烂，服用泮托拉唑和莫沙必利 1 个月后症状减轻，停药后症状又反复出现。4 个月前患者上述症状加重，甚至影响夜间睡眠，服用泮托拉唑效果不佳，反酸、烧心症状无明显缓解，遂至医院重新就诊。患者胃纳可，大小便无殊，体重无下降，内镜检查报告无异常。

结合本节所学内容，给出合理用药建议并简述其主要不良反应及注意事项。

第三节　溃疡性结肠炎

案例讨论

患者，女，20 岁。间断性腹泻、腹痛 2 年，伴发热、血便 1 周。患者 2 年前开始，无明显诱因反复腹泻，每日排便次数达 3～5 次且为黄稀便，时有下腹痛及排便不尽感，未进行系统诊治。近 1 周上述症状复发，大便为黄稀便中混有鲜血或鲜血便，每日排便 6～10 次，伴发热(最高达 39 ℃)、左下腹痛,口服左氧氟沙星及黄连素无效。发病以来,食欲减退,尿量及尿色正常,体重减轻约 5 kg。既往有关节炎史。查体:体温 38.5 ℃,脉搏 106 次/min,呼吸 18 次/min,血压 105/62 mmHg。贫血貌,巩膜无黄染,浅表淋巴结未触及。双肺查体无异常,心率 105 次/min,律齐。腹软,左下腹压痛(+),无反跳痛,肝脾未触及,肠鸣音活跃。双下肢无水肿。实验室检查:血常规示血红蛋白 85 g/L,红细胞 2.9×10^9/L,白细胞 12.9×10^9/L,中性粒细胞百分比 87%,血小板 300×10^9/L。粪常规示镜检白细胞 5~15/高倍视野,红细胞满视野/高倍视野,隐血阳性。结合临床检查诊断为溃疡性结肠炎(重度)。

1. 你认为该患者的情况是否需要管理?

2. 如果认为需要管理,生活上有哪些注意事项?如果患者提出需要用药物进行治疗,你推荐哪些治疗溃疡性结肠炎的药物?

溃疡性结肠炎(ulcerative colitis, UC)是一种常见的慢性炎症性肠道疾病,主要在欧美发达国家中流行,近年来亚洲地区的发病率也呈现出上升的趋势。据《中国溃疡性结肠炎诊治指南(2023 年·西安)》显示,近年来我国溃疡性结肠炎患者病例数增长迅速,城镇职工溃疡性结肠炎标化患病率在 2013—2016 年间由 8.72/10 万增至 17.24/10 万,年均增速为 24.20%。根据我国的流行病学数据,溃疡性结肠炎的发病高峰年龄在 20~49 岁之间,性别差异并不显著,男女比例为(1.0~1.3)∶1。该病的流行病学特征与种族和地理位置有关。目前,粗略推算我国溃疡性结肠炎的患病率约为 11.6/10 万,且通过内镜检查发现的病例数确实显示出逐渐增长的趋势。

疾病概述

溃疡性结肠炎为病因不明的慢性非特异性肠道炎症性疾病,病变可以发生在结、直肠的任何部位,以直肠和乙状结肠最为常见,具有病程迁延、反复发作等特征。

一、病因与发病机制

溃疡性结肠炎的病因和发病机制尚不明确,目前认为与免疫、遗传、环境、肠道微生物、应激因素以及复杂的相互作用有关。

二、临床表现

溃疡性结肠炎临床上以反复发作的腹痛、腹泻、黏液脓血便、里急后重为特点,部分患者可伴有发热、体重减轻、贫血等全身症状。

1. 消化系统症状 ①腹泻伴有黏液脓血便:轻者每日排便 2~3 次,或腹泻与便秘交替出现,重者排便频率可达 1~2 小时 1 次。粪质多为糊状,混有黏液、脓血,也可只排黏液、脓血而无粪质,里急后重常见。②腹部疼痛:轻型或缓解期患者可无腹痛或仅有腹部不适,一般腹痛只为轻度或中度,多为痉挛性痛,常局限于左下腹或下腹阵痛,亦可遍及全腹,便后缓解,重症患者病变侵及腹膜时可引起持续剧烈腹痛。③其他:患者可出现腹胀、食欲不振、恶心、呕吐等不适。

2. 全身症状　溃疡性结肠炎急性发作或急性期常有低到中度发热症状，重症者可伴有高热、心率加速，恶化者可出现衰弱、消瘦、贫血、水和电解质紊乱、低蛋白血症等表现。

3. 肠外表现及并发症　溃疡性结肠炎患者可出现如关节炎、皮肤病变、眼部损害等肠外表现，以及中毒性巨结肠（多发生在重症患者）、结肠癌变、肠穿孔等并发症。

三、治疗原则

溃疡性结肠炎在治疗时应综合考虑疾病类型、病变部位、活动程度及疾病行为，为患者制定兼具规范化和个性化的治疗方案，以控制急性发作、维持缓解、减少复发、防治并发症为原则，主要目标是诱导并维持临床缓解以及黏膜愈合，改善患者生命质量。治疗方案通常包括药物治疗、营养支持、手术干预和心理支持等综合措施。

常用治疗药物

药物治疗是溃疡性结肠炎临床治疗的基石，具体药物的选择和使用应根据患者的病情严重程度、病变部位和个体差异来决定。现有药物治疗以控制炎症、对症治疗为主。常用药物为氨基水杨酸制剂、糖皮质激素、免疫抑制剂和生物制剂、抗生素等，详见表6-3。

表6-3　常用治疗溃疡性结肠炎的药物分类及代表药物

分类	代表药物
氨基水杨酸制剂	5-氨基水杨酸、柳氮磺吡啶
糖皮质激素	泼尼松、甲泼尼龙、布地奈德
免疫抑制剂和生物制剂	硫唑嘌呤、英夫利西单抗、环孢素A
抗生素	甲硝唑、氨苄西林

一、氨基水杨酸制剂

氨基水杨酸类药物主要用于轻、中度患者的诱导缓解及维持治疗，主要发挥抗炎作用，包括5-氨基水杨酸（美沙拉嗪、奥沙拉嗪）和柳氮磺吡啶。

5-氨基水杨酸

【药理作用】5-氨基水杨酸（5-aminosalicylic acid，5-ASA）在包肠衣后于肠中崩解，大部分药物可抵达结肠，作用于炎症黏膜，抑制引起炎症的前列腺素合成和炎症介质白三烯的形成，对肠壁炎症有显著的消炎作用，对发炎的肠壁结缔组织效用尤佳。

【适应证】适用于溃疡性结肠炎、节段性回肠炎（克罗恩病）。

【给药方案】口服。溃疡性结肠炎急性发作：1 g/次，4次/d；维持治疗：0.5 g/次，3次/d。

【不良反应及注意事项】可引起轻微胃部不适，偶有恶心、头痛、头晕等。本品需整片吞服，不可嚼碎或压碎。肝肾功能不全者慎用。胃及十二指肠溃疡患者禁用。

【药物相互作用】若在服用本品同时服用氰钴胺片，将影响氰钴胺片的吸收。

柳氮磺吡啶

【药理作用】柳氮磺吡啶(sulfasalazine, SASP)对溃疡性结肠炎的治疗作用主要在于其分解产物5-ASA和磺胺吡啶。5-ASA能通过抑制前列腺素合成和抑制白细胞趋化因子而实现抑制肠道炎症的作用,磺胺吡啶则有杀菌作用。因此,柳氮磺吡啶具有抗菌、抗炎、抗免疫作用,可抑制溃疡性结肠炎的急性发作并延长其缓解期。

【适应证】适用于急、慢性溃疡性结肠炎和节段性肠炎。轻型患者应首选本药,对轻、中度患者,有效率可达70%。

【给药方案】服用剂量应根据患者对治疗的反应情况及对药物的耐受性来决定。口服:发作期4～6 g/d,分4次服用;病情缓解后改为2 g/d,分次服用,维持服用1～2年。灌肠给药:2 g/d,加入20～50 mL生理盐水中进行保留灌肠。对于中、重型患者可与糖皮质激素联合应用。

【不良反应及注意事项】不良反应较多,常见的有恶心、呕吐、发热、关节痛及皮疹,偶可引起白细胞减少和急性溶血。禁用于磺胺及水杨酸过敏者,肝肾功能不全者慎用。

【药物相互作用】与丙磺舒合用,会降低肾小管磺胺排泌量,致血中磺胺浓度上升,作用延长,易致中毒;与抗凝药、口服降糖药、巴比妥类等合用,可使其作用延长,应调整剂量。

二、糖皮质激素

对于氨基水杨酸制剂疗效不佳的中、重度患者首选糖皮质激素,主要通过非特异性抗炎和抑制免疫反应发挥作用。常用药物如泼尼松、甲泼尼龙、布地奈德等。

泼尼松

【药理作用】泼尼松具有抗炎及抗过敏作用,能降低毛细血管壁和细胞膜的通透性,减少炎性渗出,并能抑制组胺及其他毒性物质的形成与释放。

【适应证】适用于溃疡性结肠炎中度和重度患者,可控制炎症,抑制自体免疫过程,减轻中毒症状。

【给药方案】口服,40～60 mg/次,1次/d,晨起服用,症状缓解后逐渐减量、停药。不能口服或暴发型患者可给予地塞米松10 mg或氢化泼尼松100 mg,连续静脉滴注5～7天后逐渐减量。

【不良反应及注意事项】长期应用易产生情绪改变、向心性肥胖、满月脸等反应,故症状好转后,应逐渐减量直至停药。注意减药速度不宜太快,以防症状复发或出现撤药反应。

三、免疫抑制剂和生物制剂

免疫抑制剂可通过干扰嘌呤的生物合成,或作用于免疫反应的某一点而治疗溃疡性结肠炎。常用药物有硫唑嘌呤、6-巯基嘌呤、环孢素A等。当上述免疫抑制剂和糖皮质激素治疗无效,或糖皮质激素依赖以及不能耐受上述药物治疗时,可考虑使用生物制剂英夫利西单抗、乌司奴单抗等,能显著改善症状和炎症程度。

硫唑嘌呤

【药理作用】硫唑嘌呤在体内分解为巯嘌呤而发挥抗代谢作用，对细胞免疫及体液免疫均有抑制作用。

【适应证】可用于溃疡性结肠炎、节段性肠炎、慢性类风湿性关节炎等。

【给药方案】口服，每日 1.5～4 mg/kg，1 次/d 或分次口服。

【不良反应及注意事项】不良反应较多，如骨髓抑制、肝功能损害、畸胎、皮疹，偶见肌萎缩。故用药期间严格检查血常规及肝功能变化。妊娠期及哺乳期妇女禁用。

【药物相互作用】别嘌呤醇可抑制巯基嘌呤（硫唑嘌呤的活性代谢物）代谢成无活性产物，使巯基嘌呤的毒性增加，当二者必须同服时，硫唑嘌呤应减量。

英夫利西单抗

【药理作用】英夫利西单抗是一种嵌合单克隆 IgG1 抗体，可特异性结合肿瘤坏死因子-α（TNF-α）。通过与 TNF-α 受体（TNFR1 和 TNFR2）相互作用，干扰 TNF-α 的活性，从而显著减轻炎症反应，达到疾病控制和缓解症状的效果。

【适应证】适用于溃疡性结肠炎、克罗恩病、类风湿性关节炎、强直性脊柱炎等。

【给药方案】在第 0、2 和 6 周时各给药一次，然后每 8 周给药一次，剂量为 5 mg/kg。

【不良反应及注意事项】最常见不良反应（＞10%）为感染（如上呼吸道感染），其次是输注相关反应。心力衰竭患者、过敏者等禁用。

【药物相互作用】与阿那白滞素或阿巴西普共同使用，增加严重感染的风险。

四、抗生素

溃疡性结肠炎病因尚不明确，可能与感染有关，但仍不明确究竟是哪种感染，因此不单独应用抗生素。对于重症或伴有中毒性巨结肠的溃疡性结肠炎应积极抗菌治疗，如静脉给予广谱抗生素。常用药物有甲硝唑、氨苄西林等。

用药注意事项

(1) 该病病程长，易复发，患者应坚持遵医嘱用药，不可随意更换药物或停药。

(2) 不要滥用抗胆碱能药物如消旋山莨菪碱片，也不能滥用止泻药如地芬诺酯片或洛哌丁胺等，以免诱发结肠扩张，导致中毒性巨结肠。

(3) 学习识别药物的不良反应。如氨基水杨酸制剂可出现恶心、呕吐、食欲减退等不良反应，停药后可缓解。

岗位对接

患者，男，35 岁。间断腹痛、腹泻、黏液血便 2 年，加重 1 周，大便每天 10 余次。静脉滴注左氧氟沙星及甲硝唑 10 天无好转迹象。查体及实验室检查结果显示：体温 39 ℃，血红蛋白 75 g/L，粪便培养未见致病菌生长。结肠镜示全结肠弥漫性充血水肿，伴糜烂及不规则浅溃疡。病理示重度慢性炎症，隐窝脓肿形成。确诊为溃疡性结肠炎（重度）。

结合本节所学内容，给出合理用药建议并简述其主要不良反应及注意事项。

第四节 上消化道出血

案例讨论

患者，男，42岁，上腹部节律性疼痛反复发作6年，每于空腹时腹痛，进食后缓解，有夜间痛。今晨进食后连续呕血3次，总量约1 300 mL，呕吐物初为咖啡色，后为鲜红色，同时有稀黑便、头晕、心慌。查体：体温36.7 ℃，脉搏120次/min，呼吸24次/min，血压80/50 mmHg，神志清楚，口唇苍白，中上腹剑突下偏右压痛，腹水征(—)。初步诊断：十二指肠溃疡并发上消化道大出血伴休克。

1. 你认为该患者的情况是否需要管理？

2. 如果认为需要管理，生活上有哪些注意事项？如果患者提出需要用药物进行治疗，你推荐哪类治疗药物？

上消化道出血是一种常见的消化系统急症，病死率高达8.0%～13.7%。其患病率因地区、人群和研究方法的不同而有所差异。一般来说，成年人急性上消化道出血每年发病率为100/10万～180/10万。上消化道出血占消化道出血的60%～70%。该病多见于高龄、有消化系统肿瘤家族史的人群，男性多于女性。

疾病概述

上消化道出血是指十二指肠悬韧带(屈氏韧带)以上的食管、胃、十二指肠，胃空肠吻合术后的空肠及胰腺、胆道等病变引起的出血，是一种临床常见的急症。根据病因不同可分为静脉曲张性出血和非静脉曲张性出血。

一、病因与发病机制

上消化道出血的病因明确，主要与胃十二指肠疾病、食管疾病、胆道出血、胰腺疾病累及十二指肠、全身性疾病等因素有关。

1. 胃、十二指肠疾病 如消化性溃疡、急性糜烂出血性胃炎、息肉、门静脉高压性胃病、胃泌素瘤等，可以导致血管破裂或物理损伤而出血。

2. 食管疾病 如食管贲门黏膜撕裂伤、食管损伤、食管憩室炎、主动脉瘤破入食管等，均可以导致食管损伤出血。

3. 胆道出血 如胆管或胆囊结石、胆道蛔虫病、胆囊或胆管癌、胆道术后损伤、肝癌、肝脓肿、肝血管瘤破入胆道等，造成出血。

4. 胰腺疾病累及十二指肠 如胰腺癌或急性胰腺炎并发脓肿破溃等。

5. 全身性疾病 如急性白血病等血液病、尿毒症、感染、各种血管畸形等病变亦可引起出血。

二、临床表现

上消化道出血症状主要取决于出血量、出血速度、出血部位及性质，还与患者的年龄及循环功能的代偿能力有关。临床常可见呕血、黑便、便血、头晕、心慌、乏力、发热等症状，一般病情较轻的患者症状不明显，严重者可发生贫血、休克，甚至死亡。

1. 呕血与黑便 呕血与黑便是上消化道出血的特征性表现。黑便者可无呕血，呕血者则均有黑便。黑便常呈柏油样，黏稠发亮，偶可见暗红或鲜红，常伴有金属气味。呕血的呕吐物多呈棕褐色咖啡样，出血量大时呕出鲜红色血液或血块。

2. 失血性周围循环衰竭 大量出血是指在数小时内失血量超出 1 000 mL 或循环血容量的 20%，其临床主要表现为呕血和/或黑便，往往伴有血容量减少引起的急性周围循环衰竭。故当失血到达一定程度时，往往伴有头晕、心悸、恶心、乏力、四肢湿冷等症状，严重时可出现失血性休克。

3. 发热 某些患者休克被控制后常出现持续 3～5 天的体温升高。

4. 氮质血症 该病常引起血中尿素氮升高。于 1 次出血后数小时开始上升，24～48 小时达高峰，一般不超过 14.3 mmol/L(40 mg/dL)，3～4 天后降到正常。

5. 血象变化 上消化道大出血后 2～5 小时，白细胞计数明显升高，止血后 2～3 天恢复正常。肝硬化伴脾功能亢进时可不增高。

三、治疗原则

消化道出血时首先需要明确引起出血的原因，寻找出血点，及时、快速止血。大量出血时病情急、变化快，可造成循环衰竭、休克，甚至危及生命。应迅速补充血容量，进行抗休克治疗。补充血容量时应注意库存血含氨量增多，用于肝硬化患者可诱发肝昏迷，宜输鲜血。目前临床治疗消化道出血的常用方法包括药物治疗、内镜治疗、手术治疗等。

常用治疗药物

药物治疗是上消化道出血治疗的重要组成部分，以止血为主要目的。常用治疗药物主要包括抑制胃酸分泌药、生长抑素及其拟似物、肾上腺素类、抗纤维蛋白溶解药等，详见表 6-4。

表 6-4 常用治疗上消化道出血的药物分类及代表药物

分类		代表药物
抑制胃酸分泌药	H_2 受体阻断药	西咪替丁、雷尼替丁、法莫替丁
	质子泵抑制剂	奥美拉唑、兰索拉唑、泮托拉唑
生长抑素及其拟似物		生长抑素、奥曲肽
肾上腺素类		去甲肾上腺素
抗纤维蛋白溶解药		氨甲苯酸、氨甲环酸

一、抑制胃酸分泌药

血小板聚集及血浆凝血功能所诱导的止血作用需在 pH＞6.0 时才能有效发挥，而且新形成的凝血块在 pH＜5.0 的胃液中会迅速被消化。因此，抑制胃酸分泌，提高胃内 pH 具有止血作用。

(一) H_2 受体阻断药

西咪替丁

【药理作用】西咪替丁能与组胺竞争 H_2 受体,抑制胃酸分泌,提高胃内 pH,对上消化道出血有明显的止血作用。对门静脉高压合并上消化道出血的患者能抑制胃酸分泌、减轻胃酸对黏膜和暴露血管的腐蚀作用,并可减少肝脏血流量,降低门静脉高压,具有止血作用。

【适应证】适用于胃及十二指肠溃疡、上消化道出血等。

【给药方案】食管静脉曲张出血:静脉滴注,300 mg/次,1 次/6 h。急性上消化道出血:静脉注射,每次 200 mg 加入 20 mL 0.9%氯化钠注射液中,于 1～2 分钟内注入;或静脉滴注,每小时 150 mg,但每日量不宜超过 2 g。如停止出血 48 小时,可改为口服。

其他详见本章第一节消化性溃疡的药物治疗。

(二) 质子泵抑制剂

奥美拉唑

【药理作用】奥美拉唑作用于胃壁细胞,抑制 H^+-K^+-ATP 酶活性,从而抑制胃酸的分泌。对上消化道出血有很强的止血作用,临床上已较多地使用。

【适应证】适用于上消化道出血、消化性溃疡等。

【给药方案】上消化道大出血时可采用 40 mg 静脉滴注,每 12 小时 1 次。

其他详见本章第一节消化性溃疡的药物治疗。

二、生长抑素及其拟似物

生长抑素

【药理作用】生长抑素是一种由 14 个氨基酸组成的肽类激素,与天然生长抑素的化学结构、生理、药理作用相同。可抑制生长激素、促甲状腺激素、胰岛素和胰高血糖素,以及胃泌素、胃酸和胃蛋白酶的分泌,还可以显著减少内脏血流,降低门静脉压力,降低侧支循环的血流和压力,减少肝脏血流量。此外,还可减少胰腺的内外分泌以及胃、小肠和胆囊的分泌,降低酶活性,对胰腺细胞有保护作用。

【适应证】适用于重度急性上消化道出血,包括食管静脉曲张出血和胃十二指肠溃疡出血;消化性溃疡应激性溃疡、糜烂性胃炎所致的上消化道出血;胰、胆、肠瘘和糖尿病酮症酸中毒的辅助治疗以及胰腺手术后并发症的预防和治疗。

【给药方案】由于生长抑素半衰期短,仅 1～3 分钟,故需持续静脉滴注。①用于重度急性上消化道出血:缓慢静脉注射 250 μg 作为负荷剂量,而后立即以 250 μg/h 静脉滴注。如果 2 次静脉滴注间隔 3 分钟以上,应重新静脉注射 250 μg,确保治疗的连续。止血后,应连续给药 48～72 小时,以免再出血。②用于胰、胆、肠瘘:250 μg/h 静脉滴注,直至瘘管闭合,闭合后继续使用 1～3 天。

【不良反应及注意事项】常见不良反应有恶心、呕吐、眩晕、脸部潮红等。特别是注射速度超过每分钟 50 μg 易发生恶心、呕吐。

【药物相互作用】本品可延长环己巴比妥的催眠时间，加剧戊烯四唑的作用，不宜同时使用。

奥曲肽

【药理作用】奥曲肽是人工合成的天然生长抑素的八肽衍生物，部分氨基酸顺序与生长抑素相似，其药理作用与生长抑素相似，但作用持续时间更长。具有多种生理活性，可抑制垂体及胃肠激素的释放，抑制胃酸、胆汁及胰液的分泌，抑制胃肠运动，抑制胰岛素和胰高血糖素的分泌。还可以减少内脏血流量，降低门静脉压力，减少肠道过度分泌，增加肠道对水和钠的吸收。

【适应证】适用于肝硬化所致的食管-胃静脉曲张出血、消化道出血、应激性溃疡、重度胰腺炎、胃肠道瘘病、胃泌素瘤等。

【给药方案】食管-胃静脉曲张出血：持续静脉滴注 0.025 mg/L，最多治疗 5 天，可用生理盐水或葡萄糖注射液稀释。应激性溃疡、消化道出血：皮下注射，0.1 mg/次，3 次/d。

【不良反应及注意事项】不良反应较多。有厌食、恶心、呕吐、腹泻、腹部痉挛疼痛等，偶见高血糖、胆结石、糖耐量异常和肝功能异常等。注射部位有疼痛或针刺感，一般可于 15 分钟后缓解。肾功能不全、胰腺功能不全及胆石症患者慎用。妊娠期及哺乳期妇女、儿童禁用。

【药物相互作用】本品可减少环孢素的吸收，延缓对西咪替丁的吸收。

三、肾上腺素类

去甲肾上腺素

【药理作用】去甲肾上腺素能激动 α 受体，收缩小动脉、小静脉，增加外周血管阻力。对皮肤黏膜血管、肾脏血管、脑血管、肝血管、肠系膜血管均有收缩作用，从而发挥止血作用。

【适应证】适用于上消化道出血、休克。

【给药方案】用于上消化道出血时，取本品 1～3 mg 用适量冷盐水稀释后口服，可使食管和胃内黏膜血管收缩产生止血作用。

【不良反应及注意事项】口服用于上消化道出血时，因无吸收，所以无不良反应。静脉滴注时间过长或剂量过大，可使肾脏血管剧烈收缩，引起少尿、无尿和肾实质受损。故用药期间应监测尿量变化，应保持在 25 mL/h 以上。高血压、动脉硬化及器质性心脏病患者禁用。

【药物相互作用】与 β 受体阻滞剂同用，各自的疗效降低，β 受体阻滞后 α 受体作用突出，可发生高血压、心动过缓。与洋地黄类同用，易致心律失常，须严密注意心电监测。

四、抗纤维蛋白溶解药

氨甲苯酸

【药理作用】氨甲苯酸能够竞争性抑制纤维蛋白溶酶原激活因子，使纤维蛋白溶酶原不能激活为纤维蛋白溶酶，导致纤维蛋白不能溶解而止血。大剂量时也能直接抑制纤维蛋白溶酶活性。

【适应证】用于纤维蛋白溶解过度引起的出血，如肺、肝、甲状腺等手术的异常出血，妇产科和产后出血，上消化道出血等。

【给药方案】静脉注射：100～200 mg/次。静脉滴注：将该药溶于葡萄糖注射液或生理盐水中缓慢滴注，2～3 次/d，每日最大用量为 0.6 g。口服：0.25～0.5 g/次，3 次/d。

【不良反应及注意事项】不良反应较少。过量可致血栓形成，诱发心肌梗死。

【药物相互作用】与青霉素或尿激酶等溶栓剂有配伍禁忌。口服避孕药、雌激素或凝血酶原复合物浓缩剂与本品合用，有促进血栓形成的危险。

用药注意事项

（1）不同病因导致的上消化道出血，治疗药物有所不同。因此准确判断出血病因是合理用药的关键。

（2）遵医嘱足量、足疗程用药，不可私自停药或增减药量，避免疾病进展或出现不良反应。

（3）用药过程中可能会产生头痛、眩晕、恶心、呕吐、面部潮红等不良反应，应注意观察，如有异常，应及时就医。

（4）对一些可诱发或加重溃疡病症状，甚至引起并发症的药物应忌用，如水杨酸类、利血平、保泰松等。

岗位对接

患者，男，47 岁，劳累后 2 天排成形黑便 3 次，无呕吐。既往时有中上腹部隐痛、反酸。查体：血压 120/82 mmHg，脉搏 73 次/min，腹部无压痛，肝脾未触及。临床诊断为消化性溃疡并发出血。

结合本节所学内容，给出合理用药建议并简述其主要不良反应及注意事项。

第五节 慢性胃炎

案例讨论

患者，男，40 岁，近日常感腹痛、消化不良、食欲减退，腹部 B 超检查示胃黏膜增厚，胃黏膜下微小充血，腹部无明显肿块、包块或腹水；纤维胃镜检查示胃黏膜充血、水肿，呈现不规则糜烂，历史糜烂愈合处有瘢痕形成。初步诊断：糜烂性胃炎。

1. 你认为该患者的情况是否需要管理？

2. 如果认为需要管理，生活上有哪些注意事项？如果患者提出需要用药物进行治疗，你推荐哪类治疗药物？

慢性胃炎是一种常见的消化系统疾病。据《中国慢性胃炎诊治指南(2022 年，上海)》显示，慢性胃炎在我国患病率较高，基于内镜诊断的慢性胃炎患病率接近 90%。据估算，我国整体人群的慢性萎缩性胃炎患病率高于 20%，且慢性胃炎患病率与年龄呈正相关，男性略高于女性。由于 Hp 感染常发生在儿童和青年时期，且感染率随年龄增长而升高，长时间 Hp 感染及胃黏膜炎症反应加剧损伤，导致慢性胃炎发生风险不断增高。同时，慢性萎缩性胃炎患病率与胃癌发病率也呈正相关，作为胃癌的“癌前状态”，萎缩范围＞20％的慢性萎缩性胃炎有更高的胃癌发生风险。

疾病概述

慢性胃炎是由多种病因引起的胃黏膜的慢性炎症或萎缩性病变，其实质是胃黏膜上皮遭受反复损害后，由于黏膜特异的再生能力，以致黏膜发生改建，且最终导致不可逆的固有胃腺体的萎缩，甚至消失。基于内镜和病理诊断，慢性胃炎分为慢性非萎缩性胃炎和慢性萎缩性胃炎两大类；基于病因，可分为 Hp 胃炎和非 Hp 胃炎两大类；基于胃炎位置分布，可分为胃窦为主胃炎、胃体为主胃炎和全胃炎三大类。

一、病因与发病机制

慢性胃炎可由多种病因引起，其中 Hp 感染是最常见的病因。此外，十二指肠-胃反流、理化因素、自身免疫、年龄因素等也可引起慢性胃炎。

1. Hp 感染　Hp 感染是慢性胃炎最常见的病因。Hp 进入人体后，可以定植在胃黏膜，且能产生多种酶，包括尿素酶、蛋白溶解酶、过氧化氢酶等，从而引起胃黏膜的炎症损伤。Hp 感染者几乎均发生慢性活动性胃炎，部分 Hp 感染者在慢性胃炎的基础上发生胃黏膜萎缩和/或肠化生。

2. 十二指肠-胃反流　与各种原因引起的胃肠道动力异常、肝胆道疾病及远端消化道梗阻有关。长期反流，可削弱胃黏膜屏障功能，导致胃黏膜慢性炎症，这可能是重要的致病因素之一。

3. 理化因素　长期大量服用 NSAIDs 和/或阿司匹林或环氧化酶-2(cyclooxygenase-2，COX-2)选择性抑制剂，是反应性胃病的常见原因。长期进食过粗、过冷、过热食物，长期饮酒、喝咖啡、吸烟等不良生活习惯可造成胃黏膜反复损伤，从而导致慢性胃炎的发生。

4. 其他　自身免疫、年龄因素等也是慢性胃炎的病因。

二、临床表现

慢性胃炎最常见的症状是上腹疼痛和饱胀。大多数慢性胃炎患者早期无明显症状，部分患者出现腹胀、恶心、反酸等消化不良症状。与溃疡病相反，慢性胃炎患者空腹时比较舒适，餐后不适，每次进食虽不多但觉过饱而不适。常因冷食、硬食、辛辣或其他刺激性食物引起症状或使症状加重。恶性贫血或身体虚弱的慢性胃炎患者可出现明显的厌食、体重减轻、贫血；有其他危重病发生应激反应的慢性胃炎患者，慢性胃炎症状会被原发疾病所掩盖，当出现上消化道出血时，患者会表现为突然呕血和/或黑便。

三、治疗原则

慢性胃炎的治疗目标是祛除病因、缓解症状、改善胃黏膜组织学、提高生命质量、预防复发和并发症。主要通过饮食习惯和生活方式的调整、药物治疗及对症治疗等方法，必要时采取手术治疗，并定期复查以调整治疗方案。

饮食习惯和生活方式的调整是慢性胃炎治疗的重要部分，如注意饮食卫生，避免刺激、粗糙食物，避免过热、过冷、过饱饮食，避免长期喝咖啡、大量饮酒和吸烟，适当锻炼增强体质。药物治疗也是慢性胃炎治疗的重要部分。值得注意的是，对于无明显症状的轻、中度浅表性胃炎和萎缩性胃炎，无须长期药物治疗，按需对症治疗是慢性胃炎的重要治疗手段。

临床常用治疗药物

常用治疗药物有抗幽门螺杆菌药、抑制胃酸分泌药、胃黏膜保护药、促胃肠动力药、解痉药等，详见表 6-5。

表 6-5　常用治疗慢性胃炎的药物分类及代表药物

分类		代表药物
抗幽门螺杆菌药		阿莫西林、枸橼酸铋钾、奥美拉唑
抑制胃酸分泌药	H_2 受体阻断药	雷尼替丁、西咪替丁、法莫替丁
	质子泵抑制剂	奥美拉唑、兰索拉唑、雷贝拉唑
胃黏膜保护药		硫糖铝、枸橼酸铋钾、胶体果胶铋
促胃肠动力药		多潘立酮、甲氧氯普胺、莫沙必利
解痉药		溴丙胺太林、山莨菪碱、阿托品

一、抗幽门螺杆菌药

对于 Hp 感染引起的慢性胃炎，常需根除 Hp 治疗，目前采用四联疗法，即 1 种质子泵抑制剂+2 种抗生素+1 种铋剂。常用质子泵抑制剂有奥美拉唑、兰索拉唑、雷贝拉唑等。常用抗生素有克拉霉素、阿莫西林、甲硝唑等。常用铋剂有枸橼酸铋钾、果胶铋等。

二、抑制胃酸分泌药

雷尼替丁

【药理作用】雷尼替丁能阻断胃壁细胞上 H_2 受体，减少胃酸分泌，保护胃黏膜。

【适应证】适用于慢性胃炎、胃及十二指肠溃疡、反流性食管炎等。

【给药方案】口服，150 mg/次，2 次/d，早晚饭时服用。维持剂量每日 150 mg，于饭前顿服。其他详见本章第一节消化性溃疡的药物治疗。

三、胃黏膜保护药

硫糖铝

【药理作用】硫糖铝在酸性环境下解离出硫酸蔗糖复合离子，该复合离子可聚合成不溶性带负电荷的胶体，可与溃疡面带正电荷的蛋白质渗出物相结合，在溃疡面形成一层薄膜，阻止胃酸及胃蛋白酶的侵袭，促使其愈合。硫糖铝还可吸附胃蛋白酶、增加胃黏膜前列腺素的形成，起到胃黏膜保护作用。

【适应证】适用于胃及十二指肠溃疡、慢性胃炎等。

【给药方案】片剂：口服，1 g/次，4 次/d，餐前 1 小时及睡前空腹嚼碎服用。混悬液：口服，5～10 mL(1～2 g)/次，2～4 次/d，服用时请摇匀。

其他详见本章第一节消化性溃疡的药物治疗。

四、促胃肠动力药

多潘立酮

【药理作用】多潘立酮可直接阻断胃肠壁的多巴胺受体，加速胃肠蠕动，促进胃排空，改善胃窦与十二指肠的协调性，防止胆汁反流。能调节胃肠道上部运动，使其恢复正常功能，抑制恶心、呕吐。

【适应证】用于慢性萎缩性胃炎、慢性胃炎、胆汁反流性胃炎、反流性食管炎、恶心、腹胀等。

【给药方案】口服，10 mg/次，3 次/d，饭前半小时服用。

其他详见本章第二节胃食管反流病的药物治疗。

五、解痉药

溴丙胺太林

【药理作用】溴丙胺太林为季铵类药物，具有较强的阿托品样抗胆碱作用，其特点是对胃肠道 M 胆碱受体具有较高的选择性，抑制胃肠道平滑肌的作用强而持久，并能不同程度地减少胃液分泌。同时，也能抑制汗腺、唾液的分泌。

【适应证】适用于胃及十二指肠溃疡、胃炎、胰腺炎等。对慢性胃炎引起的上腹痛有一定效果。

【给药方案】口服，15～30 mg/次，3～4 次/d。

【不良反应及注意事项】可引起口干、视物模糊、排尿困难、便秘、心悸等。减量或停药后可自行消失。手术前患者、青光眼患者禁用。

【药物相互作用】该药与甲氧氯普胺合用时，出现拮抗作用而使两者的作用均降低。与地高辛合用时，后者血药浓度增加 33%～50%，合用时应调整地高辛剂量。

用药注意事项

(1) Hp 感染的慢性胃炎患者，要严格遵医嘱用药，不能私自停药、换药，避免 Hp 感染治疗不彻底或复发。

(2) 枸橼酸铋钾宜在餐前半小时服用，因其在酸性环境中方起作用；部分患者服药后可出现便秘或黑粪，少数患者有恶心、一过性血清转氨酶升高，停药后可自行消失。

(3) 服用甲硝唑可引起恶心、呕吐等胃肠道反应及口腔金属味、舌炎、排尿困难等不良反应，症状严重者应及时就医。

岗位对接

患者，男，35岁，因胃脘胀痛入院就诊。自述患慢性胃炎10余年，时轻时重，这次复发并加重4月余，多方治疗无效。现觉胃脘胀痛明显，食后加重，伴嗳气，轻度恶心，大便秘结，疲乏气短。胃镜提示胃体部黏膜红白相间，以红相为主；胃窦部黏膜充血、水肿，可见糜烂和渗出。诊断：慢性浅表糜烂性胃炎。

结合本节所学内容，给出合理用药建议并简述其主要不良反应及注意事项。

目标检测

1. 下列选项中最能体现消化性溃疡特性的是 （　　）
   A. 恶心、呕吐　　B. 腹胀、嗳气
   C. 明显反酸　　D. 节律性上腹疼痛
2. 下列选项中不是消化性溃疡常见症状的是 （　　）
   A. 上腹部疼痛　　B. 食欲不振　　C. 呕吐　　D. 头痛
3. 消化性溃疡治疗中，质子泵抑制剂的主要作用机制是 （　　）
   A. 抑制胃酸分泌　　B. 保护胃黏膜
   C. 杀灭 Hp　　D. 刺激胃黏液分泌
4. 奥美拉唑的作用机制是 （　　）
   A. 阻断 H_2 受体　　B. 阻断 M 受体
   C. 抑制 H^+-K^+-ATP 酶　　D. 阻断胃泌素受体
5. 在治疗消化性溃疡时，以下药物中通常用于根除 Hp 的是 （　　）
   A. 雷尼替丁　　B. 奥美拉唑
   C. 克拉霉素　　D. 枸橼酸铋钾
6. 有关西咪替丁的叙述，错误的是 （　　）
   A. 选择性阻断 H_2 受体，抑制胃酸分泌　　B. 主要用于胃、十二指肠溃疡
   C. 与抗酸药同服可促进其吸收　　D. 孕妇及哺乳期妇女禁用
7. 在治疗消化性溃疡时，下列选项中不是推荐治疗策略的是 （　　）
   A. 使用质子泵抑制剂　　B. 使用 H_2 受体阻断药
   C. 长期使用 NSAIDs　　D. Hp 根除治疗
8. 以下药物中，无杀灭 Hp 作用的是 （　　）
   A. 枸橼酸铋钾　　B. 奥美拉唑　　C. 呋喃唑酮　　D. 硫糖铝
9. 胃食管反流病的典型症状是 （　　）
   A. 反酸、烧心　　B. 吞咽困难　　C. 心前区疼痛　　D. 咳嗽
10. 胃食管反流病损害食管黏膜的主要成分是 （　　）
    A. 胆汁　　B. 胃酸、胃蛋白酶　　C. 结合胆盐　　D. 胰液
11. 下列选项中，不是胃食管反流病治疗措施的是 （　　）
    A. 睡时将床头抬高 10～15 cm　　B. 口服莫沙必利
    C. 口服阿托品　　D. 口服奥美拉唑

12. 胃食管反流病治疗措施不包括 ( )
A. 应用促胃肠动力药
B. 抗酸治疗
C. 高脂肪饮食
D. 避免饮用咖啡和浓茶

13. 患者,男,48岁,反酸、烧心5个月。胃镜检查提示反流性食管炎伴溃疡形成。本例患者最佳的治疗药物是 ( )
A. 铝碳酸镁 B. 枸橼酸铋钾 C. 雷尼替丁 D. 奥美拉唑

14. 患者,女,32岁,泛酸、烧心半年余,胃镜检查诊断为反流性食管炎,经质子泵抑制剂和促胃肠动力药治疗3个月后症状缓解,对于其随后的维持治疗,目前首先推荐 ( )
A. 不需要维持治疗
B. 质子泵抑制剂
C. H_2 受体阻断药
D. 促胃肠动力药

15. 以下药物中不会引起食管下括约肌压力降低的是 ( )
A. 钙离子拮抗剂 B. 地西泮 C. 茶碱 D. 吗丁啉

16. 患者,女,55岁,因反复发作胸骨后疼痛2年,伴反酸、胃灼热、间断积食就诊。食管测压提示食管下括约肌压力小于6 mmHg,结合胃镜检查结果,临床诊断为胃食管反流病。医师处方奥美拉唑肠溶片20 mg每日2次强化抑酸治疗。下列关于奥美拉唑肠溶片用药教育的说法,错误的是 ( )
A. 宜在餐前30分钟服用
B. 应整片吞服
C. 用药后可能出现口干、便秘等不良反应
D. 长期用药后可能会出现维生素K缺乏

17. 典型溃疡性结肠炎患者大便的特点是 ( )
A. 稀水样便 B. 黏液便 C. 黏液脓血便 D. 蛋花汤样便

18. 治疗溃疡性结肠炎的首选药物是 ( )
A. 甲硝唑 B. 糖皮质激素 C. 柳氮磺吡啶 D. 前列腺素

19. 患者,男,40岁,因腹痛、腹泻1年入院检查,经诊断患有溃疡性结肠炎,服用柳氮磺吡啶治疗。下列不属于该药常见不良反应的是 ( )
A. 恶心、呕吐 B. 食欲不振 C. 心律失常 D. 白细胞减少

20. 下列不属于氨基水杨酸制剂的药物是 ( )
A. 奥沙拉嗪 B. 美沙拉嗪 C. 柳氮磺吡啶 D. 巯唑嘌呤

21. 患者,男,60岁,因腹痛腹泻入院检查,诊断为溃疡性结肠炎,既往有磺胺过敏史,不宜选用的药物是 ( )
A. 奥沙拉嗪 B. 柳氮磺吡啶 C. 5-ASA D. 氢化可的松

22. 下列关于溃疡性结肠炎的说法错误的是 ( )
A. 柳氮磺吡啶用药期间应多饮水
B. 巯唑嘌呤用药期间应定期监测肝功能和血常规
C. 为减少不良反应,溃疡性结肠炎症状得到缓解即可减药或停药
D. 口服5-ASA时需整片吞服,不可嚼碎或压碎

23. 治疗上消化道出血较好的药物是 ( )
A. 肾上腺素 B. 去甲肾上腺素 C. 麻黄碱 D. 异丙肾上腺素

24. 对于上消化道出血患者，在各种病因所致的出血中，胃酸起着非常重要的作用，为了达到理想止血环境，胃内 pH 需要达到 ( )

A. 5.0 以上　B. 5.5 以上　C. 6.0 以上　D. 6.5 以上

25. 以下药物中，上消化道出血特别是非静脉曲张治疗的首选药物是 ( )

A. H_2 受体阻断药　B. 质子泵抑制剂　C. 生长抑素　D. 奥曲肽

26. 对于上消化道出血患者，以下药物中通常不用于治疗的是 ( )

A. 质子泵抑制剂　B. 去甲肾上腺素　C. 肾上腺素　D. 生长抑素

27. 食管静脉曲张破裂出血时，首选的血管活性药物是 ( )

A. 奥美拉唑　B. 奥曲肽　C. 氨甲环酸　D. 铝碳酸镁

28. 上消化道出血时，质子泵抑制剂的作用机制是 ( )

A. 促进血小板生成

B. 抑制壁细胞 H^+-K^+-ATP 酶的活性，强烈抑制胃酸分泌

C. 促进出血病灶的血液凝固

D. 促进胃酸分泌，降低胃液 pH

29. 慢性胃炎的主要病因是 ( )

A. Hp 感染　B. 遗传因素　C. 理化因素　D. 自身免疫反应

30. 慢性胃炎的临床表现是 ( )

A. 上腹痛或不适　B. 易有饥饿感　C. 黑便　D. 体重减轻

31. 某慢性胃炎患者自觉上腹部饱胀不适，遵医嘱口服多潘立酮，以下不能同时服用的药物是 ( )

A. 阿托品　B. 枸橼酸秘钾　C. 甲硝唑　D. 奥美拉唑

32. 患者，男，43 岁。因长期腹痛、腹胀就诊，诊断为慢性胃炎，Hp 检测阳性。以下不属于抗 Hp 感染的药物是 ( )

A. 奥美拉唑　B. 枸橼酸铋钾　C. 阿莫西林　D. 西咪替丁

33. 以下不宜用于慢性胃炎治疗的药物是 ( )

A. 胃黏膜保护药　B. 解痉药　C. 抑制胃酸分泌药　D. 糖皮质激素

34. 胃黏膜保护剂硫糖铝的最常见不良反应是 ( )

A. 皮疹　B. 头晕　C. 便秘　D. 乏力

第七章 呼吸系统疾病的药物治疗

学习目标

1. 掌握急性上呼吸道感染、肺炎、支气管哮喘、慢性阻塞性肺疾病、肺结核的常用治疗药物及其应用原则与用药注意事项，并能够根据患者的具体情况，选择合适的药物并制定合理的治疗方案。

2. 熟悉各类疾病的临床表现，学会监测药物疗效及不良反应，能够对治疗效果进行评估，并根据评估结果调整治疗方案。

3. 具备良好的医患沟通能力，能够向患者解释药物的使用方法、注意事项及可能的副作用，提高患者的依从性。

第一节 急性上呼吸道感染

案例讨论

患者，女，28 岁。昨日晨起受凉后发热，微恶寒，伴出汗、头痛、咽痛、打喷嚏、流黄涕，轻咳无痰，口渴。查体：体温 38.9 ℃，脉搏 102 次/min，呼吸 20 次/min，血压 110/70 mmHg。发育正常，急性病容，咽部充血，双侧扁桃体无肿大，双肺呼吸音清，未闻及干、湿啰音。舌尖红，苔薄黄，脉浮数。辅助检查：白细胞 4.5×10^9/L，中性粒细胞百分比 42%，淋巴细胞百分比 56%。胸部 X 线片未见异常。

请根据上述病历摘要，完成书面辨证论治。

急性上呼吸道感染是指病毒或细菌引起的鼻腔、咽或喉部急性炎症，简称“上感”。广义的上感是一组疾病，包括普通感冒、疱疹性咽峡炎、细菌性咽-扁桃体炎、流行性感冒（简称“流感”）等。一般多见于冬春季，在免疫力较低的人群中，发病率可呈周期性升高现象。多数为散发性，但流感有传染性，可在局部地区或广大区域流行。

疾病概述

急性上呼吸道感染主要以病毒和细菌感染为主，部分可见真菌感染，以及支原体、衣原体等非典型病原体感染，传播途径极易实现，因此传播广泛，发病率高。上呼吸道感染主要通过空气飞沫传播，也可通过口腔、鼻腔、眼睛等处的黏膜直接或间接接触传播。

普通感冒患者早期见鼻塞、流涕、打喷嚏、流泪等局部症状，严重者可出现发热、咳嗽、头痛、全身乏力等全身症状。流感通常起病急骤，有畏寒、高热、头痛、全身肌肉和关节酸痛、气急、乏力等症状，也可出现食欲减退、呕吐、腹痛、腹泻等症状。

普通感冒为自限性疾病，一般预后良好；一般流感或冠状病毒感染也具有自限性，重症者或有基础疾病者可引起继发性感染，或可致病毒性肺炎，出现心脏损害或多器官功能受损，甚至导致死亡。

常用治疗药物

急性上呼吸道感染的治疗可分为对症治疗、抗病毒治疗、抗菌治疗和支持治疗。此外，预防对降低发病风险也很重要。

1. 对症治疗 针对发热、头痛、肌肉酸痛等症状可选用解热镇痛药，如对乙酰氨基酚、布洛芬等；针对剧烈干咳可以选择成瘾性低的中枢性镇咳药，如右美沙芬、喷托维林等；针对鼻塞等症状可选择黏膜减充血药物，如伪麻黄碱；针对鼻痒、打喷嚏、流泪、流涕等症状可选择抗组胺药，如氯苯那敏、苯海拉明、氯雷他定等。

2. 抗病毒治疗 凡实验室病原学确认或高度怀疑流感，且有发生并发症高危因素的成人和儿童患者，不论基础疾病、流感疫苗免疫状态以及流感病情严重程度如何，都应当在发病后的48小时内给予抗病毒治疗。

3. 抗菌治疗 普通感冒是一种自限性疾病，多由病毒感染引起，故不建议用抗菌药物治疗，滥用抗菌药物易发生细菌耐药。只有当感冒合并细菌感染时，如合并鼻窦炎、肺炎、化脓性扁桃体炎等，才考虑应用抗菌药物治疗。

4. 支持治疗 重症患者在积极治疗原发病的同时，还要注意防治并发症，并进行有效的器官功能支持。重症肺炎是流感最常见的严重并发症，低氧血症患者应及时给予氧疗。有感染性休克或肾衰竭表现时，要进行抗休克治疗或肾脏支持治疗。此外还要重视营养支持，注意预防和治疗胃肠功能紊乱，纠正体内水、电解质和酸碱平衡紊乱。

5. 预防 坚持锻炼身体能提高机体的抗病能力及适应能力，勤洗手、在人群聚集处戴口罩也是减少罹患上呼吸道感染的有效方法。对易患人群，在疾病流行季节可注射抗病毒疫苗，提高机体的防御能力，避免发病。

一、非甾体抗炎药

非甾体抗炎药(NSAIDs)具有解热、镇痛和抗炎作用，主要用于炎症免疫性疾病的对症治疗。该类药只能治标，不能治本，难以阻止疾病的发展。NSAIDs可抑制环氧化酶(cyclooxygenase，COX)活性，减少前列腺素(prostaglandin，PG)合成，抑制多种细胞因子分泌。

对乙酰氨基酚

【药理作用】本品为乙酰苯胺类解热镇痛药，通过抑制环氧化酶活性，选择性抑制下丘脑体温调节中枢前列腺素的合成，导致外周血管扩张、出汗而达到解热的作用；抑制前列腺素等的合成和释放，提高痛阈而起到镇痛作用，仅对轻、中度疼痛有效。

【适应证】解热镇痛类药，用于发热、头痛、关节痛等。

【给药方案】口服，一日用量不宜超过2 g。退热治疗一般不超过3天，镇痛给药不超过10天。儿童按体重一次10～15 mg/kg，每4～6小时1次；12岁以下儿童每24小时不超过1.5 g，分次服用，疗程不超过5天。

【不良反应及注意事项】常规剂量下不良反应很少，偶尔可引起恶心、呕吐、出汗、腹痛、皮肤苍白等，很少引起胃肠道出血。

【药物相互作用】在长期饮酒或应用其他肝酶诱导剂，尤其是应用巴比妥类或抗惊厥药的患者，长期或大量服用本品时，有发生肝脏毒性的危险。长期大量与阿司匹林或其他NSAIDs合用时，有明显增加肾毒性的危险。

二、抗组胺药

氯苯那敏

【药理作用】通过阻断组胺 H_1 受体，减少组胺的释放，缓解因组胺引起的瘙痒、鼻塞、流涕等过敏症状。同时具有明显的抗炎作用和镇静作用。

【适应证】适用于过敏性疾病治疗、感冒症状缓解和皮肤瘙痒缓解。

【给药方案】成人一般每次服用 10 mg，3 次/d。

【不良反应及注意事项】可引起嗜睡、头痛、口干等不良反应。

【药物相互作用】应避免与其他抗组胺药同时使用，以防止药物相互作用导致副作用增加。

三、黏膜减充血药

伪麻黄碱

【药理作用】通过促进去甲肾上腺素的释放，间接发挥拟交感神经作用；具有选择性收缩上呼吸道毛细血管作用，消除鼻咽部黏膜充血、肿胀、减轻鼻塞症状。

【适应证】减轻感冒、过敏性鼻炎、鼻炎及鼻窦炎引起的鼻充血症状。

【给药方案】口服，成人 30～60 mg/次，3 次/d。

【不良反应及注意事项】有较轻的兴奋作用、失眠、头痛。

四、镇咳药

镇咳药是能够抑制咳嗽反射的药物。对剧烈的干咳应用镇咳药可减轻症状，避免并发症；对痰液刺激引起的咳嗽不宜简单地应用镇咳药，应先使用祛痰药，必要时合用镇咳药，以免积痰引起继发感染和堵塞呼吸道。根据作用部位，镇咳药分为中枢性镇咳药和外周性镇咳药。

（一）中枢性镇咳药

本类药物通过抑制延髓咳嗽中枢而发挥镇咳作用，镇咳作用强，疗效可靠。但因容易成瘾，应用受到限制。近年合成了不少不易成瘾的中枢性镇咳药，临床应用较多。

右美沙芬

【药理作用】通过抑制延脑咳嗽中枢而产生镇咳作用。其镇咳作用与可待因相等或稍强。一般治疗剂量不抑制呼吸，长期服用无成瘾性和耐受性。

【适应证】适用于干咳，以及上呼吸道感染（如感冒和咽炎）、支气管炎等引起的咳嗽。

【给药方案】口服，成人 30 mg/次，3 次/d。儿童每日按 1 mg/kg 体重，分 3～4 次服用。

【不良反应及注意事项】可见头晕、头痛、嗜睡、嗳气、食欲缺乏、便秘、恶心、皮肤过敏等。服药期间不得驾驶机、车、船，不得从事高空作业、机械作业及操作精密仪器。

【药物相互作用】不得与单胺氧化酶抑制剂及抗抑郁药并用。不宜与乙醇及其他中枢神经系统抑制药物并用，因可增强对中枢的抑制作用。

喷托维林

【药理作用】本品具有中枢及外周性镇咳作用，其镇咳作用强度约为可待因的1/3。除对延髓的呼吸中枢有直接的抑制作用外，还有轻度的阿托品样作用，可使痉挛的支气管平滑肌松弛，减低气道阻力。

【适应证】适用于各种原因引起的干咳。

【给药方案】口服，成人25 mg/次，3～4次/d。

【不良反应及注意事项】偶有便秘、轻度头痛、头晕、嗜睡、口干、恶心、腹胀、皮肤过敏等反应。

【药物相互作用】与奋乃静、异戊巴比妥、溴苯那敏、水合氯醛等合用，能使该药的中枢神经系统和呼吸系统抑制作用增强。

（二）外周性镇咳药

此类药物通过抑制咳嗽反射弧中的感受器、传入神经或传出神经任一环节而发挥镇咳作用，有些药物兼有中枢和外周两种抑制作用。

苯丙哌林

【药理作用】本品既可抑制咳嗽中枢，又可阻断由肺-胸膜的牵张感受器刺激而产生的肺迷走神经反射，还有平滑肌解痉作用。

【适应证】适用于多种原因引起的咳嗽，对刺激性干咳效佳。

【给药方案】口服，20 mg/次，3次/d。

【不良反应及注意事项】偶见口干、口渴、乏力、头晕、胃部烧灼感、食欲缺乏、腹部不适、药疹等反应。本品对口腔黏膜有麻醉作用，故应整片吞服，切勿嚼碎，以免引起口腔麻木。

苯佐那酯

【药理作用】具有较强的局部麻醉作用，可抑制肺牵张反射而产生镇咳作用。尚有一定的中枢抑制作用。

【适应证】适用于急、慢性支气管炎及肺炎、哮喘、肺癌等引起的刺激性干咳。

【给药方案】口服，50～100 mg/次，3次/d。亦可皮下或静脉注射，5 mg/次。

【不良反应及注意事项】不良反应少见，有轻度嗜睡、胸部紧迫感和麻木感等。

五、抗病毒药

奥司他韦

【药理作用】奥司他韦是一种作用于神经氨酸酶的特异性抑制剂，其活性代谢产物能够抑制甲型和乙型流感病毒的神经氨酸酶活性，从而阻止病毒从被感染的细胞中释放和进一步传播。

【适应证】适用于成人和1岁及1岁以上儿童的甲型和乙型流感治疗（患者应在首次出现症状48小时以内使用）；亦可用于成人和13岁及13岁以上青少年的甲型和乙型流感的预防。

【给药方案】治疗用药：75 mg/次，2 次/d，共 5 天。预防用药：75 mg/次，1 次/d，至少 7 天。

【不良反应及注意事项】常见的不良反应包括恶心、呕吐、头痛、头晕、失眠等。少数情况下，可能会出现过敏反应、精神异常、胃肠道出血等。

【药物相互作用】与某些抗癫痫药物同时使用时，可能会降低这些药物的血药浓度，影响疗效。与一些免疫抑制剂（如环孢素）同时使用时，可能会增加药物的毒性。

金刚烷胺

【药理作用】金刚烷胺为抗 RNA 病毒的抗病毒药，其作用机制不完全清楚。目前临床上仅对 A 型流感病毒有作用。

【适应证】适用于防治 A 型流感病毒所引起的呼吸道感染。

【给药方案】口服，成人 200 mg/次，1 次/d，或 100 mg/次，每 12 小时 1 次。

【不良反应及注意事项】眩晕、失眠和神经质，恶心、呕吐、厌食、口干、便秘。偶见抑郁、焦虑、幻觉、精神错乱、共济失调、头痛，罕见惊厥。

【药物相互作用】与其他抗帕金森病药、抗胆碱药、抗组胺药、吩噻嗪类或三环类抗抑郁药合用，可使抗胆碱反应加强。

治疗药物应用原则

轻度无并发症的上呼吸道感染者包括单纯性流感病毒感染者，其可自行恢复，无须进行特殊治疗，注意休息，多饮水，避免受凉和劳累。

普通感冒的主要治疗目标是改善症状，以对症治疗为主。流感的主要治疗目标是改善症状、缩短病程、减少并发症或传播，对确诊或者高度疑似病例存在并发症危险者，应予抗病毒治疗。症状严重、提示细菌感染者，给予抗菌治疗，但不要预防性或无适应证使用抗菌药物。

对于流感确诊者应及时进行隔离治疗。预防流感的有效手段是阻断传播和接种流感疫苗，但须与本地区、当前流行毒株的型别基本相同。

岗位对接

患者，女，28 岁，2 日前受凉后出现鼻塞、流涕，无咳嗽、咳痰，体温 37.3 ℃，诊断为上呼吸道感染。用药：①头孢噻肟钠 2 g＋生理盐水 250 mL，每日 2 次，静脉滴注；②酚麻美敏片 12 片×1 盒，每次 1 片，每日 3 次，口服。

结合本节所学内容，分析处方是否合理？如不合理，应如何调整？

第二节　肺　　炎

案例讨论

患者，61 岁，因肺炎球菌性肺炎住院治疗。医嘱：青霉素皮试，青霉素 800 万 U 加入 0.9%氯化钠 1 000 mL 静脉滴注。患者从未用过青霉素，青霉素皮试后 6 分钟左右，出现胸闷、面色变白、出冷汗，护士立即让其平卧，测脉搏 106 次/min，血压 60/40 mmHg，神志清楚。

1. 该患者可能出现什么问题？

2. 应怎样处理？

肺炎是由病原微生物或其他因素引起的肺实质炎症。细菌性肺炎最为常见，也是常见的感染性疾病。高发人群包括 2 岁以下的儿童、65 岁以上的老人、居住条件较差的人，有吸烟、酗酒、劳累等不良习惯的人，免疫力低下、长期卧床、使用呼吸机及具有呼吸系统慢性病的人也是肺炎的易感人群。

疾病概述

引起肺炎的病原体主要有细菌、病毒、衣原体、支原体、真菌等微生物，其中细菌性肺炎占全部肺炎的半数左右，在我国成人肺炎中约占 80%。2019 年末于武汉暴发的新型冠状病毒感染肺炎是一种急性感染性肺炎，其病原体是一种先前未在人类中发现的新型冠状病毒，即 2019 新型冠状病毒。

肺炎的典型表现包括新近出现的咳嗽、咳痰，或原有呼吸道疾病症状加重，并出现脓性痰，伴或不伴有胸痛；病变范围大者可有气急、乏力、呼吸困难，甚至呼吸窘迫；多数患者有发热、血白细胞计数增多；有肺实变体征和湿啰音；胸部 X 线检查显示片状、斑片状浸润性阴影或间质性改变，伴或不伴有胸腔积液。

临床上根据解剖、病因、获病方式等将肺炎分为不同类型(表 7－1)。

表 7－1　临床常见肺炎分型

分类依据	分型	特点
解剖	大叶性肺炎	炎症起始于肺泡，并经肺泡间孔向其他肺泡扩散，引起肺段或肺叶广泛实变，支气管一般不受累，故又称肺泡性肺炎
	小叶性肺炎	炎症起始于支气管或细支气管，继而累及肺泡，又称为支气管肺炎
	间质性肺炎	炎症主要侵犯肺间质，多由病毒、支原体感染或非感染因素引起
病因	细菌性肺炎	常见致病菌如肺炎链球菌、金黄色葡萄球菌、溶血性链球菌等需氧革兰阳性球菌以及部分需氧革兰阴性杆菌、厌氧菌等
	真菌性肺炎	致病真菌如组织胞浆菌、皮炎芽生菌等，条件致病真菌如念珠菌属、隐球菌属、曲霉菌属等
	病毒性肺炎	病毒性肺炎多为病毒性上呼吸道感染向下蔓延所致
	非典型病原体肺炎	由嗜肺军团菌、肺炎支原体和肺炎衣原体等感染引起

续表

分类依据	分型	特点
获病方式	社区获得性肺炎(community acquired pneumonia，CAP)	指在社会环境中发生的感染性肺实质炎症，包括在院外感染病原体而在入院后发病的肺炎。肺炎链球菌感染占40%～70%，其次为金黄色葡萄球菌等
	医院获得性肺炎(hospital acquired pneumonia，HAP)	指患者入院时不存在、也不处于感染潜伏期，而是入院48小时后在医院内发生的肺炎。需氧革兰阴性杆菌感染占70%，其次为金黄色葡萄球菌等

常用治疗药物

肺炎常用的抗菌药物包括β-内酰胺类、糖肽类、多黏菌素类、氨基糖苷类、大环内酯类、四环素类、喹诺酮类等，非细菌性肺炎治疗药物见表7-2。本节重点介绍肺炎常用的抗菌药物。

表7-2　非细菌性肺炎治疗药物

肺炎分型	临床使用注意事项
非典型病原体	首选大环内酯类，轻症患者可口服红霉素、克拉霉素、罗红霉素或阿奇霉素，较重病例可静脉滴注红霉素或同时联合利福平口服，临床缓解2～4天后改为口服红霉素。对红霉素不能耐受或治疗失败(2～3天发热不退)者，可选择四环素、多西环素或米诺环素，氟喹诺酮类药物可选用环丙沙星、左氧氟沙星口服或静脉滴注
肺真菌病	根据疑似病原菌和病情轻重选用不同药物和剂量。白念珠菌感染一般首选棘白菌素类，如卡泊芬净、米卡芬净或氟康唑。隐球菌感染重症者首选两性霉素B联合氟胞嘧啶强化治疗1周，而后用氟康唑维持治疗。曲霉菌感染首选伏立康唑、泊沙康唑、艾沙康唑等
病毒性肺炎	抗病毒疗效常不确切，以对症治疗为主。须卧床休息，保持居室空气流通，注意消毒隔离。保持呼吸道通畅，酌情静脉输液和吸氧。抗病毒药物神经氨酸酶抑制剂是目前应用最广泛的治疗流感病毒性肺炎的药物，包括奥司他韦、扎那米韦、帕拉米韦

一、β-内酰胺类

青霉素类

【药理作用】抗菌机制为与细菌体内的青霉素结合蛋白(penicillin-binding protein，PBP)结合后干扰细菌细胞壁的合成，导致细菌生长停止、溶解和死亡。

【适应证】青霉素目前仍为治疗多种革兰阳性菌感染的重要药物，如白喉棒状杆菌、肠球菌等厌氧球菌，以及梭状芽孢杆菌、溶血性链球菌、肺炎链球菌和螺旋体等感染。

【给药方案】肌内注射，成人80万～200万U/d，分3～4次给药；静脉滴注，成人200万～2 000万U/d，分2～4次给药。

【不良反应及注意事项】青霉素类尤其是青霉素最易引起过敏反应，表现为过敏性休克

（Ⅰ型变态反应）、溶血性贫血（Ⅱ型变态反应）、血清病型反应（Ⅲ型变态反应）、药疹、头晕、哮喘发作等。其中以皮疹最常见，以过敏性休克最严重。为防止严重过敏反应的发生，用药前必须详细询问有无青霉素过敏史、药物过敏史、过敏性疾病史及过敏性家族史等；先做青霉素皮肤试验，有青霉素过敏史者不宜进行皮肤试验，宜改用其他药物。

头孢菌素类

【药理作用】抗菌机制与青霉素相似。根据抗菌谱、抗菌活性、对β-内酰胺酶的稳定性及肾毒性将头孢菌素类分为五代。第一代主要作用于需氧革兰阳性球菌；第二、三代主要作用于革兰阴性杆菌；第四、五代头孢菌素抗菌谱广，同时对多重耐药革兰阳性菌如耐甲氧西林金黄色葡萄球菌（methicillin-resistant *Staphylococcus aureus*，MRSA）、甲氧西林耐药凝固酶阴性葡萄球菌（methicillin-resistant coagulase-negative *Staphylococcus*，MRCNS）、青霉素耐药肺炎链球菌（penicillin-resistant *Streptococcus pneumoniae*，PRSP）具较强抗菌活性。

【适应证】适用于敏感菌株所致各种感染。第三、四代头孢菌素可作为病原菌尚未查明的严重感染的经验用药。第五代头孢菌素主要用于治疗由金黄色葡萄球菌、化脓性链球菌、大肠埃希菌、肺炎克雷伯菌等所致的急性细菌性皮肤感染，以及由肺炎链球菌、金黄色葡萄球菌（甲氧西林敏感菌株）、流感嗜血杆菌、肺炎克雷伯菌及大肠埃希菌所致的社区获得性细菌性肺炎。

【给药方案】成人，一般每次服用 10 mg，3 次/d。

【不良反应及注意事项】不良反应较少，常见有皮疹、发热等过敏反应，大剂量应用偶可发生抽搐等中枢神经系统反应。用药期间不能饮酒。

【药物相互作用】第一代注射用头孢菌素如头孢噻吩、头孢唑林有潜在肾毒性，应避免剂量过大，与其他肾毒性药物联合应用时需注意观察肾功能。应用头孢哌酮、头孢匹胺、头孢孟多时可出现低凝血酶原血症和双硫仑样反应，与其他抗凝血药、水杨酸制剂、NSAIDs 等合用可增加出血的危险性。

二、糖肽类

万古霉素

【药理作用】通过干扰细菌细胞壁中的肽聚糖影响细胞壁的合成。

【适应证】限用于 MRSA 所致的系统感染和难辨梭状芽孢杆菌所致的肠道感染和系统感染。

【给药方案】每天 2 g，可分为每 6 小时 500 mg 或每 12 小时 1 g，每次静脉滴注不少于 60 分钟。

【不良反应及注意事项】常见皮疹、恶心、静脉炎等，偶见耳鸣、听力减退、肾功能损害。快速注射可出现类过敏反应，甚至心搏骤停，以及呼吸困难、皮疹、上部躯体发红（红颈综合征）、胸背部肌肉痉挛等。

【药物相互作用】与氨基糖苷类、两性霉素 B、阿司匹林、环孢素及多黏菌素类药物等合用可增加耳毒性及肾毒性。

替考拉宁

【药理作用】作用机理和抗菌谱与万古霉素相同，对金黄色葡萄球菌的作用比万古霉素更强，不良反应更少。

【适应证】适用于治疗各种严重的革兰阳性菌感染。

【给药方案】每日 6～7 mg/kg，开始 2 次/d，后改为 1 次/d。

【不良反应及注意事项】红斑、局部疼痛、血栓性静脉炎等局部反应，过敏反应，肝、肾损伤，头晕、头痛、耳鸣和前庭功能紊乱、二重感染等。

三、多黏菌素类

多黏菌素 B

【药理作用】多肽类抗生素，通过干扰细菌细胞膜通透性与核糖体功能而导致细菌死亡。

【适应证】主要用于铜绿假单胞菌及其他假单胞菌引起的创面、尿路以及眼、耳、气管等部位感染，也可用于败血症、腹膜炎。

【给药方案】口服：成人 100～200 mg/次，3～4 次/d；儿童每日 10～20 mg/kg，分 4 次。肌内注射或静脉注射：成人 50～100 mg/d，分 2～3 次；儿童每日 1.5～2.5 mg/kg，分 3～4 次。

【不良反应及注意事项】对肾脏的损害较多见，肾功能不全者应减量。

【药物相互作用】不应与其他有肾毒性或神经肌肉阻滞作用的药物联合应用，以免发生意外。

四、噁唑烷酮类

利奈唑胺

【药理作用】利奈唑胺为细菌蛋白质合成抑制剂，作用于细菌核糖体的 50S 亚单位，从而抑制细菌蛋白质的合成。

【适应证】适用于治疗革兰阳性球菌引起的感染。

【给药方案】成人和青少年每 12 小时静脉注射或口服（片剂或混悬剂）600 mg。

【不良反应及注意事项】常见腹泻、头痛和恶心，少见呕吐、失眠、便秘、味觉改变、舌变色、瘙痒等。

【药物相互作用】利奈唑胺为可逆、非选择性单胺氧化酶抑制剂，与肾上腺素或 5-羟色胺类制剂有潜在的相互作用。

五、氨基糖苷类

阿米卡星

【药理作用】本品对多数肠杆菌科细菌均具良好作用，作用于细菌核糖体的 30S 亚单位，抑制细菌蛋白质合成。

【适应证】主要用于庆大霉素、卡那霉素耐药的革兰阴性杆菌如大肠杆菌、变形杆菌和铜绿假单胞菌引起的各种感染。

【给药方案】成人肌内注射或静脉滴注，每天不超过 1.5 g，疗程不超过 10 天。

【不良反应及注意事项】主要出现耳毒性、肾毒性、神经肌肉阻滞和过敏反应，长期用药可导致非敏感菌过度生长。

【药物相互作用】与强利尿药、红霉素等联用可加强耳毒性。与头孢菌素类联合应用，可加强肾毒性。与碱性药(如碳酸氢钠、氨茶碱等)联合应用，抗菌效能可增强，但同时毒性也相应增强，必须慎重。

六、大环内酯类

红霉素

【药理作用】抗菌谱广，对大多数革兰阳性菌、部分革兰阴性菌及一些非典型致病菌有效。其作用机制是与细菌核糖体的 50S 亚基成可逆性结合，使细菌蛋白质合成受到抑制，从而起抗菌作用。

【适应证】支原体肺炎、衣原体肺炎；淋球菌感染；厌氧菌所致口腔感染；百日咳；放线菌病；痤疮、猩红热等。

【给药方案】常用口服剂量：每天 1～2 g，分 3～4 次服用；静脉滴注：每天 1～2 g，分 2～4 次。

【不良反应及注意事项】常见腹泻、恶心、呕吐等胃肠道症状，偶可出现乏力、黄疸及肝功能异常等肝毒性。

【药物相互作用】与洛伐他汀合用时可抑制其代谢而增加其血药浓度，可能引起横纹肌溶解。

阿奇霉素

【药理作用】阿奇霉素为氮杂内酯类抗生素。

【适应证】适用于化脓性链球菌引起的急性咽炎、扁桃体炎；敏感细菌引起的鼻窦炎、急性支气管炎、慢性支气管炎急性发作；肺炎链球菌、流感嗜血杆菌及肺炎支原体所致的肺炎等。

【给药方案】口服：每日一次服用本品 0.5 g，共 3 天。静脉滴注：浓度 1.0～2.0 mg/mL，滴注时间不少于 60 分钟。

【不良反应及注意事项】常见消化系统不良反应，如消化不良、胃肠胀气、黏膜炎、口腔念珠菌病、胃炎等。

【药物相互作用】与地高辛、麦角胺或二氢麦角胺、三唑仑，以及细胞色素 P450 系统代谢药如卡马西平等药物同时使用时，建议密切观察患者。

七、四环素类

多西环素

【药理作用】为半合成四环素类抗生素，其作用机制是干扰敏感菌的蛋白质合成。

【适应证】适用于立克次体病、肺炎支原体所致感染、衣原体感染、回归热、霍乱、鼠疫、兔热病等。

【给药方案】成人首次 0.2 g，以后每次 0.1 g，每天 1～2 次，疗程为 3～7 天。

【不良反应及注意事项】多西环素可沉积在牙齿和骨骼中，致牙齿产生不同程度的变色黄染、牙釉质发育不良及龋齿，并可致骨发育不良。还可出现肝脏损害、胃肠道症状、光敏性皮炎、肾毒性等。

【药物相互作用】与强利尿药如呋塞米等药物同用可增强肾毒性。与其他肝毒性药物(如抗肿瘤化疗药物)同用可增强多西环素肝毒性。

八、喹诺酮类

左氧氟沙星

【药理作用】本品为氧氟沙星的左旋体，通过抑制细菌 DNA 旋转酶的活性，阻止细菌 DNA 的合成和复制而导致细菌死亡。

【适应证】适用于敏感菌引起的泌尿生殖系统感染、呼吸道感染、胃肠道感染，伤寒、骨和关节感染，皮肤软组织感染、慢性支气管炎等。

【给药方案】成人常用量为每日 0.3～0.4 g，分 2～3 次服用。

【不良反应及注意事项】常见胃肠道反应、中枢神经系统反应，偶可发生光敏反应、精神异常、烦躁不安，高剂量应用时可出现结晶尿。

【药物相互作用】尿碱化剂可降低本品在尿中的溶解度，导致结晶尿和肾毒性。丙磺舒可减少本品自肾小管分泌约 50%，合用时可因本品血浓度增高而产生毒性。

环丙沙星

【药理作用】氟喹诺酮类，为杀菌剂，作用于细菌细胞 DNA 螺旋酶的 A 亚单位，抑制 DNA 的合成和复制而导致细菌死亡。

【适应证】临床用途较广，除尿路感染、肠道感染、淋病等外，还可用于治疗由流感杆菌、大肠埃希菌、肺炎克雷伯菌等引起的骨和关节感染、皮肤软组织感染、肺炎、败血症等。

【给药方案】成人每日用量为 0.5～1.5 g，分 2 次口服。静脉滴注每日 0.2～0.6 g，速度不宜过快，分 2 次滴注，每次时间约 1 小时。

【不良反应及注意事项】主要为胃肠道反应、中枢神经系统症状、过敏反应，偶可导致癫痫，甚至惊厥。

【药物相互作用】与茶碱类合用可减少后者的肝清除率，使茶碱类的血浓度增高和半衰期延长而导致中毒，故同用时应测定茶碱类血药浓度和调整剂量。

治疗药物应用原则

肺炎的治疗主要包括抗感染治疗、支持治疗和并发症治疗。由于肺炎的病原学检查通常需要一定时间，而肺炎的治疗应尽早开始，因此肺炎的初始治疗常是经验性治疗。经验性抗菌治疗要求所选药物对可能的病原体有较好的覆盖面，同时应尽量减少或避免抗菌药物的毒副作用，避免耐药及诱发二重感染。

经验性治疗的成功率达60%～90%，但这绝不意味着可以忽视或放弃病原学检查，尤其对院内获得性肺炎、免疫低下宿主肺炎以及经验性治疗失败的病例，病原学检查更显得重要。应在经验性治疗前合理安排标本采样及病原学检测，一旦确定感染病原体，应参考体外药敏试验结果，选用高效抗菌药物进行特异性病原学治疗。

用药注意事项

抗感染治疗时各种抗菌药物之间、抗菌药物与其他药物之间均可能发生相互作用，甚至有配伍禁忌，应特别引起重视。

(1) 抗菌药物的抗菌特性。第一类为繁殖期杀菌剂(如青霉素类、头孢菌素类、碳青霉烯类等)；第二类为静止杀菌剂(如氨基糖苷类、多黏菌素类)；第三类为快效抑菌剂(如四环素类、大环内酯类等)；第四类为慢效抑菌剂(如磺胺类等)。第一类和第二类合用可获得协同作用，故临床常用β-内酰胺类与氨基糖苷类联合使用。第三类可使细菌基本处于静止状态，理论上与第一类合用时有导致后者活性减弱的可能性。

(2) 抗菌药物的肝药酶诱导或抑制作用。大环内酯类、四环素类、磺胺类、氯霉素、氟喹诺酮类等具有肝药酶抑制作用，可提高地高辛、氨茶碱等药物的血药浓度，易出现中毒反应。

岗位对接

患者，男，68岁，BMI 21.259 kg/m^2，Ccr 20.479 mL/min，肾小球滤过率(GFR) 28.167 mL/min。3年前患肺结核，治疗后病愈，有高血压、糖尿病。入院前5天无明显诱因出现发热，体温最高达40.0 ℃，伴畏冷、寒战，咳嗽、咳痰，痰少。痰检未见结核分枝杆菌，双肺CT可见右上肺结核，肺部感染性炎症，左侧胸腔积液。治疗上予哌拉西林舒巴坦钠、左氧氟沙星抗感染。入院前2天低热，出现腹泻，2～3次/d，量不等，无恶心、呕吐，无腹痛，无黑便、黏液脓血便。

入院诊断：肺部感染；2型糖尿病；高血压病3级(极高危组)。

治疗方案：美洛西林舒巴坦钠粉针5 g，莫西沙星针4 g，氨溴索片(沐舒坦)30 mg每日2次，桉柠蒎肠溶软胶囊(切诺)0.3 g每日3次。

结合本节所学内容，分析患者初始抗感染治疗方案是否合理？

第三节 支气管哮喘

案例讨论

患者，女，45岁，反复咳嗽5年，自述每年春季及天气骤变时咳嗽加重，伴气短，自行服用甘草片、阿斯美、孟鲁斯特钠后咳嗽缓解，未就医诊治。1周前晚上于公园散步后出现气短、咳嗽症状加重，伴少量白痰，自服左氧氟沙星治疗，症状未见好转。睡眠质量不佳，常于夜间出现剧烈咳嗽，无法入睡。体格检查：双肺散在哮鸣音。肺功能检查：①使用支气管舒张剂前，第1秒用力呼气容积(FEV_1)0.95 L，FEV_1%预计值(FEV_1% pred) 40.2%，第1秒用力呼气容积/用力肺活量(FEV_1/FVC)46.55%；②使用支气管舒张剂后，FEV_1 1.25 L，FEV_1%pred 52.8%，FEV_1/FVC 55.62%；③混合性通气功能障碍、小气道功能障碍、支气管舒张试验阳性。肺部CT：双肺慢性炎症改变、双肺多发微小结节影。呼出气一氧化氮检测(FENO)243 ppb。过敏原试验：花粉、猫毛、屋尘螨、霉菌孢子(++)。

根据患者症状与临床检查结果，判断患者是什么疾病？

支气管哮喘(bronchial asthma)简称“哮喘”，是由多种细胞及细胞组分参与的慢性气道炎症性疾病，临床上多表现为反复发作的喘息、咳嗽、胸闷和呼吸短促。2024年全球哮喘防治创议(Global Initiative for Asthma，GINA)提示，哮喘是全球性的公共健康问题，影响约3亿人，并造成每天约1 000人死亡。

疾病概述

哮喘的病因复杂，受遗传和环境因素的双重影响。目前认为哮喘为多基因遗传病，并在遗传因素的基础上受到体内外多种因素激发而发病，如吸入特异性或非特异性物质、呼吸道感染、气候改变、精神因素等。

哮喘的发病机制包括变态反应、气道高反应性(airway hyper reactivity，AHR)、炎症反应、气道重构、神经因素等。气道高反应性是指气道对各种刺激因子呈现的高度敏感状态，表现为患者接触这些刺激因子时气道出现过强或过早的收缩反应，是哮喘的基本特征。

哮喘典型症状和体征包括反复发作性喘息、气促，伴或不伴胸闷、咳嗽，夜间及晨间多发，常与接触冷空气、物理和化学性刺激以及上呼吸道感染、运动等有关。重度者可有口唇和指(趾)发绀、大汗、疲倦等。

常用治疗药物

治疗哮喘的药物根据其作用可分为支气管舒张剂和抗炎平喘药两大类。

一、支气管舒张剂

本类药物包括β肾上腺素受体激动药(简称“β受体激动药”)、茶碱类药及抗胆碱药等。支气管平滑肌的收缩与舒张是影响气道张力的主要因素，受到交感神经和迷走神经双重调节，激动β肾上腺素受体或M乙酰胆碱受体，分别引起支气管平滑肌的舒张或收缩效应。

(一) β受体激动药

β受体激动药为哮喘的首选对症治疗药，分为选择性β_2受体激动药和非选择性β受体激动药。

1. 选择性β_2受体激动药

沙丁胺醇

【药理作用】选择性激动呼吸道β_2受体，支气管舒张作用与异丙肾上腺素相近，但作用时间更长。

【适应证】以气雾吸入给药,可迅速缓解哮喘急性症状。口服给药起效较慢,有一定的心脏反应,一般用于频发性或慢性哮喘的症状控制和预防发作。

【给药方案】气雾剂含 0.2%沙丁胺醇,吸入 0.1～0.2 mg/次,3～4 次/d。口服:2～4 mg/次,3～4 次/d。

【不良反应及注意事项】可见骨骼肌震颤,好发部位为四肢和颜面部,心脏反应、代谢紊乱。长期用药可产生耐受性,使疗效降低。

【药物相互作用】合用茶碱类药时,可增加松弛支气管平滑肌的作用,可能增加不良反应。

特布他林

【药理作用】本品对呼吸道 β_2 受体选择性较高,还可兴奋子宫肌层的 β_2 受体。

【适应证】同沙丁胺醇。能迅速控制症状,心脏不良反应较少见。

【给药方案】气雾吸入 0.25～0.5 mg/次,3～4 次/d;口服 5 mg/次,3 次/d;缓释片 5～7.5 mg/次,早晚各一次。

【不良反应及注意事项】大剂量或注射给药因舒张血管反射性兴奋心脏,可引起心悸等不良反应。

【药物相互作用】能减弱胍乙啶的降血压作用。与茶碱合用时,可降低茶碱的血药浓度。

2. 非选择性β受体激动药

本类药物对 β_1 和 β_2 受体的选择性低,有些药还有 α 受体激动作用。临床上一般已不作首选,只在必要时用于控制哮喘急性发作。

异丙肾上腺素

【药理作用】对 β_1 和 β_2 受体均有明显激动作用。

【适应证】主要用于控制哮喘急性发作。

【给药方案】成人气雾吸入 1∶200 溶液 0.2～0.5 mL/次,2～3 次/d;片剂嚼碎舌下含服 10 mg/次,3 次/d。

【不良反应及注意事项】吸入量过大或频繁吸入可诱发心悸和心动过速,甚至诱发心律失常和心绞痛,心力衰竭患者可致心脏骤停。

【药物相互作用】与全麻药合用,可增加发生室性心律失常的可能性。禁止与环丙烷、氟烷等卤烷类麻醉药同用,否则可致严重心律失常。

肾上腺素

【药理作用】对 α 和 β 肾上腺素受体都有强大的激动作用。

【适应证】只用于控制哮喘急性发作。

【给药方案】皮下注射 0.25～0.5 mg 后 3～5 分钟显效,迅速缓解症状。

【不良反应及注意事项】不良反应多见,除兴奋心脏外,尚有不安、头痛、面色苍白、手指震颤等反应。

【药物相互作用】禁止与碱性药物配伍。

（二）茶碱类药

茶碱类为甲基黄嘌呤类的衍生物，具有松弛气道平滑肌、呼吸兴奋作用及强心作用，适用于心源性哮喘。

氨茶碱

【药理作用】氨茶碱为茶碱与二乙胺的复盐。可松弛支气管、肠道、胆道等多种平滑肌，对支气管黏膜的充血、水肿也有缓解作用。

【适应证】静脉注射用于哮喘急性发作或哮喘持续状态。治疗急性心功能不全和心力衰竭的哮喘（心源性哮喘）。

【给药方案】口服，200 mg/次，3～4 次/d。静脉滴注，0.4 mg/(kg·h)。静脉注射，一般用负荷量 5 mg/kg，血清浓度可在 7～17 μg/mL。

【不良反应及注意事项】本品碱性较强，局部刺激性大，口服后易引起胃肠道刺激症状，肌内注射可致局部红肿疼痛，故很少使用。

【药物相互作用】酸性药物可增加其排泄，而碱性药物则减少其排泄。静脉滴注时，应避免与维生素 C、促皮质素、四环素族盐酸盐等配伍。

胆茶碱

【药理作用】胆茶碱为茶碱与胆碱的复盐，水溶性为氨茶碱的 5 倍。

【适应证】适用于支气管哮喘，也用于心源性哮喘。

【给药方案】口服，常用量 200～400 mg/次，3～4 次/d。

【不良反应及注意事项】对胃黏膜刺激性较小，患者易耐受。

【药物相互作用】与咖啡因或其他黄嘌呤类药合用，可增加其作用和毒性。

（三）抗胆碱药

抗胆碱药松弛支气管平滑肌作用比 β 受体激动药弱，持续时间相同或略长，对慢性哮喘患者两药有协同效果。

异丙托溴铵

【药理作用】对支气管平滑肌 M 受体有较高选择性。

【适应证】用于防治哮喘、慢性支气管炎和肺气肿，尤其适用于因骨骼肌震颤或心动过速而不能耐受 β 受体激动药的患者。

【给药方案】气雾吸入 40～80 μg/次，3～6 次/d。

【不良反应及注意事项】不良反应少见，少数患者有口干、口苦感。青光眼、前列腺增生患者慎用。

【药物相互作用】与 β 受体激动药、茶碱、色甘酸钠合用可相互增强疗效。金刚烷胺、吩噻嗪类抗精神病药、三环类抗抑郁药、单胺氧化酶抑制药及抗组胺药可增强本品的作用。

二、抗炎平喘药

气道炎症和气道高反应性是哮喘发病的重要机制，抗炎平喘药主要包括糖皮质激素类、抗白三烯类和抗过敏平喘药。其中，糖皮质激素类因抗炎作用强大、兼有抗过敏作用而疗效显著。

（一）糖皮质激素类

糖皮质激素类(glucocorticoids，GCs)是目前治疗支气管哮喘最有效的抗炎药物，也是哮喘持续状态或危重发作的重要抢救药。其作用机制：①减轻炎症反应；②降低血管通透性，减轻气道黏膜水肿；③干扰花生四烯酸代谢，前列腺素、白三烯(leukotrienes，LTs)和血小板活化因子(platelet activating factor，PAF)等血管通透性因子、血管扩张因子、平滑肌收缩因子的产生，继而抑制多种细胞因子如 TNF-α、白介素-1(interleukin-1，IL-1)的产生；④增加细胞内 cAMP 的含量，增强机体对儿茶酚胺的反应性。

糖皮质激素类的给药方式为全身用药和局部吸入两种。吸入型糖皮质激素类是哮喘治疗的一线药物。全身给药仅限于用其他药物无效的严重哮喘和哮喘持续状态，一般在症状改善后应减量直至停用。

倍氯米松

【药理作用】脂溶性较强，局部收缩微血管作用强于氢化可的松，局部抗炎作用是氟氢松和去炎松的 5 倍。

【适应证】局部吸入能控制大多数反复发作的哮喘病例，但因起效较慢，不能用于急性发作的抢救，也不宜用于哮喘持续状态。

【给药方案】气雾吸入 100 μg/次，3～4 次/d。

【不良反应及注意事项】气雾剂对个别人有刺激感，咽喉部可出现白色念珠菌感染。偶见声嘶或口干，少数可因变态反应引起皮疹。

【药物相互作用】胰岛素能与本品产生拮抗作用，糖尿病患者应注意调整用药剂量。

布地奈德

【药理作用】高效局部抗炎作用糖皮质激素。

【适应证】用于控制和预防哮喘发作。

【给药方案】气雾吸入，起始剂量 200～400 μg/次，维持量 100～200 μg/次，2～4 次/d。

【不良反应及注意事项】仅偶见咽喉部不适、声嘶等局部刺激症状，以及口腔、咽部念珠菌感染。

【药物相互作用】酮康唑能提高布地奈德的血浆浓度。

（二）抗白三烯类

抗白三烯类有白三烯受体拮抗剂与白三烯合成抑制剂两类。使用抗白三烯类药物已逐渐成为减轻气道炎症和气道高反应性、预防和治疗哮喘、减少激素用量的重要治疗手段。

扎鲁司特

【药理作用】长效口服白三烯受体拮抗剂。

【适应证】适用于慢性轻至中度哮喘的预防和治疗，可减轻哮喘症状、改善肺功能。也用于激素抵抗型哮喘。

【给药方案】成人 20 mg/次，2 次/d。

【不良反应及注意事项】耐受性良好，常见的不良反应有轻微头痛、胃肠道反应、咽炎、鼻炎，少见皮疹和氨基转移酶增高，罕见血管神经性水肿等变态反应。

【药物相互作用】与阿司匹林合用，可使扎鲁司特的血浆浓度升高约 45%。与华法林合用可导致凝血酶原时间延长约 35%，应密切监测。

孟鲁司特

【药理作用】白三烯受体拮抗剂。

【适应证】用于减轻白三烯介导的支气管炎症和痉挛，可有效预防哮喘尤其是阿司匹林哮喘的发作。

【给药方案】每日 1 次，每次 1 片(10 mg)。

【不良反应及注意事项】一般耐受性良好，不良反应轻微。

【药物相互作用】在合并使用苯巴比妥的患者中，孟鲁司特的血浆浓度-时间曲线下面积减少大约 40%。

（三）抗过敏平喘药

本类药物能抑制与哮喘有关的活性物质的释放，有拮抗炎症介质的作用。由于起效较慢，主要用于预防哮喘的发作。

色甘酸钠

【药理作用】本品对由抗原诱发的早期哮喘反应与迟发哮喘反应均有抑制作用。

【适应证】主要用于过敏性支气管哮喘的预防性治疗。

【给药方案】微粒粉末吸入，常用量 20 mg，4 次/d。症状减轻后逐渐减量，维持量 20 mg/d。

【不良反应及注意事项】粉末刺激气道黏膜可产生咳嗽、气急甚至诱发哮喘，与少量异丙肾上腺素合用可以预防。

奈多罗米

【药理作用】抑制支气管黏膜炎症细胞释放多种炎症介质，作用强于色甘酸钠。

【适应证】预防性治疗哮喘。

【给药方案】成人用量为每次 2 揿，每日 4 次。

【不良反应及注意事项】偶有头疼。儿童、妊娠期妇女慎用。

奥马珠单抗

【药理作用】为重组人源化单克隆抗 IgE 抗体，是第一个用于治疗哮喘的生物制剂，可以把变态反应阻断在极早期阶段。

【适应证】用于变态反应和中、重度持续性哮喘患者，能有效降低对糖皮质激素类的依赖性，减少哮喘恶化的次数。

【给药方案】皮下注射给药，每次给药剂量为 75～600 mg(开始给药前，检测患者 IgE 水平，根据 IgE 和患者体重，确定合适的给药剂量），每 2 周给药 1 次。

【不良反应及注意事项】常见头痛和注射部位疼痛、肿胀、红斑和瘙痒。

【药物相互作用】由于一些蠕虫感染的免疫应答可能涉及 IgE，本品可能间接降低治疗蠕虫或其他寄生虫感染药物的疗效。

治疗药物应用原则

哮喘治疗目标在于达到哮喘症状的良好控制，维持正常的活动水平，同时尽可能减少急性发作和死亡、肺功能不可逆损害和药物相关不良反应的风险。GINA 提出，哮喘总体控制主要包含达到当前控制和降低未来风险两个方面含义。如果能够明确引起哮喘发作的过敏原或其他非特异刺激因素，宜采取环境控制措施，尽可能减少暴露，是防治哮喘急性发作最有效的方法。

GINA 将哮喘的长期管理方案总结成"评估病情或疗效—调整治疗方案—监测治疗反应"的循环往复，目的是既达到哮喘的有效控制，又使用了最低有效剂量，减少了药物副作用的发生。

用药注意事项

特殊患者如妊娠期妇女、儿童等用药需特别注意。妊娠期哮喘治疗原则与典型哮喘相同，基于妊娠安全性考虑，药物选择要慎重。对于哮喘发作期患儿应早期使用 β_2 受体激动药及糖皮质激素吸入制剂，找到能控制发作的最低有效剂量。色甘酸钠吸入粉剂具有预防哮喘发作的作用，宜在哮喘发病季节前 1～2 个月开始用药。

岗位对接

患者，男，35 岁。咳嗽、发热 2 周，喘息 5 天。2 周前受凉后出现咽痛、咳嗽、发热，以干咳为主，最高体温 37.8 ℃。口服感冒药后发热症状明显改善，但咳嗽症状改善不明显。5 天前出现喘息，夜间明显，自觉呼吸时有喘鸣音，常常于夜间憋醒。接触冷空气或烟味后症状可加重。既往患"过敏性鼻炎"5 年，经常使用抗过敏药物。无烟酒嗜好。其父患湿疹多年。

查体：体温 36.2 ℃，脉搏 80 次/min，呼吸 24 次/min，血压 120/80 mmHg，意识清楚，口唇无发绀，颈静脉无充盈。双肺可闻及散在哮鸣音。心界不大，心率 80 次/min，律齐，未闻及杂音。腹软，肝脾肋下未触及，双下肢无水肿，未见杵状指。

辅助检查：血常规示白细胞 7.6×10^9/L，中性粒细胞百分比 75%，淋巴细胞百分比 12%，嗜酸性粒细胞百分比 10%（正常值 0.5%～5%），血红蛋白 135 g/L，血小板 234×10^9/L。胸片未见明显异常。

1. 该患者的诊断及诊断依据是什么？
2. 需要与哪些疾病进行鉴别诊断？
3. 该患者需要进一步接受哪些检查？
4. 该病的治疗原则是什么？

第四节　慢性阻塞性肺疾病

案例讨论

患者，男，52 岁，卡车驾驶员。反复咳嗽、咳痰 3 年，一般秋冬季节多见，咳嗽于早晨较重。曾做肺功能检查显示吸入支气管舒张剂后 FEV_1/FVC 为 68%，FEV_1 为预计值的 75%。2 天前，患者咳嗽、咳痰症状加重，痰为白色，量少，易咳出，无发热、呼吸困难等症状。患者无其他基础疾病，无食物及药物过敏史，有吸烟史 20 年，每天 1.5 盒，已戒 3 年。诊断：慢性阻塞性肺疾病急性加重期。

1. 该患者应如何用药？
2. 简要分析用药理由。

慢性阻塞性肺疾病（chronic obstructive pulmonary disease，COPD）是一种异质性肺部疾病，其特征是由于气道异常和/或肺泡异常引起的慢性呼吸道症状（呼吸困难、咳嗽、咳痰和/或急性加重），导致持续的、通常是进行性加重的气流受限。

慢性阻塞性肺疾病全球倡议（Global Initiative for Chronic Obstructive Lung Disease，GOLD）重视 COPD 的早期发现、管理及预防。GOLD 2024 修订 COPD 诊断标准为在适当的临床背景下，若吸入支气管舒张剂后，FEV_1/FVC（第 1 秒用力呼气容积与用力肺活量的比值，在临床上称为 1 秒率）$<70\%$，则证实存在持续性气流受限，即可确诊。

疾病概述

COPD 的病因尚未完全弄清，目前认为包含内部因素和外部因素两个方面。外部因素中感染是引起 COPD 急性发作和加重的重要外因，吸烟是 COPD 最重要的环境致病因素，寒冷尤其是气候突变常为慢性支气管炎发作的诱因；内部因素中 COPD 有遗传易感性，同时年龄越大，COPD 患病率越高。

COPD 的发病机制为支气管不完全阻塞和弹性蛋白酶及其抑制因子的失衡。COPD 多缓慢起病，病程较长，反复发作而加重。主要症状有慢性咳嗽、咳痰、喘息。COPD 可分为急性加重期和稳定期：急性加重期患者的呼吸道症状急性加重，常有短期内咳嗽、咳痰、喘息加重，痰量增多，脓性或黏液脓性痰，可伴有发热等表现；稳定期患者的咳嗽、咳痰和喘息等症状稳定或症状轻微，病情基本恢复到急性加重前的状态。

常用治疗药物

治疗 COPD 的常用药物有支气管舒张剂、糖皮质激素、抗菌药物等，现介绍其他药物，详见表 7-3。

表7-3　治疗COPD的其他常用药物

药物	注意事项
祛痰药	COPD患者一般不单独使用止咳药，宜用祛痰药以利于痰液排出。祛痰药分为两大类，一类是恶心性祛痰药，如氯化铵；另一类是黏痰溶解药，能分解痰液中的酸性黏多糖和脱氧核糖核酸等黏性成分，有利于痰液排出，如溴己新、氨溴索、乙酰半胱氨酸、羧甲司坦、厄多司坦、福多司坦等
磷酸二酯酶4抑制剂	主要通过抑制细胞内的环腺苷酸降解来减轻炎症。目前常用的有罗氟司特，可改善应用沙美特罗或噻托溴铵治疗患者的FEV_1，还可使需用激素治疗的中、重度急性加重情况的发生率下降
疫苗	疫苗接种是预防相应病原体感染的有效手段。流感疫苗接种可降低COPD患者的严重程度和病死率。23价肺炎球菌多糖疫苗接种可降低65岁以上的COPD患者社区获得性肺炎的发病率。在COPD中，尤其是年龄＞65岁的患者，推荐每年接种流感疫苗和每5年接种肺炎球菌疫苗

一、祛痰药

祛痰药是指能使痰液黏稠度降低，易于咳出，或能加速呼吸道黏膜纤毛运动，改善痰液转运的药物。按其作用机制，祛痰药可分为恶心性祛痰药和黏痰溶解药两类。

溴己新

【药理作用】黏痰溶解药。可直接作用于支气管腺体，促使黏液分泌细胞释放溶酶体酶，使黏液中黏多糖解聚，并抑制黏液腺及杯状细胞合成酸性黏多糖，降低痰的黏稠度；还能激动呼吸道胆碱受体，使呼吸道腺体分泌增加。

【适应证】适用于慢性支气管炎、哮喘、支气管扩张、硅肺等有白色黏痰又不易咳出的患者。脓性痰患者需加用抗生素控制感染。

【给药方案】常用量：口服，8～16 mg/次，3次/d；亦可雾化吸入。

【不良反应及注意事项】少数患者可引起上腹部不适、恶心等，偶见血清转氨酶升高。胃溃疡患者应慎用。

【药物相互作用】本品能增加阿莫西林、四环素类抗生素在肺内或支气管的分布浓度，合用时能增强抗菌疗效。

氨溴索

【药理作用】本品为溴己新的活性代谢物。可显著增加痰量、降低痰黏稠度，并有一定的镇咳和改善通气功能作用。

【适应证】长期服用能显著减少慢性支气管炎的急性发作。

【给药方案】成人口服1～30 mg/次，3次/d；儿童口服糖浆9 mg/次，3～4次/d。

【不良反应及注意事项】不良反应较少，仅少数患者出现轻微的胃肠道反应如胃部不适、胃痛、腹泻等。偶见皮疹等过敏反应。

【药物相互作用】本品与阿莫西林、阿莫西林/克拉维酸、氨苄西林、头孢呋辛、红霉素、多西环素等抗生素合用，可增加其在肺内的分布浓度，增强其抗菌疗效。本品与β_2受体激动药及茶碱等支气管舒张剂合用有协同作用。

乙酰半胱氨酸

【药理作用】黏痰溶解药。其分子中的巯基(—SH)能使痰液中黏多糖蛋白中的二硫键裂解,从而使蛋白链断裂,使黏性痰液化;还可分解核糖核酸酶,使脓性痰中的DNA断裂。

【适应证】适用于以黏稠分泌物过多为特征的呼吸系统疾病,如COPD、支气管扩张症等。

【给药方案】口服,成人200 mg/次,2～3次/d;儿童100 mg/次,2～4次/d。

【不良反应及注意事项】本品有特殊臭味,可引起恶心、呕吐。

【药物相互作用】本品与碘化油、糜蛋白酶、胰蛋白酶有配伍禁忌。与异丙肾上腺素合用或交替使用时可提高本药疗效,减少不良反应。与硝酸甘油合用,可增加低血压和头痛的发生。酸性药物可降低本品的作用。

二、磷酸二酯酶4抑制剂

罗氟司特

【药理作用】选择性抑制磷酸二酯酶4,阻断炎症反应信号传递,进而抑制如COPD和哮喘等呼吸道疾病对肺组织造成的损伤。

【适应证】须与其他支气管舒张剂合用,适用于有频繁加重病史的慢性支气管炎相关严重COPD(舒张后FEV_1小于预计值的50%)成人患者的维持治疗。

【给药方案】0.5 mg/d。

三、疫苗

23价肺炎球菌多糖疫苗

【药理作用】本品的主要成分为23价肺炎球菌多糖,由23种普遍流行或侵袭力强的肺炎链球菌荚膜多糖混合物组成并经高度纯化。

【适应证】适用于免疫预防该疫苗所含荚膜菌型的肺炎球菌疾病。

【给药方案】单瓶剂量为0.5 mL,内含多种荚膜型多糖(均为25 μg)且溶解于含0.25%苯酚防腐剂的等渗生理盐水中。

【不良反应及注意事项】最常见的不良反应为发热(≤38.8 ℃)、注射部位的局部反应(包括疼痛、红斑、发热、肿胀和局部硬结)。少见蜂窝织炎样反应。

治疗药物应用原则

COPD急性加重期的治疗目标是最小化本次急性加重的影响,预防再次急性加重的发生。根据COPD急性加重和并发症的严重程度,选择在门诊或住院治疗,多数急性加重患者可在门诊接受支气管舒张剂、糖皮质激素及抗菌药物等治疗;病情较重者,应住院治疗;若病情危及生命需尽快收住ICU。治疗中需注意解痉平喘、控制感染、改善缺氧、祛痰止咳几个方面。

COPD稳定期应根据患者病情的综合评估,选择不同的治疗方法。对COPD患者,应建立"评估—回顾—调整"长期随访的管理流程。给予初始治疗后,应重点评估呼吸困难和急性加重发生情况是否改善，然后根据情况调整治疗方案；在调整药物治疗前，需要评估患者的吸入技术、用药依从性等，识别任何可能影响治疗效果的因素并加以调整，考虑升级、降级或更换吸入装置及药物。对COPD稳定期患者，一般不主张使用抗菌药物治疗或用于预防感染。

用药注意事项

COPD急性加重期的治疗主要为解痉平喘、控制感染、祛痰止咳，防止反复感染。稳定期治疗主要为扶正固本，增强体质，提高机体抗病能力和预防急性加重。COPD一旦形成，肺组织的破坏是不可逆的，难以修复，治疗目标应当在减轻当前症状的同时降低未来风险。同时应围绕戒烟、解除气道阻塞中的可逆因素、控制咳嗽、预防和消除呼吸道感染、控制各种并发症几个方面进行治疗。

此外，教育可以提高患者对COPD的认识及自身处理疾病的能力，减少急性加重次数，提高生活质量，维持病情稳定。危险因素管理主要是戒烟和控制职业性或环境污染，建议患者尽量避免持续暴露于潜在的刺激物中。加强体育锻炼，提高机体抗病能力。积极防治感冒，及时治疗呼吸道感染。高蛋白、高营养饮食有利于改善患者的一般情况。

岗位对接

患者，男，73岁，化工厂工人。因反复咳嗽、咳痰15年，气促3年，加重1周入院。患者15年来，每年咳嗽、咳痰达3个月以上，每于冬春季节转换时多发。嗜烟，每日25支，吸烟50余年。查体：体温36.8℃，呼吸28次/min，神清，气促，烦躁不安，唇甲发绀，球结膜充血、水肿。咽稍红，双侧扁桃体无肿大。颈静脉怒张，肝颈征阳性。气管居中，双肺叩诊呈过清音，双肺呼吸音粗，可闻及散在干、湿啰音。心界不大，心率110次/min。腹平软，肝脾肋下未及。双下肢轻度水肿。

1. 患者可能的诊断是什么？

2. 患者血常规：白细胞15×10^9/L，中性粒细胞百分比86%，淋巴细胞百分比14%。目前可给予的治疗有哪些？

3. 患者经治疗后好转出院，应给予患者的建议有哪些？

第五节 肺结核

案例讨论

患者，女，68岁，糖尿病10年。因发烧、咳嗽、咳痰、气促30天而来诊。胸片示两肺散在粟粒状、等大、均匀的病灶。痰检结核菌阴性，1∶2 000的旧结核菌素（old tuberculin，OT）（5 TU，指1单位结核菌素被稀释至5倍）试验阴性。经1个月抗结核药物强化治疗复查，病灶吸收好转。

1. 她的OT试验阴性最可能原因是什么？

2. 根据机体免疫与变态反应的科赫（Koch）现象，此患者最可能是初感染还是再感染结核菌，为什么？

肺结核是由结核分枝杆菌(mycobacteria tuberculous，MTB)引起的慢性呼吸道传染病,其他脏器的结核分枝杆菌感染均称肺外结核。WHO发布的《2024年全球结核病报告》显示,2023年中国结核病发病数是74.1万,占全球结核病患者数6.8%,发病率为52/10万,居世界第3位。肺结核传播流行目前仍是严重危害公众健康的全球性公共卫生问题。

疾病概述

结核分枝杆菌是引起肺结核的病原菌,属分枝杆菌。结核分枝杆菌对外界的抵抗力较强,但对热的耐受力弱。呼吸道传播最为常见,消化道、泌尿生殖道和皮肤黏膜感染较少。自然抵抗力降低是结核病易感的重要因素。获得性抵抗力是指接种卡介苗或感染结核分枝杆菌后获得的免疫力,由T辅助淋巴细胞介导。

肺结核临床多表现为慢性病程,呈多样性,如病变轻、病灶局限,可无任何症状。待各种临床表现出现,病情已达较重程度。全身症状可有不适、一段时间午后低热、乏力、食欲缺乏、体重减轻、盗汗等,呼吸道症状有咳嗽、咳痰、咯血、胸痛等。胸部X线检查有助于本病的诊断,痰内找到结核分枝杆菌可以确诊。

常用治疗药物

1. 一线药物　指疗效好而副作用少的抗结核药物,是治疗各种结核病的首选药。包括异烟肼(isoniazide，INH，H)、链霉素(streptomycin，SM，S)、利福平(rifampicin，RFP，R)、吡嗪酰胺(pyrazinamide，PZA，Z)、乙胺丁醇(ethambutol，EMB，E)、利福布汀(rifabutin，Rfb)、利福喷丁(rifapentine，Rft)、帕司烟肼(pasiniazide，Pa)等。

2. 二线药物　指相对疗效较差,副作用大,多用于对一线药物出现耐药的复治患者。包括左氧氟沙星、莫西沙星、贝达喹啉、利奈唑胺、普瑞马尼、对氨基水杨酸、卷曲霉素、环丝氨酸、特立齐酮、氯法齐明、德拉马尼等。

异烟肼、利福平、吡嗪酰胺、乙胺丁醇、环丝氨酸等可透入细胞内,对细胞内外结核分枝杆菌的作用相仿。链霉素、卷曲霉素等仅少量进入细胞内,所以细胞外的抗菌作用大于细胞内。

异烟肼

【药理作用】异烟肼对结核分枝杆菌有高度选择性,抗菌作用强,对结核分枝杆菌有抑制和杀灭作用。其生物膜穿透性好,对细胞内外的结核分枝杆菌具有同等的杀灭作用。由于疗效佳、毒性小、价廉、口服方便,故被列为首选抗结核药。

【适应证】该品为治疗结核病的首选药物,适用于各种类型的结核病,如肺、淋巴、骨、肾、肠等结核,结核性脑膜炎、胸膜炎及腹膜炎等。异烟肼可用于预防与活动性肺结核患者接触的人群。

【给药方案】口服:成人0.1～0.3 g/次,2次/d;静脉注射或静脉滴注:0.3～0.6 g/次;肌内注射:多用于不能口服的患者,剂量与口服给药相同。

【不良反应及注意事项】治疗量的异烟肼不良反应少,毒性小,可有头痛、眩晕等轻微反应。较大剂量(每日超过6 mg/kg)常见外周神经炎、四肢感觉异常、反射消失、肌肉轻瘫和精神失常等,因而有癫痫、嗜酒、精神病史者慎用。这些症状与维生素B_6缺乏有关,同服维

生素 B_6 可治疗或预防。大剂量异烟肼可损害肝脏，引起转氨酶暂时性升高，快乙酰化、35 岁以上及嗜酒者较易发生。因此，用药期间应定期检查肝功能，肝病患者慎用，一旦发现肝炎，严禁继续使用。

【药物相互作用】不宜与其他神经毒药物合用，以免增加神经毒性。与吡嗪酰胺、利福平等其他有肝毒性的抗结核药合用时，可增加本品的肝毒性，尤其是已有肝功能损害者或为异烟肼快乙酰化者，因此应尽量避免合用或在疗程的前 3 个月密切随访有无肝毒性征象出现。

链霉素

【药理作用】链霉素属于氨基糖苷类药，其作用机制是作用于细菌体内的核糖体，抑制细菌蛋白质合成，并破坏细菌细胞膜的完整性。

【适应证】除与其他抗结核药物联合用于各种结核病外，还可单用治疗土拉菌病或与其他抗菌药物联合用于鼠疫、腹股沟肉芽肿、布鲁菌病、鼠咬热等的治疗，亦可与青霉素或氨苄西林联合治疗草绿色链球菌或粪肠球菌所致的心内膜炎。

【给药方案】成人常用量：①抗菌，肌内注射，0.5 g/次（以链霉素计，下同），每 12 小时 1 次。②土拉菌病，肌内注射，0.5～1.0 g/次，每 12 小时 1 次，连续 7～10 天。③结核病，肌内注射，每日 1.0 g，分 2 次；或 0.75 g/次，1 次/d。

【不良反应及注意事项】主要包括过敏反应、神经系统反应（最常见而严重的毒性反应是对第Ⅷ对脑神经的损害）、泌尿系统反应及注射处疼痛等。

【药物相互作用】与其他氨基糖苷类同用或先后连续应用，可增加耳毒性、肾毒性及神经肌肉阻滞作用的可能性。

利福平

【药理作用】利福平为利福霉素类半合成广谱抗菌药，对多种病原微生物均有抗菌活性。抗菌机制为与依赖 DNA 的 RNA 多聚酶的 β 亚单位牢固结合，抑制细菌 RNA 的合成，防止该酶与 DNA 连接，从而阻断 RNA 转录过程，使 DNA 和蛋白质的合成停止。

【适应证】与其他抗结核药联合用于各种结核病的初治与复治，包括结核性脑膜炎的治疗。与其他药物联合用于麻风、非结核分枝杆菌感染的治疗。与万古霉素联合用于甲氧西林耐药葡萄球菌所致的严重感染。

【给药方案】①抗结核治疗：口服，0.45～0.60 g/次，空腹顿服，每日不超过 1.2 g。②脑膜炎奈瑟菌带菌者：5 mg/kg，每 12 小时 1 次，连续 2 日。

【不良反应及注意事项】常见消化道反应，如厌食、恶心、呕吐、上腹部不适、腹泻等；可见肝毒性、变态反应，大剂量间歇疗法后偶可出现“流感样综合征”，表现为畏寒、寒战、发热、不适、呼吸困难、头晕、嗜睡及肌肉疼痛等。患者服用本品后，大小便、唾液、痰液、泪液等可呈橘红色。

【药物相互作用】与异烟肼合用增加肝毒性发生危险，尤其是原有肝功能损害者和异烟肼快乙酰化患者。该品可诱导肝微粒体酶，增加药物代谢，因此需调整剂量。

吡嗪酰胺

【药理作用】本品的结构类似烟酰胺，进入细胞可起杀菌作用。与其他抗结核药无交叉耐药性，主要用于经一线药物治疗无效的病例。作用机制可能为吡嗪酰胺渗入含结核分枝杆菌的巨噬细胞内，转化为吡嗪酸而发挥抗菌作用。

【适应证】与其他抗结核药联合用于经一线抗结核药治疗无效的结核病。

【给药方案】口服，按体重 5～8.75 mg/kg，每 6 小时 1 次；或按体重 6.7～11.7 mg/kg，每 8 小时 1 次。最高每日 3 g。

【不良反应及注意事项】可见肝损害、关节痛、胃肠道反应、过敏反应等。

【药物相互作用】与异烟肼、利福平合用有协同作用，并能延缓耐药性的产生。

乙胺丁醇

【药理作用】本品作用机制尚未完全阐明。目前认为其可渗入结核分枝杆菌内干扰 RNA 的合成从而抑制细菌的繁殖，本品只对生长繁殖期的结核分枝杆菌有效。

【适应证】适用于经其他抗结核药治疗无效的病例。

【给药方案】结核初治，按体重 15 mg/kg，每日 1 次顿服；结核复治，按体重 25 mg/kg，每日 1 次顿服，连续 60 天，继以按体重 15 mg/kg，每日 1 次顿服。

【不良反应及注意事项】视物模糊、眼痛、红绿色盲或任何视力减退（每日剂量 25 mg/kg 以上时易发生视神经炎）、畏寒、关节肿痛等。

【药物相互作用】与氢氧化铝同用能降低乙胺丁醇的吸收。

贝达喹啉

【药理作用】抗结核新药，通过抑制结核分枝杆菌的 ATP 合成酶来发挥其抗结核作用。

【适应证】可用于耐多药结核病治疗。

【给药方案】前 2 周 400 mg/d，1 次/d；后 22 周每次 200 mg，每周 3 次，两次用药之间至少间隔 48 小时，每周总剂量 600 mg，总疗程 24 周。

【不良反应及注意事项】恶心、关节痛、头痛、咯血、胸痛、食欲减退、转氨酶升高、皮疹、血淀粉酶升高等。

【药物相互作用】避免与强效 CYP3A4 诱导剂合用，如利福霉素（利福平、利福喷汀和利福布汀）等。

对氨基水杨酸

【药理作用】本品为对氨基苯甲酸的同类物，通过对叶酸合成的竞争抑制作用而抑制结核分枝杆菌的生长繁殖，对结核分枝杆菌只有抑菌作用。

【适应证】适用于结核分枝杆菌所致的肺及肺外结核病，静脉滴注可用于治疗结核性脑膜炎及急性扩散性结核病。

【给药方案】静脉滴注，4～12 g/d。

【不良反应及注意事项】较多发生瘙痒皮疹、关节酸痛与发热、嗜酸性粒细胞增多等。

【药物相互作用】对氨基苯甲酸与本品有拮抗作用，两者不宜合用。本品可增强抗凝药（香豆素或茚满二酮衍生物）的作用，同服时剂量应适当调整。可能影响利福平的吸收，导致利福平的血药浓度降低。

治疗药物应用原则

化学药物治疗是控制肺结核最重要的手段，在药物治疗的同时辅以免疫治疗并加强营养，可以提高疗效并减少复发。肺结核治疗的原则是早期、联用、适量、规律、全程。①早期：病灶中的结核分枝杆菌以A群菌为主，对药物敏感，同时病灶的血液循环丰富，局部药物浓度高，可以发挥最大的杀菌或抑菌作用。②联用：选择2种或2种以上不同作用机制的抗结核药物联合使用，可起协同增效和交叉杀灭耐药菌的作用，防止或延缓耐药性产生。③适量：指能发挥最大疗效而不良反应最小的治疗剂量，要避免因剂量过大或不足产生毒副作用和耐药性的弊端。④规律：即严格按照化疗方案，有计划、不间断地定期用药。随意中断或更换药物，或不按规定的程序用药常导致耐药和化疗失败。⑤全程：即按规定完成疗程，避免过早停药造成治疗失败或复发。肺结核是慢性病，需长期治疗。坚持合理的全程用药，一般可使痰菌阴转率达到95%以上，停药后复发率低于2%。

用药注意事项

抗结核治疗疗程长，患者往往不能坚持全程，常中断治疗或不规则用药，这成为控制肺结核的主要障碍。要取得化疗成功，关键在于对肺结核患者实施有效的治疗管理，即目前推行的在医务人员直接面视下短程督导化疗（directly observed treatment short course，DOTS），确保肺结核患者在全疗程中规律、联合、足量和不间断地实施规范化疗，减少耐药性的产生，最终获得治愈。

岗位对接

患者，男，35岁，因发热、咳嗽、咳痰3天就诊，体温最高39.5 ℃，痰中带血丝，经检查诊断为肺结核。请根据患者情况，制订一份治疗计划。

目标检测

一、单选题

1. 以下药物中，能够诱发瑞氏综合征并导致患者死亡的是（　　）
   A. 布洛芬　B. 对乙酰氨基酚
   C. 静脉用糖皮质激素　D. 阿司匹林
2. 急性上呼吸道感染最常见的病因是（　　）
   A. 细菌　B. 免疫力　C. 传染　D. 病毒
3. 肺炎最常见的病原体是（　　）
   A. 细菌　B. 病毒　C. 真菌　D. 寄生虫
4. 社区获得性肺炎最常见的致病菌是（　　）
   A. 肺炎链球菌　B. 流感嗜血杆菌
   C. 肺炎克雷伯菌　D. 金黄色葡萄球菌
5. 以下不是肺炎典型症状的是（　　）
   A. 发热　B. 咳嗽　C. 胸痛　D. 腹泻

6. 肺炎球菌疫苗接种的主要目的是 ( )
A. 预防流感 B. 预防肺炎球菌感染 C. 预防结核 D. 预防脑膜炎

7. 支气管哮喘的主要特征是 ( )
A. 咳嗽 B. 喘息 C. 呼吸困难 D. 胸痛

8. 支气管哮喘的病因不包括 ( )
A. 遗传因素 B. 环境因素 C. 药物因素 D. 肺炎

9. 痰黏稠不易咳出伴有呼吸道炎症的对症治疗应选用 ( )
A. 羧甲半胱氨酸 B. 枸橼酸喷托维林
C. 磷酸苯丙哌林 D. 盐酸二氧丙嗪
E. 可待因

10. 可待因镇咳是由于 ( )
A. 直接抑制咳嗽中枢 B. 抑制呼吸道感受器
C. 扩张支气管 D. 祛痰
E. 以上均不是

11. 剧咳伴有黏痰患者应选用 ( )
A. 可待因 B. 麻黄碱
C. 氯化铵 D. 可待因＋乙酰半胱氨酸
E. 枸橼酸喷托维林

12. 缓解肺气肿患者呼吸困难的首选措施是 ( )
A. 胸腔引流 B. 通畅呼吸道,持续低流量吸氧
C. 镇静剂 D. 强心剂
E. 呼吸兴奋剂

13. 下列对老年、体弱 COPD 患者的治疗中不恰当的是 ( )
A. 急性发作期以抗感染治疗为主
B. 应给予高蛋白、高维生素饮食
C. 痰液黏稠时可雾化吸入
D. 病情缓解后可做腹式呼吸及缩唇呼气训练
E. 剧烈咳嗽时可用强镇咳剂缓解患者的痛苦

14. COPD 患者最常见的症状是 ( )
A. 胸痛 B. 咳嗽 C. 呼吸困难 D. 发热

15. COPD 患者稳定期治疗中,以下不是推荐的治疗措施为 ( )
A. 戒烟 B. 支气管舒张剂 C. 抗生素 D. 肺康复

16. COPD 患者急性加重期治疗中,以下不是推荐的治疗措施为 ( )
A. 短期使用糖皮质激素 B. 长期氧疗
C. 抗生素 D. 支气管舒张剂

17. 下列抗结核药中属于广谱抗生素的是 ( )
A. 异烟肼 B. 对氨基水杨酸 C. 链霉素 D. 利福平
E. 乙胺丁醇

18. 异烟肼的作用特点是 ( )
A. 结核分枝杆菌不易产生耐药性
B. 只对细胞外的结核分枝杆菌有效
C. 对大多数革兰阴性菌有效
D. 对细胞内、外的结核分枝杆菌有效
E. 以上均是

19. 下列关于乙胺丁醇的说法中,正确的是 ( )
A. 对细胞内、外结核分枝杆菌有较强杀菌作用
B. 对耐异烟肼的结核分枝杆菌无效
C. 对抗链霉素的结核分枝杆菌无效
D. 单用产生抗药性较快
E. 为二线抗结核药

20. 下列药物中既可用于活动性肺结核的治疗,又可用于预防的是 ( )
A. 乙胺丁醇 B. 环丝氨酸 C. 链霉素 D. 异烟肼
E. 对氨基水杨酸

21. 对氨基水杨酸是一种抑制结核分枝杆菌的药物,在抗结核治疗中,对氨基水杨酸常与异烟肼、利福平、吡嗪酰胺或乙胺丁醇合用,联合用药的目的是 ( )
A. 减少异烟肼的神经毒性
B. 增强吡嗪酰胺的抗菌作用
C. 使结核分枝杆菌对其他药物敏感
D. 延缓结核分枝杆菌耐药性的产生
E. 减缓乙胺丁醇对视神经的毒害

二、多选题

1. 急性上呼吸道感染的主要症状包括 ( )
A. 头痛 B. 发热 C. 咳嗽 D. 流涕

2. 普通感冒和流感的区别包括 ( )
A. 普通感冒季节性不明显,流行性感冒多发生于晚秋和初冬
B. 普通感冒早期以上呼吸道卡他症状为主,流感以突发高热、寒战、四肢酸痛为主
C. 普通感冒抗病毒治疗无效,流行性感冒有特效抗病毒药物
D. 二者都是空气飞沫传播,普通感冒传染性弱,流行性感冒传染性强

3. 对于急性上呼吸道感染的治疗,说法正确的是 ( )
A. 无特效抗病毒药物
B. 急性上呼吸道感染是感染性疾病,大部分需要使用抗菌药物治疗
C. 首选第1代抗组胺药/减充血剂
D. 首选口服,避免盲目地静脉补液

4. 以下药物中,可引起头晕、嗜睡等不良反应的药物有 ( )
A. 马来酸氯苯那敏
B. 酮替芬
C. 赛庚啶
D. 美扑伪麻片

5. 肺炎的常见并发症包括 ( )
A. 呼吸衰竭 B. 肺脓肿 C. 败血症 D. 肺纤维化

6. 肺炎的治疗原则包括 ( )
A. 抗感染治疗
B. 对症支持治疗
C. 充分休息
D. 营养支持

7. 对部分肠杆菌科细菌有抗菌活性的药物为 ( )
A. 青霉素G B. 氨苄西林 C. 阿莫西林 D. 阿洛西林

8. 喹诺酮类药物的注意事项有　(　　)
A. 禁止用于孕妇、哺乳期妇女
B. 禁止用于 18 岁以下人群
C. 禁止用于中枢神经系统疾病患者，尤其有癫痫者
D. 避免与延长 QT 间期的其他药物合用

9. 能选择性兴奋 β_2 受体的平喘药有　(　　)
A. 肾上腺素　B. 克仑特罗　C. 去甲肾上腺素　D. 舒喘宁
E. 麻黄碱

10. 应用氨茶碱时应注意　(　　)
A. 饭后服药　B. 缓慢静脉注射
C. 静脉注射浓度勿过高　D. 为防止失眠合用镇静药
E. 剂量过大可引起头痛

11. 氨茶碱可引起　(　　)
A. 恶心呕吐　B. 心律失常　C. 血压下降　D. 中枢兴奋
E. 中枢抑制

12. 关于 COPD 的药物治疗，下列说法正确的是　(　　)
A. 支气管舒张剂可松弛支气管平滑肌、扩张支气管，是控制 COPD 症状的主要治疗药物
B. 抗胆碱药物可阻断 M 胆碱受体，长期使用可改善 COPD 症状
C. 茶碱类药物可解除气道平滑肌痉挛，在治疗 COPD 中应用广泛
D. 糖皮质激素具有抗炎作用，可以减少水肿和气道阻塞

13. COPD 患者急性加重期可能需要的治疗药物或措施包括　(　　)
A. 抗生素　B. 糖皮质激素
C. 机械通气　D. 支气管舒张剂

14. COPD 患者稳定期药物治疗中，常用的有　(　　)
A. 长效 β_2 受体激动药　B. 抗胆碱药物
C. 口服糖皮质激素　D. 吸入性糖皮质激素

15. 抗结核药联合用药的目的包括　(　　)
A. 提高疗效　B. 扩大抗菌范围
C. 减少各药用量　D. 降低毒性
E. 延缓耐药性

16. 下列抗结核药中，抗药性产生较缓慢的有　(　　)
A. 异烟肼　B. 对氨基水杨酸
C. 利福平　D. 乙胺丁醇
E. 吡嗪酰胺

17. 仅能用于抗结核分枝杆菌感染的药物是　(　　)
A. 异烟肼　B. 乙胺丁醇
C. 对氨基水杨酸　D. 利福平
E. 链霉素

18. 抗结核病新的药物治疗方案的优点有 ( )
A. 治疗率高　B. 复发率低　C. 耐药菌少　D. 疗程短
E. 安全性高

三、判断题

1. 同时使用多种感冒药时易造成重复用药，增加副作用，故不建议使用多种复方制剂。 ( )
2. 所有急性上呼吸道感染患者均需使用抗生素(如阿莫西林)。 ( )
3. 肺炎患者不需要隔离治疗。 ( )
4. 肺炎患者可以完全依靠抗生素治疗，不需要其他辅助治疗。 ( )
5. 抗肠杆菌广谱青霉素如氨苄西林、阿莫西林等，对部分肠杆菌科细菌有抗菌活性。 ( )
6. 皮肤软组织感染可以使用的药物是头孢地尼。 ( )
7. 支气管哮喘是一种可逆性气道阻塞性疾病。 ( )
8. 支气管哮喘患者应避免接触过敏原。 ( )
9. 支气管哮喘患者一定需要使用抗生素治疗。 ( )
10. COPD 是一种可逆性气流受限的疾病。 ( )
11. COPD 患者稳定期不需要使用支气管舒张剂。 ( )
12. COPD 患者急性加重期不需要使用抗生素。 ( )
13. COPD 患者长期氧疗可以提高生存率。 ( )
14. COPD 患者稳定期不需要戒烟。 ( )

第八章 神经系统疾病的药物治疗

学习目标

1. 掌握脑血栓形成、脑出血、帕金森病、癫痫、阿尔茨海默病的药物治疗原则和治疗方法。

2. 熟悉脑血栓形成、脑出血、帕金森病、癫痫、阿尔茨海默病的临床表现及诊断要点。

3. 了解阿尔茨海默病、帕金森病和癫痫的一般治疗原则。

第一节 脑血栓形成

案例讨论

患者，男，65岁，有高血压病史10年，平时血压控制不佳，经常抽烟，每日约20支，且喜好高脂饮食。3天前晨起时，突然发现左侧肢体无力，无法正常行走，同时伴有言语不清，家人紧急将其送往医院。头颅CT检查排除脑出血后，考虑为脑血栓形成。

1. 你认为该患者的情况是否需要管理？

2. 如果认为需要管理，生活上有哪些注意事项？如果患者提出需要用药物进行治疗，你推荐哪类药物？

脑血栓形成是一种常见的缺血性脑血管疾病，指在脑动脉粥样硬化等血管病变基础上，血液有形成分附着、聚集形成血栓，致使血管腔狭窄或闭塞，引起脑组织局部血液供应减少或中断，导致脑组织缺血、缺氧性坏死，进而产生相应的神经功能缺损症状。我国脑血栓形成的发病率较高，且随着人口老龄化加剧，发病率呈上升趋势。该病好发于中老年人，男性略多于女性。目前，治疗手段包括药物治疗、手术治疗及康复治疗等，但部分患者仍面临预后不佳、易复发等难题，严重影响患者生活质量，给家庭和社会带来沉重负担。

疾病概述

脑血栓形成主要是在脑动脉粥样硬化的基础上，血管壁病变、血液成分和血流动力学改变等多种因素共同作用的结果。根据病变部位和临床表现不同，脑血栓形成可分为不同类型。根据神经功能缺损程度及其对日常生活的影响，可进行如下分级（表8-1）。

表8-1 脑血栓形成的分级及临床表现

分级	临床表现
轻度	神经功能缺损较轻，如轻度肢体无力，不影响日常活动，言语基本清晰，日常生活能自理
中度	神经功能缺损较明显，肢体活动受限，需借助辅助器具行走，言语表达不清，影响部分日常生活，如穿衣、洗漱等

续表

分级	临床表现
重度	神经功能缺损严重，肢体完全瘫痪，不能自主活动，言语不能或仅有简单发音，严重影响日常生活，完全依赖他人照顾

脑血栓形成的发病机制可能与以下因素有关。

（1）血管壁病变：脑动脉粥样硬化是最常见原因，高血压、高血脂、糖尿病等可加速动脉硬化进程。长期高血压使血管壁压力增大，损伤血管内皮细胞，促进脂质沉积，形成粥样硬化斑块，导致血管狭窄。高血脂时，血液中脂质成分增多，易在血管壁内沉积。糖尿病可引起微血管病变及血液流变学改变，增加血栓形成风险。此外，脑动脉炎、先天性血管病等也可导致血管壁病变，引发脑血栓形成。

（2）血液成分改变：血小板异常增多、凝血因子异常等可使血液凝固性增加。例如，真性红细胞增多症者红细胞数量增多，血液黏稠度增加，易形成血栓。某些血液系统疾病或使用促凝药物，也可改变血液成分，促进血栓形成。

（3）血流动力学改变：高血压、低血压或血压波动过大，可影响脑部血液灌注。心功能不全、心律失常等心脏疾病，可导致心脏泵血功能异常，使脑部血流缓慢。血流缓慢时，血液中的有形成分易在血管壁附着、聚集，形成血栓。

常用治疗药物

近年来，随着对脑血栓形成发病机制研究的深入，治疗药物不断发展，为临床治疗提供了更多选择。临床常用药物主要分为抗血小板药物、抗凝药物、溶栓药物、神经保护剂等。

一、抗血小板药物

阿司匹林

【药理作用】通过抑制血小板的环氧化酶（COX）活性，减少血栓素 A_2（TXA_2）的合成，从而抑制血小板聚集，降低血栓形成风险。

【适应证】适用于预防和治疗脑血栓形成，是脑血栓形成二级预防的常用药物。

【给药方案】一般推荐剂量为 75～150 mg/d，顿服。

【不良反应及注意事项】常见不良反应有胃肠道不适，如恶心、呕吐、腹痛等，长期使用还可能导致消化道溃疡、出血。用药期间需注意观察有无黑便、牙龈出血等出血倾向，同时避免与其他抗凝血药物合用，以免增加出血风险。

【药物相互作用】与抗酸药合用可增加胃肠道不良反应；与降糖药合用可能增强降糖效果，需注意监测血糖。

二、抗凝药物

华法林

【药理作用】通过抑制维生素 K 依赖的凝血因子Ⅱ、Ⅶ、Ⅸ、Ⅹ的活化，从而发挥抗凝作用。

【适应证】适用于房颤等导致的高凝状态且有较高血栓形成风险的患者，预防和治疗脑血栓形成。

【给药方案】初始剂量一般为每日 2～3 mg，根据国际标准化比值(international normalized ratio，INR)调整剂量，目标 INR 一般控制在 2.0～3.0。

【不良反应及注意事项】主要不良反应为出血，包括皮肤黏膜出血、消化道出血、颅内出血等，出血风险与剂量相关。用药期间需定期监测 INR，根据结果调整剂量。同时，避免与影响华法林代谢的药物合用，如某些抗生素、抗心律失常药等。

【药物相互作用】与阿司匹林等抗血小板药物合用，会显著增加出血风险；与胺碘酮合用，可增强华法林的抗凝作用，需密切监测 INR 并调整剂量。

三、溶栓药物

阿替普酶

【药理作用】选择性地激活血栓中的纤溶酶原，使其转化为纤溶酶，溶解血栓中的纤维蛋白，达到溶解血栓、开通血管的目的。

【适应证】适用于急性脑血栓形成患者，在发病 4.5～6 小时内使用效果最佳，可显著改善患者预后。

【给药方案】一般采用静脉溶栓，剂量根据患者体重计算，常用剂量为 0.9 mg/kg(最大剂量 90 mg)，其中 10%在 1 分钟内静脉推注，其余 90%在 60 分钟内静脉滴注。

【不良反应及注意事项】最严重的不良反应为出血，尤其是颅内出血，发生率较低但后果严重。用药过程中需密切观察患者生命体征、意识状态等，一旦出现出血症状，应立即停药并采取相应措施。对本品过敏者、有出血倾向者、近期有颅内出血史等患者禁用。

【药物相互作用】与抗血小板药物、抗凝药物合用，会显著增加出血风险，一般不建议同时使用。

四、神经保护剂

依达拉奉

【药理作用】具有清除自由基、抑制脂质过氧化的作用，可减轻脑组织的氧化损伤，保护神经细胞，改善神经功能。

【适应证】适用于改善急性脑血栓形成患者的神经功能缺损症状。

【给药方案】一般 30 mg/次，2 次/d，加入适量生理盐水中静脉滴注，30 分钟内滴完，疗程为 14 天。

【不良反应及注意事项】常见不良反应有皮疹、瘙痒等过敏反应，以及肝功能异常等。使用过程中需密切观察患者有无过敏症状及肝功能变化。对本品过敏者禁用。

【药物相互作用】与其他具有肝毒性的药物合用，可能增加肝脏损害风险，需谨慎使用。

治疗药物应用原则

1. 用药原则 ①早诊早治与规范治疗：怀疑脑血栓形成应尽快就医，确诊后尽早治疗，依规范方案和患者情况选药，控制剂量与疗程，提高疗效、减少并发症。②个体化精准用药：依据年龄、基础病、病情和发病时间等，精准选药与确定剂量。高龄、基础病多的患者用抗凝药需评估出血风险，符合溶栓指征且发病时间短的患者尽快溶栓。③综合治疗策略：联合抗血小板和神经保护剂，结合康复治疗，用药时考虑相互作用，避免不良反应。④特殊情况考量：有出血倾向患者禁用抗凝、溶栓药，肝肾功能不全者选肝肾影响小的药并调整剂量。

2. 用药目标 ①改善脑循环：用抗血小板、抗凝、溶栓药，恢复缺血脑组织供血，减少坏死。②保护神经功能：用神经保护剂减轻氧化损伤，保护神经细胞，降低致残率。③预防复发：控制高血压、高血脂、糖尿病等危险因素，用抗血小板或抗凝药防止血栓再形成。

3. 特殊人群的药物选择 ①老年人身体机能衰退，对药物耐受性差，且常伴有多种基础疾病。使用抗凝、抗血小板药物时，出血风险相对较高，应选择不良反应相对较少的药物，如阿司匹林，且起始剂量宜小，根据患者耐受情况和凝血功能监测结果调整剂量。同时，密切观察有无出血倾向。②孕期用药需谨慎，必须使用时，在医生严格评估和指导下，可选用相对安全的低分子量肝素，但需密切监测凝血功能。③脑血栓形成在儿童中相对少见，若发生，药物选择需谨慎。一般不轻易使用抗凝、溶栓药物，可根据病情适当选用神经保护剂，并根据儿童体重和年龄严格计算药物剂量，密切观察药物不良反应。④合并高血压患者在使用抗血栓药物时，需积极控制血压，避免血压波动过大增加出血风险；合并糖尿病患者在使用抗血小板药物时，注意监测血糖变化，因某些药物可能影响降糖药效果。

用药注意事项

（1）脑血栓形成治疗药物种类多样，作用机制不同，用药有别，切勿自行买药或参照他人经验服用。

（2）服药期间关注病情变化，如肢体无力、言语不清等症状是否改善，以及有无不良反应发生。医生结合检查结果及时调整剂量或更换药物，如使用华法林需定期监测 INR。

（3）治疗需按疗程进行，不能急于求成，过快增加药物剂量易致不良反应。

（4）脑血栓形成易复发，即便症状缓解，也勿擅自停药，需按医嘱长期按时服药，巩固疗效，降低复发风险。同时，配合康复训练，促进神经功能恢复。

岗位对接

患者，女，68 岁。因突发左侧肢体无力伴言语不清 2 天入院。2 天前无明显诱因，患者突然出现左侧肢体无力，无法站立，同时言语含糊不清，家人发现后紧急将其送往医院。患者既往有高血压病史 15 年，未规律服药。入院查体：生命体征平稳，神志清楚，左侧肢体肌力 2 级，肌张力减低，左侧巴宾斯基征阳性，言语不利。头颅 CT 检查排除脑出血，考虑为脑血栓形成。

结合本节所学内容，你会建议患者口服何种治疗脑血栓形成的药物？简述其主要不良反应及注意事项。

第二节　脑　出　血

案例讨论

患者，男，40岁，从事高强度脑力工作，日常作息极不规律，长期熬夜加班，且缺乏运动，体形偏肥胖。有多年高血压病史，但一直未规律服药控制血压。约1周前，在1次熬夜工作后，突然出现剧烈头痛，伴有喷射性呕吐，起初以为是过度劳累和普通头痛，自行休息并服用了止痛片，症状未得到缓解。随后几天，头痛愈发严重，还出现了一侧肢体麻木、无力的情况，但他仍未重视，未前往医院就诊及采取治疗措施。

1. 你认为该患者的情况是否需要管理？

2. 如果认为需要管理，生活上有哪些注意事项？如果患者提出需要用药物进行治疗，你推荐哪类药物？

脑出血是一种极为凶险的脑血管疾病，在我国每年有大量患者受其困扰。据统计，脑出血的发病率呈上升趋势，且发病年龄逐渐年轻化，这不仅对患者个人的健康和生活造成毁灭性打击，还为家庭和社会带来沉重的经济与照护负担。脑出血多由高血压、脑动脉硬化、脑血管畸形、动脉瘤破裂等因素引发，起病急骤，病情常常在短时间内迅速恶化，严重威胁患者生命。

疾病概述

脑出血是指非外伤性脑实质内血管破裂出血，根据出血部位、出血量以及对周围脑组织的影响程度，可分为不同类型和严重程度。脑出血常见病因及所占比例见表8-2。

表8-2　脑出血常见病因及所占比例

病因	所占比例	简述
高血压	50%～70%	长期高血压致使脑内小动脉发生玻璃样变、纤维素样坏死，血管壁弹性降低，当血压突然升高时，血管极易破裂出血，是脑出血最常见原因
脑血管畸形	5%～10%	如动静脉畸形、海绵状血管瘤等，血管结构异常，局部血流动力学紊乱，在血流冲击下，血管壁薄弱处易破裂出血
动脉瘤	5%～15%	颅内动脉瘤多为先天性，瘤壁薄弱，在血压波动、血流冲击等因素作用下，容易破裂，引发脑出血
血液系统疾病	较少见	血小板减少性紫癜、白血病、凝血因子缺乏等血液系统疾病，导致凝血功能障碍，增加脑出血发病风险

脑出血的发病机制主要涉及以下几个方面：

（1）血管破裂与血肿形成：在上述病因作用下，脑血管突然破裂，血液迅速涌入脑实质，形成血肿。血肿占据颅内空间，压迫周围脑组织，阻碍局部血液循环，导致脑组织缺血、缺氧，进而引发一系列病理生理变化。

（2）脑水肿形成：脑出血后，血肿周围脑组织会出现血管源性水肿和细胞毒性水肿。血管源性水肿是由于血管通透性增加，血浆成分渗出到血管外间隙；细胞毒性水肿则是因为脑组织缺血缺氧，细胞代谢紊乱，导致细胞内水分增多。脑水肿会进一步加重颅内压升高，压迫周围脑组织，影响神经功能。

（3）神经细胞损伤与凋亡：血肿压迫、脑水肿以及局部血液循环障碍等因素，使神经细胞缺血缺氧，能量代谢受阻，细胞膜通透性改变，细胞内钙离子超载，最终引发神经细胞损伤和凋亡，导致神经功能缺损。

常用治疗药物

脑出血的治疗药物主要包括脱水降颅压药物、神经保护药物和止血药物。

一、脱水降颅压药物

甘露醇

【药理作用】通过提高血浆渗透压，使脑组织内的水分进入血管内，从而减轻脑水肿，降低颅内压。

【适应证】适用于脑出血导致的颅内压升高，尤其是病情较重、脑水肿明显的患者。

【给药方案】一般根据患者病情和体重确定剂量，常用剂量为 125～250 mL/次，快速静脉滴注，每 4～8 小时 1 次。

【不良反应及注意事项】可能出现水和电解质紊乱，如低钾血症、低钠血症等，还可能导致肾功能损害，表现为血尿、蛋白尿等。使用过程中需密切监测肾功能和电解质水平。

二、神经保护药物

依达拉奉

【药理作用】具有清除自由基、抑制脂质过氧化的作用，可减轻脑缺血再灌注损伤，保护神经细胞。

【适应证】适用于改善急性脑出血患者的神经功能缺损症状。

【给药方案】一般 30 mg/次，2 次/d，加入适量生理盐水中静脉滴注，30 分钟内滴完。

【不良反应及注意事项】可能出现肝功能异常、皮疹等不良反应，使用时需注意观察患者的症状和体征，定期检查肝功能。

三、止血药物

氨甲环酸

【药理作用】通过抑制纤维蛋白溶解酶原的激活，从而达到止血的目的。

【适应证】适用于改善急性脑出血患者的神经功能缺损症状。

【给药方案】一般初始剂量为 1 g，静脉滴注，之后根据病情调整剂量。

【不良反应及注意事项】可能出现血栓形成的风险，如深静脉血栓、肺栓塞等，对于有血栓形成倾向的患者要慎用。

治疗药物应用原则

1. 用药原则　①早期与综合治疗：脑出血确诊后应立即治疗，综合控制血压、降颅压、止血、神经保护，稳定生命体征。②个体化治疗：依年龄、基础病、出血部位、出血量和病情，制定治疗方案，精准选药。危急、出血量大的患者积极手术，稳定、出血量小的患者保守治疗。③合理用药与监测：严格把控药物适应证、禁忌证与不良反应，合理选药、调剂量，密切监测病情、生命体征与药物反应。④联合用药：根据病情联合不同药物，如脱水与神经保护药，注意相互作用，避免不良反应叠加。

2. 用药目标　①降低颅内压：用脱水药减轻脑水肿、降颅压，缓解症状，防脑疝。②止血与防再出血：用止血药控制出血，防血肿扩大和再出血。③保护神经功能：用神经保护药减轻神经损伤，促进功能恢复，减少后遗症。

3. 特殊人群的药物选择　①老年人身体机能衰退，肝肾功能较弱，对药物耐受性差。根据患者耐受情况和病情变化缓慢调整，同时密切监测药物不良反应，如电解质紊乱等。②孕妇发生脑出血时，用药需极度谨慎，因为药物可能对胎儿发育产生不良影响。一般尽量采用保守治疗。若必须用药，需在医生严格评估和指导下，选择相对安全的药物，如硫酸镁用于控制血压等，并密切关注母婴情况。③儿童正处于生长发育阶段，药物代谢和耐受性与成人不同。对于儿童脑出血患者，药物剂量应依据体重和年龄精确计算，从小剂量开始逐步调整。选药时，避免使用可能影响神经系统发育的药物，同时密切观察药物不良反应，如对肝肾功能的影响等。④对于合并高血压、糖尿病、心脏病等基础疾病的脑出血患者，治疗脑出血的同时，要兼顾基础疾病的治疗。选药时注意药物相互作用，如合并高血压患者使用脱水降颅压药物时，要密切关注血压变化，防止血压过低影响脑灌注。

用药注意事项

(1) 脑出血治疗药物种类繁多，作用机制各异。患者必须在医生指导下，依据病情严重程度、身体状况等因素个体化用药，严禁自行买药或参照他人经验用药。

(2) 用药期间密切关注患者病情变化，医生根据检查结果及时调整治疗方案。

(3) 药物剂量调整应根据病情循序渐进，过快增加剂量可能加重不良反应，影响治疗效果。

(4) 脑出血患者病情稳定后，仍需按照医生建议进行康复治疗和药物治疗，促进神经功能恢复，预防复发。

岗位对接

患者，女，48 岁。因反复头痛、呕吐 1 周，加重伴右侧肢体无力 3 天入院。1 周前无明显诱因，患者出现头痛、呕吐，未予重视，自行服用止痛药后症状稍有缓解。3 天前头痛加剧，伴有右侧肢体无力，行走困难，遂至医院就诊。既往有高血压病史 5 年，未规律服药。入院查体：生命体征平稳，血压 160/100 mmHg，神经系统检查示右侧肢体肌力 4 级，右侧巴宾斯基征阳性，头颅 CT 示左侧基底节区脑出血。

结合本节所学内容，你会建议患者口服何种治疗脑出血的药物？简述其主要不良反应及注意事项。

第三节 帕金森病

案例讨论

患者，男，55岁，从事办公室工作，长期伏案，缺乏运动，有高血压病史。近1年来，家人发现其动作逐渐变得迟缓，如系鞋带、扣纽扣等精细动作困难，且右手在静止时偶尔会出现轻微震颤，起初未引起重视。近3个月来，震颤症状加重，不仅右手，在行走时左手也开始出现震颤，同时感觉肢体僵硬，活动不灵活，走路时步伐变小，且身体有前倾趋势。但因其仍能坚持工作，日常生活基本能自理，便未前往医院就诊及采取治疗措施。

1. 你认为该患者的情况是否需要管理？

2. 如果认为需要管理，生活上有哪些注意事项？如果患者提出需要用药物进行治疗，你推荐哪类抗帕金森病药物？

帕金森病又称震颤麻痹，是一种常见的老年神经系统退行性疾病，具有特征性运动症状，包括静止性震颤、肌强直、运动迟缓、姿势平衡障碍等，还会伴有非运动症状，如便秘、嗅觉障碍、睡眠障碍、自主神经功能障碍及精神、认知障碍。相关资料显示，全球有超过1 000万帕金森病患者，我国帕金森病患者数量庞大，约占全球患者总数的一半，且随着人口老龄化的加剧，患病人数呈逐年上升趋势。在发病年龄上，帕金森病多在60岁以后发病，但近年来也有年轻化的趋势，5%～10%的患者为早发型帕金森病（发病年龄小于50岁），男性略多于女性，男女比例约为3∶2。

疾病概述

帕金森病是常见的中枢神经系统退行性疾病，有运动和非运动症状。运动症状包括静止性震颤、肌强直、运动迟缓、姿势平衡障碍；非运动症状有嗅觉减退、便秘、睡眠障碍、自主神经功能紊乱、认知与精神症状。帕金森病可分为典型帕金森病（更常见）和帕金森叠加综合征，遗传、环境、神经系统老化、氧化应激是主要发病危险因素。为评估帕金森病的严重程度和病情进展，临床上常依据多种量表，以下是基于统一帕金森病评定量表（UPDRS）对帕金森病进行的病情分类及描述（表8-3）。

表8-3 帕金森病的病情分类及描述

病情分类	描　述	UPDRS运动评分大致范围（参考数据）
轻度	仅出现轻微的运动症状，如偶尔的轻微震颤，不影响日常生活及活动，非运动症状轻微或无。日常活动如行走、穿衣、进食等基本不受限，生活可完全自理	10～20分
中度	运动症状较为明显，静止性震颤、肌强直和运动迟缓等症状加重，影响部分日常活动，如行走速度减慢、精细动作困难，但仍能独立完成大部分日常活动，非运动症状有所加重，如嗅觉明显减退、睡眠质量下降	21～40分

续表

病情分类	描述	UPDRS 运动评分 大致范围(参考数据)
重度	运动症状严重,出现明显的姿势平衡障碍,行走困难,需要借助拐杖或轮椅,生活自理能力严重受限,常伴有严重的非运动症状,如认知障碍、精神症状明显,严重影响生活质量	41 分及以上

帕金森病的发病机制可能与以下因素有关:

(1) 神经递质变化:帕金森病主要病理改变是中脑黑质多巴胺能神经元的变性死亡,由此导致纹状体多巴胺含量显著减少而致病。正常情况下,多巴胺是一种重要的神经递质,在调节运动、情感、认知等多种生理功能中发挥关键作用。当多巴胺能神经元受损后,多巴胺分泌减少,打破了多巴胺与乙酰胆碱等神经递质之间的平衡,从而出现运动及非运动症状。

(2) 氧化应激与线粒体功能障碍:在帕金森病患者的脑组织中,存在氧化应激反应增强的现象,产生大量的活性氧(ROS)等自由基。同时,线粒体功能出现障碍,导致能量代谢异常,无法为神经细胞提供足够的能量。这种氧化应激与线粒体功能障碍相互作用,损伤神经细胞,促进帕金森病的发生发展。

(3) 遗传因素:5%～10%的帕金森病患者有家族遗传史,目前已发现多个与帕金森病相关的致病基因,如 α-突触核蛋白基因、Parkin 基因、DJ-1 基因等。这些基因突变可导致蛋白质错误折叠、聚集,影响神经细胞的正常功能,增加帕金森病的发病风险。

(4) 环境因素:长期接触某些环境毒素,如农药、重金属等,可能增加帕金森病的发病风险。例如,长期暴露于有机磷农药、锰等物质中,可能对神经系统产生损害,诱发帕金森病。此外,头部外伤、感染等因素也可能与帕金森病的发生有关。

常用治疗药物

临床常用的治疗帕金森病的药物主要有左旋多巴及其复方制剂、多巴胺受体激动剂和单胺氧化酶 B 抑制剂。

一、左旋多巴及其复方制剂

多巴丝肼片

【药理作用】本品为左旋多巴和苄丝肼的复方制剂。左旋多巴是多巴胺的前体,进入人体后可透过血脑屏障,在脑内被多巴脱羧酶转化为多巴胺,补充帕金森病患者脑内多巴胺的不足,从而改善运动症状。苄丝肼为外周多巴脱羧酶抑制剂,可减少左旋多巴在外周的脱羧,使更多左旋多巴进入脑内发挥作用,同时减少外周不良反应。

【适应证】适用于帕金森病及症状性帕金森综合征(脑炎、动脉硬化性或中毒性)。

【给药方案】初始剂量一般为 125 mg/次,2～3 次/d,根据患者的耐受情况和病情,每 3～7 天增加 125 mg,一般有效剂量为 375～1 000 mg/d,分 3～5 次服用。

【不良反应及注意事项】常见不良反应有恶心、呕吐、食欲缺乏等胃肠道反应,多在用药初期出现，随着用药时间延长可能逐渐减轻。还可能出现异动症，表现为不自主的舞蹈样动作、手足徐动等；开关现象，即症状在突然缓解（开期）与加重（关期）之间波动。用药期间应定期监测血常规、肝肾功能，告知患者避免突然停药，以防症状反跳或出现恶性综合征。

【药物相互作用】与单胺氧化酶抑制剂合用可导致高血压危象，严禁合用；与其他抗帕金森病药物（如多巴胺受体激动剂）合用时，可能需要调整剂量，避免不良反应叠加。

卡左双多巴缓释片

【药理作用】本品由卡比多巴和左旋多巴组成，卡比多巴是外周多巴脱羧酶抑制剂，与左旋多巴合用，可减少左旋多巴在外周的代谢，增加其进入中枢神经系统的量，增强左旋多巴的疗效，同时减少外周不良反应。

【适应证】适用于原发性帕金森病、脑炎后帕金森综合征、症状性帕金森综合征（一氧化碳或锰中毒）。

【给药方案】初始剂量一般为 1 片/次（含左旋多巴 100 mg 和卡比多巴 25 mg），2～3 次/d，根据病情和耐受情况调整剂量，最大剂量不超过 8 片/d。

【不良反应及注意事项】与多巴丝肼片类似，常见胃肠道反应、异动症、开关现象等。由于是缓释片，应整片吞服，不可碾碎或咀嚼，以免破坏缓释结构，影响药物疗效。

【药物相互作用】同多巴丝肼片，与单胺氧化酶抑制剂合用有风险，与其他抗帕金森病药物合用时需调整剂量。

二、多巴胺受体激动剂

普拉克索

【药理作用】直接激动多巴胺受体，尤其是 DA_2、DA_3 受体，模拟多巴胺的作用，改善帕金森病的症状，还具有神经保护作用。

【适应证】可作为早期帕金森病的单药治疗，也可在疾病中晚期与左旋多巴联合使用，缓解运动症状，减少左旋多巴的用量和并发症。

【给药方案】起始剂量为 0.125 mg/次，3 次/d，每隔 5～7 天增加 0.125 mg，直至达到有效剂量，一般有效剂量为 1.5～4.5 mg/d。

【不良反应及注意事项】常见不良反应有头晕、嗜睡、幻觉、恶心、呕吐、直立性低血压等。用药期间应避免驾驶、操作机器等需要高度集中注意力的活动，尤其是在用药初期。密切关注患者精神状态，出现幻觉等精神症状时，应及时调整剂量或停药。

【药物相互作用】与其他中枢神经系统抑制剂（如镇静催眠药、抗精神病药）合用，可能增强中枢抑制作用；与降压药合用，可能增加低血压风险。

三、单胺氧化酶 B 抑制剂

司来吉兰

【药理作用】选择性抑制单胺氧化酶 B(MAO－B)，减少脑内多巴胺的降解，增加多巴胺的浓度，从而改善帕金森病症状。还具有抗氧化作用，可能延缓疾病进展。

【适应证】可作为早期帕金森病的单药治疗，也可与左旋多巴联合用于中晚期患者，减少左旋多巴的用量，降低异动症等并发症的发生风险。

【给药方案】一般剂量为 5 mg/次，2 次/d，早餐和午餐时服用，不宜在傍晚或晚上服用，以免引起失眠。

【不良反应及注意事项】常见不良反应有口干、恶心、失眠、头晕、幻觉等。与富含酪胺的食物（如奶酪、红酒、腌肉等）同时服用，可能导致高血压危象，应避免。

【药物相互作用】与 5-羟色胺再摄取抑制剂、三环类抗抑郁药等合用，可能导致 5-羟色胺综合征，表现为高热、肌肉强直、意识障碍等，严禁合用。

治疗药物应用原则

1. 用药原则　①早诊早治：帕金森病确诊后应尽早药物治疗，延缓病情，保护多巴胺能神经元，提高生活质量。②个体化用药：依据年龄、病情、症状、身体状况、合并疾病及药物耐受性选药和确定剂量。年轻患者早期可优先用多巴胺受体激动剂，有认知障碍的老年患者避免用加重认知损害的药。③综合与长期管理：治疗是长期过程，除药物治疗外，还需结合康复、心理、生活护理等措施。定期评估，依病情调整方案。④缓慢调整剂量：药物治疗时缓慢调整剂量，避免骤变，减少不良反应。例如，左旋多巴及其复方制剂加量时，依耐受情况渐增，增量后先观察再决定是否继续调整。⑤关注药物相互作用：患者常合并多种疾病需服多种药，选药时充分考虑药物相互影响，避免不良反应叠加或疗效降低。

2. 用药目标　①改善运动症状：药物治疗缓解震颤、迟缓、肌强直和平衡障碍，提升运动与自理能力，保障日常活动。②控制非运动症状：药物控制嗅觉减退、便秘、睡眠障碍、抑郁、认知障碍等，如用抗抑郁药治疗抑郁，胃肠促动药改善便秘。③延缓疾病进展：药物干预延缓病情，推迟重度失能时间，延长生存期，司来吉兰、雷沙吉兰等有神经保护作用的药物或许能起作用。④提高生活质量：控制症状的同时减少药物不良反应，助力患者身心和社会功能恢复。

3. 特殊人群的药物选择　①老年人身体机能衰退，药物耐受性和代谢能力差，且多有基础疾病。选药优先考虑不良反应少、对认知影响小的，如复方左旋多巴。起始剂量低，依耐受情况缓增。密切监测直立性低血压、幻觉、认知障碍等不良反应，防止跌倒、骨折等意外。②肝功能不全患者，避免使用主要经肝脏代谢且伤肝的药物，如司来吉兰，因其代谢受影响易致药物蓄积、不良反应增加，可换用对肝脏影响小的药物。③肾功能不全患者，部分药物排泄受影响，如主要经肾排泄的普拉克索，需依肌酐清除率调整剂量，防止头晕、嗜睡、精神症状等不良反应加重。④合并心血管疾病的患者，使用多巴胺受体激动剂时需监测血压、心率，以防直立性低血压、心律失常等不良反应。⑤合并糖尿病的患者，用药时需监测血糖，防止药物对血糖产生不良影响。⑥患有抑郁症等精神疾病的患者，选药要综合考量，避免加重精神症状，必要时与精神科医生联合评估，制定综合方案。

用药注意事项

（1）用药需谨慎，切勿自行买药或参照他人经验服用。

（2）服药期间要密切关注患者的运动症状、非运动症状、药物不良反应等变化，定期复诊，向医生详细反馈病情变化，医生会结合检查结果及时调整药物剂量或更换药物。

(3) 药物治疗需要一定的时间才能显现效果，且药物剂量的调整也需要循序渐进，过快增加药物剂量容易导致不良反应发生，应按照医生制订的计划逐渐增加剂量，平稳控制病情发展。

(4) 擅自停药可能会导致病情反弹，加速疾病进展，应按医嘱长期按时服药，巩固疗效，延缓疾病恶化。

岗位对接

患者，男，70 岁。因肢体震颤、活动迟缓 5 年，加重 1 个月入院。5 年前无明显诱因出现左手震颤，静止时明显，活动后减轻，逐渐发展至双侧肢体，伴有动作迟缓，行走困难。一直口服多巴丝肼片治疗，但近 1 个月来症状明显加重，出现开关现象，严重影响日常生活。既往有高血压、冠心病病史。入院查体：生命体征平稳，面具脸，双侧肢体肌张力增高，呈铅管样强直，双手可见静止性震颤，慌张步态。

结合本节所学内容，你会建议患者调整为何种治疗方案？简述调整方案后药物的主要不良反应及注意事项。

第四节　癫　痫

案例讨论

患者，男，35 岁。近期工作压力大，长期精神紧张，睡眠质量差。2 个月前，在一次开会时突然出现全身抽搐，意识丧失，口吐白沫，持续约 2 分钟后自行缓解。此后又发作了 3 次，发作时间和症状类似。患者未重视，未前往医院就诊及采取治疗措施。

1. 你认为该患者的情况是否需要管理？

2. 如果认为需要管理，生活上有哪些注意事项？如果患者提出需要用药物进行治疗，你推荐哪类抗癫痫药物？

癫痫是常见的神经系统慢性疾病，由于大脑神经元突发性异常放电，致使短暂大脑功能障碍。癫痫发作具有反复性、发作性、短暂性和刻板性。病因复杂，遗传因素占比重大，特定基因突变影响神经元；脑部疾病如肿瘤、感染、外伤也会破坏神经元正常结构与功能，引发异常放电；全身或系统性疾病，如低血糖、中毒等同样能成为诱因。发作类型多样，涵盖部分性、全面性发作等，每种发作在表现、脑电图特征和治疗方法上均有差异。

一、疾病概述

癫痫是指在无其他明确病因导致脑部神经元异常放电的情况下，出现大脑功能短暂性紊乱的综合征，分为原发性癫痫和继发性癫痫，其中原发性癫痫相对常见。遗传因素、脑部疾病（如脑肿瘤、脑血管病变、脑外伤、脑部感染等）、全身或系统性疾病（如低血糖、尿毒症、中毒等）均是癫痫发病的主要危险因素。根据癫痫发作的频率、发作持续时间以及对日常生活的影响程度，癫痫病情可分为轻度、中度、重度。病情水平分类和分级见表 8 - 4。

表 8-4　癫痫病情水平分类和分级

病情水平分类	分级	发作特点描述	对日常生活影响
轻度	1 级	偶尔短暂发作，发作时症状较轻，如短暂的局部肌肉抽搐或瞬间的意识模糊	基本无影响，不干扰日常活动
中度	2 级	发作较为频繁，发作时症状明显，如肢体局部阵挛、短暂意识丧失等	影响部分日常活动，如在发作频繁时，可能需避免从事驾驶、高空作业等危险活动
重度	3 级	频繁发作，发作时症状剧烈难忍，出现全身强直-阵挛发作、长时间意识丧失等	严重影响日常生活，无法正常工作、学习，甚至因频繁发作导致心理问题，如自卑、焦虑等

癫痫的病因复杂多样，主要包括以下几类。

(1) 全身或系统性疾病：某些全身性疾病也可能诱发癫痫，如低血糖、低血钙、尿毒症、肝性脑病等，可影响大脑的代谢和功能，导致神经元兴奋性改变，引发癫痫发作。此外，中毒(一氧化碳中毒、药物中毒等)、缺氧等也可能成为癫痫的诱发因素。

(2) 遗传因素：许多癫痫类型具有明显的遗传倾向，可能存在特定的基因突变或染色体异常，影响神经元的结构和功能，导致大脑神经元异常放电，从而引发癫痫发作。

(3) 脑部疾病：如脑肿瘤、脑血管疾病(脑梗死、脑出血等)、脑部感染(脑炎、脑膜炎等)、脑外伤、脑发育异常(脑皮质发育不良、海马硬化等)等，这些病变可直接损伤脑组织，破坏神经元的正常结构和功能，引起神经元异常放电，导致癫痫发作。

常用治疗药物

临床常用的抗癫痫药物有多种，以下是一些常见药物介绍。

卡马西平

【药理作用】作用于神经细胞膜上的离子通道，调节钠离子通道的活性，阻止神经元的异常放电和过度兴奋，抑制神经冲动的传导，从而控制癫痫发作。

【适应证】主要适用于部分性发作，尤其是复杂部分性发作，对全面性强直-阵挛发作也有一定疗效，是治疗癫痫的一线药物之一。

【给药方案】初始剂量一般为 100 mg/次，2～3 次/d。可根据病情和患者耐受情况逐渐增加剂量，一般每日最大剂量不超过 1 200 mg。

【不良反应及注意事项】常见的有头晕、嗜睡、恶心、呕吐、皮疹等。严重的不良反应包括白细胞减少、血小板减少、再生障碍性贫血、剥脱性皮炎等，需定期监测血常规和肝功能。

【药物相互作用】与其他肝酶诱导剂合用可能加速卡马西平的代谢，降低其血药浓度；与某些抗抑郁药合用可能增加神经毒性和 5-羟色胺综合征的风险。

丙戊酸钠

【药理作用】主要通过增强 γ-氨基丁酸(GABA)的作用，提高脑内 GABA 的浓度，抑制神经元的兴奋性，从而阻止癫痫发作时神经元的异常放电和扩散。

【适应证】适用于各种类型的癫痫发作，包括全面性强直-阵挛发作、失神发作、肌阵挛发作、部分性发作等，是治疗癫痫的常用药物之一。

【给药方案】初始剂量一般为每日 10～15 mg/kg 体重，分 2～3 次服用，可根据病情和血药浓度逐渐调整剂量，最大剂量一般不超过每日 30 mg/kg 体重。

【不良反应及注意事项】常见的不良反应有胃肠道反应，如恶心、呕吐、食欲减退等；还可能出现肝功能损害，表现为转氨酶升高，严重时可导致肝衰竭，需定期监测肝功能。此外，可能会引起体重增加、脱发等，对血液系统也可能有影响，如血小板减少等，需定期检查血常规。

奥卡西平

【药理作用】为卡马西平的 10 -酮基衍生物，作用机制与卡马西平类似，通过稳定细胞膜，抑制神经元的异常放电，从而发挥抗癫痫作用。

【适应证】适用于对卡马西平不能耐受或疗效不佳的癫痫患者，对部分性发作和全面性发作均有一定疗效。

【给药方案】起始剂量一般为每日 300 mg，分 2 次服用，可根据病情和患者反应逐渐增加剂量，最大剂量可达每日 1 200 mg。

【不良反应及注意事项】常见不良反应有头晕、头痛、嗜睡、恶心、呕吐等，一般较卡马西平轻。部分患者可能出现低钠血症，需注意监测血钠水平。

【药物相互作用】与其他药物的相互作用与卡马西平类似，但相对较弱。

治疗药物应用原则

1. 用药原则 ①早诊早治与长期治疗：癫痫确诊后应尽早治疗，以控制发作、减少脑损伤。作为慢性病，需长期规律服药，不可随意停药或减药，维持病情稳定。②个体化精准用药：依据发作类型、年龄、性别、体重、肝肾功能、合并疾病及既往治疗反应选药和确定剂量。如儿童失神发作优先选乙琥胺或丙戊酸钠，老年患者选不良反应少的药物。③把控治疗强度：根据病情和药物不良反应合理调整剂量，避免过度用药或药量不足，尤其对长期服药、体质弱的患者，更要谨慎。④联合用药策略：单一药物控制不佳时，可联合不同机制药物，但要考虑相互作用，防止不良反应叠加。例如，丙戊酸钠与拉莫三嗪合用，需监测血药浓度。⑤特殊情况考量：肝肾功能障碍患者避免用肝肾功能负担大的药，如肝功能不全患者慎用卡马西平；孕妇选对胎儿影响小的药，如左乙拉西坦，同时监测胎儿发育。

2. 用药目标 ①控制发作：药物治疗，显著降低癫痫发作频率、减轻发作程度，争取无发作，让患者能正常工作、学习和生活。②预防复发：长期规范用药，稳定大脑神经元功能，降低复发率，维持病情稳定，减少大脑损伤，保护认知和神经功能。③提高生活质量：控制发作的同时减少药物不良反应，助力患者身体、心理和社会功能恢复，提升整体生活质量。

3. 特殊人群的药物选择 ①老年人身体机能衰退，药物耐受性和代谢能力差，常伴多种基础疾病。老年癫痫患者优先选不良反应少、对肝肾功能影响小的药物，如加巴喷丁、左乙拉西坦。起始剂量低，依耐受情况缓增，同时密切监测头晕、嗜睡等不良反应，避免跌倒等意外。②孕期用药需谨慎，以防影响胎儿发育。孕期癫痫患者应选对胎儿相对安全的药物，如左乙拉西坦、拉莫三嗪。在医生评估和指导下依病情调整剂量，密切监测胎儿发育，定期产检和做胎儿超声检查。③儿童癫痫患者正处于生长发育阶段，药物代谢和耐受性与成人不同，可选用对生长发育影响较小的药物，如丙戊酸钠、左乙拉西坦等。根据儿童的体重和年龄严格计算药物剂量，从小剂量开始，逐渐调整。同时，密切观察药物对儿童神经系统发育、认知功能等方面的影响，一旦出现异常，及时调整治疗方案。④对于合并抑郁症、焦虑症等精神疾病的癫痫患者，慎用具有中枢神经抑制作用的药物，如苯巴比妥等，以免加重精神症状。优先选择对精神状态影响较小的药物，必要时与精神科医生联合评估，制定综合治疗方案，平衡癫痫控制与精神疾病管理。⑤肝功能不全患者避免使用主要经肝脏代谢且对肝脏有损害的药物。例如，卡马西平在肝功能不全患者中，其代谢可能受到影响，导致药物蓄积，增加不良反应发生风险，此时需调整剂量或更换为其他对肝脏影响较小的药物，如普瑞巴林、左乙拉西坦等。⑥肾功能不全患者根据肌酐清除率等指标调整药物剂量。像左乙拉西坦、加巴喷丁等主要经肾脏排泄的药物，在肾功能不全时，药物排泄减慢，需减少剂量，以防药物蓄积导致不良反应加重，如头晕、嗜睡、共济失调等。

用药注意事项

(1) 患者应在医生指导下，根据癫痫发作类型、病情严重程度、身体状况等个体化用药，切勿自行买药或参照他人经验服用。

(2) 服药期间要密切关注癫痫发作情况及药物不良反应，定期复诊，向医生反馈病情变化，医生会结合检查结果及时调整药物剂量或更换药物。

(3) 按照医生制订的计划逐渐增加剂量，平稳控制癫痫发作。

岗位对接

患者，男，32 岁。因反复抽搐发作 5 年，加重 2 天入院。5 年前无明显诱因，患者突然出现全身抽搐，意识丧失，口吐白沫，持续约 2 分钟后自行缓解，此后抽搐反复发作，常在劳累、情绪激动时诱发，诊断为癫痫。患者一直口服丙戊酸钠治疗，但近 2 天发作频率增加，发作程度加重，严重影响日常生活，今日为求进一步治疗入院。既往无特殊疾病史。入院查体：生命体征平稳，神经系统检查无明显异常，脑电图提示有痫样放电。

结合本节所学内容，你会建议患者口服何种治疗癫痫的药物？简述其主要不良反应及注意事项。

第五节　阿尔茨海默病

案例讨论

患者，女，65 岁。近 2 年来，家人发现她经常忘记刚刚发生的事情，比如刚放下的东西就找不到，做事情丢三落四。近期，症状愈发严重，有时会在熟悉的小区里迷路，连家人的名字也时常叫错。但她未接受任何专业的诊断和治疗措施。

1. 你认为该患者的情况是否需要管理？

2. 如果认为需要管理，生活上有哪些注意事项？如果患者及其家属提出需要药物治疗，你推荐哪类药物？

阿尔茨海默病是一种常见的神经退行性疾病，主要病理特征为大脑内β-淀粉样蛋白沉积形成的老年斑、tau蛋白过度磷酸化导致的神经元纤维缠结，以及神经元和突触的进行性丧失，进而引发大脑功能的进行性衰退。疾病进程具有隐匿性、持续性和进行性加重的特点，严重影响患者的认知功能、日常生活能力和精神行为。

疾病概述

阿尔茨海默病是一种中枢神经系统原发性退行性变性疾病，临床上以进行性认知功能障碍和行为损害为特征，分为家族性阿尔茨海默病和散发性阿尔茨海默病，散发性更为常见。根据疾病的发展进程和对患者日常生活能力的影响程度，阿尔茨海默病可分为轻度、中度和重度。病情水平分类和分级见表8-5。

表8-5 阿尔茨海默病病情水平分类和分级

病情水平分类	分级	特点描述	对日常生活影响
轻度	1级	近期记忆力轻度减退，学习和保存新知识的能力下降，对日常活动稍有影响，如偶尔忘记关水龙头、出门忘记带钥匙等，但仍能独立生活，基本社交活动可进行	日常生活基本自理，能完成简单家务，可进行简单社交
中度	2级	记忆力减退明显，对时间、地点的定向力障碍，如分不清季节、在熟悉的地方迷路；语言表达能力下降，出现命名困难；性格和行为改变，如变得多疑、淡漠等	日常生活需要部分协助，如需要提醒才能按时服药、洗澡等，难以独立完成复杂家务，社交活动受限
重度	3级	严重的认知功能障碍，完全丧失记忆力，无法识别家人；生活完全不能自理，如不能自主进食、穿衣、洗漱；出现吞咽困难、大小便失禁等；精神行为症状严重，如幻觉、妄想、激越等	日常生活完全依赖他人照料，可能需要长期卧床，需要专人护理

其发病机制复杂，目前认为主要与以下因素相关。

（1）炎症反应：大脑内的慢性炎症反应可能是阿尔茨海默病发病的重要环节。炎症细胞被激活，释放多种炎症因子，这些因子会损伤神经元和神经胶质细胞，破坏大脑的正常结构和功能。

（2）神经递质紊乱：大脑内乙酰胆碱等神经递质系统功能失调，尤其是乙酰胆碱水平显著下降，会影响神经元之间的信号传递，导致认知功能障碍，如记忆力减退、注意力不集中等。

（3）遗传因素：家族性阿尔茨海默病通常由特定基因突变引起，如APP、PSEN1和PSEN2基因的突变，这些突变会导致β-淀粉样蛋白的异常生成和代谢，从而引发疾病。散发性阿尔茨海默病也有一定的遗传倾向，载脂蛋白E(ApoE)ε4等位基因是目前公认的散发性阿尔茨海默病最重要的遗传风险因素。

（4）氧化应激：机体抗氧化防御系统失衡，导致大脑内产生过多的自由基，这些自由基会氧化损伤细胞膜、蛋白质和DNA等生物大分子，造成神经元的损伤和死亡，进而影响大脑功能。

常用治疗药物

临床常用的治疗阿尔茨海默病的药物主要有胆碱酯酶抑制剂和 N-甲基-D-天冬氨酸(NMDA)受体拮抗剂两类。

一、胆碱酯酶抑制剂

多奈哌齐

【药理作用】可逆性地抑制乙酰胆碱酯酶的活性，使乙酰胆碱水解减少，从而提高大脑内乙酰胆碱的水平，改善神经元之间的信号传递，增强认知功能。

【适应证】适用于轻度、中度和重度阿尔茨海默病患者，能改善患者的认知功能和日常生活能力。

【给药方案】初始剂量一般为 5 mg/次，1 次/d，睡前口服。至少维持 1 个月后，根据患者的耐受情况和病情，可将剂量增加到 10 mg/次，1 次/d。

【不良反应及注意事项】常见不良反应有恶心、呕吐、腹泻、失眠、肌肉痉挛等，一般为轻度至中度，且随着治疗时间的延长可能逐渐减轻。少数患者可能出现心动过缓、晕厥等心血管系统不良反应，需定期监测心率和血压。用药期间应密切关注患者的精神状态和行为变化，如出现异常应及时就医。

【药物相互作用】与其他具有抗胆碱能作用的药物合用时，可能会降低多奈哌齐的疗效；与细胞色素 P450 酶系的某些抑制剂(如酮康唑、伊曲康唑等)合用，可能会增加多奈哌齐的血药浓度，需谨慎使用。

卡巴拉汀

【药理作用】选择性地抑制大脑皮质和海马中的乙酰胆碱酯酶和丁酰胆碱酯酶，增加大脑内乙酰胆碱的含量，改善认知功能。

【适应证】适用于治疗轻、中度阿尔茨海默病，能有效改善患者的认知、行为和日常生活能力。

【给药方案】起始剂量为 1.5 mg/次，2 次/d，与食物同服。如果患者能耐受，可在 4 周后将剂量增加到 3 mg/次，2 次/d。以后每 4 周增加 1 次剂量，最大剂量为 6 mg/次，2 次/d。

【不良反应及注意事项】常见的不良反应包括恶心、呕吐、食欲减退、体重下降等胃肠道反应，通常在用药初期较为明显，随着治疗时间的延长可逐渐减轻。部分患者可能出现头晕、乏力、嗜睡等神经系统症状，少数患者可能有心动过缓、血压下降等心血管系统不良反应，需定期监测生命体征。

【药物相互作用】与其他胆碱酯酶抑制剂合用，可能会增加不良反应的发生风险；与 NSAIDs 合用时，可能会增加胃肠道出血的风险。

二、N-甲基-D-天冬氨酸(NMDA)受体拮抗剂

美金刚

【药理作用】非竞争性地阻断 NMDA 受体，调节谷氨酸的活性，防止谷氨酸过度兴奋导

致的神经元损伤，从而改善阿尔茨海默病患者的认知功能。

【适应证】主要用于中、重度阿尔茨海默病患者，可改善患者的认知功能、行为症状和日常生活能力。

【给药方案】起始剂量为 5 mg/次，1 次/d，一周后可增至 10 mg/次，1 次/d，之后每周增加 5 mg，最大剂量为 20 mg/次，1 次/d。

【不良反应及注意事项】常见不良反应有头晕、头痛、便秘、恶心、呕吐等，一般较轻微。少数患者可能出现幻觉、意识模糊等精神症状，用药期间需密切观察患者的精神状态。严重肾功能不全患者慎用，需根据肌酐清除率调整剂量。

【药物相互作用】与金刚烷胺、氯胺酮等同样作用于 NMDA 受体的药物合用时，可能会增加不良反应的发生风险；与碳酸酐酶抑制剂合用时，可能会增加美金刚的血药浓度。

治疗药物应用原则

1. 用药原则 ①早诊早治：阿尔茨海默病确诊后尽早药物治疗，延缓病情发展，维持认知和生活能力，改善预后、提高生活质量。②个体化用药：依据年龄、病情、身体状况、肝肾功能、合并疾病及药物耐受性选药和确定剂量。轻度患者优先选胆碱酯酶抑制剂，中、重度患者可考虑美金刚或联合用药。③综合与长期管理：治疗是长期过程，除药物，还需结合心理、康复、生活护理等措施。定期评估，依病情调整方案。④缓慢调整剂量：药物治疗时缓慢调整剂量，避免骤变，减少不良反应。胆碱酯酶抑制剂和 NMDA 受体拮抗剂加量需按时间间隔和剂量递增幅度调整。⑤关注药物相互作用：患者常合并多种疾病需服多种药，选药时充分考虑药物相互影响，避免不良反应叠加或疗效降低。

2. 用药目标 通过药物治疗改善患者记忆力、注意力、语言与定向力等认知功能，延缓认知衰退，维持其学习和生活能力；控制幻觉、妄想、抑郁等精神行为症状，减轻患者痛苦，便于护理照料；维持或提升患者进食、穿衣等日常生活自理能力，减少其对他人的依赖，让患者更独立，提升生活自主性与尊严；通过药物干预延缓病情，推迟患者进入重度失能状态的时间，延长生存期，减轻家庭和社会负担。

3. 特殊人群的药物选择 ①阿尔茨海默病主要发生于老年人，他们身体机能衰退，对药物的耐受性和代谢能力较差，且常伴有多种基础疾病。在选择药物时，应优先考虑不良反应相对较少、对肝肾功能影响较小的药物，如多奈哌齐。起始剂量应较低，根据患者耐受情况缓慢增加剂量。同时，密切监测药物不良反应，如胃肠道反应、心血管系统不良反应等，避免因药物副作用导致跌倒、骨折等意外发生。②合并心血管疾病的患者使用胆碱酯酶抑制剂时需监测心率和血压，以防心动过缓、血压下降。③合并糖尿病患者用药时需监测血糖，避免药物影响血糖。④患有抑郁症等精神疾病的患者选药要综合考量，避免加重精神症状，必要时与精神科医生联合评估制定方案。⑤肝功能不全者避免用卡巴拉汀这类伤肝且经肝代谢的药，可选美金刚；肾功能不全者用美金刚需依肌酐清除率调剂量，以防不良反应加重。

用药注意事项

（1）阿尔茨海默病治疗药物种类有限，作用机制各有不同。患者应在医生的专业指导下，根据病情严重程度、身体状况等个体化用药。

（2）定期复诊，向医生详细反馈病情变化，医生会结合检查结果及时调整药物剂量或更换药物，如定期监测肝肾功能、血常规等指标。

(3) 阿尔茨海默病的治疗是一个漫长的过程，不能急于求成。应按照医生制订的计划逐渐增加剂量，平稳控制病情发展。

(4) 擅自停药可能会导致病情反弹，加速疾病进展，应按医嘱长期按时服药，巩固疗效，延缓疾病恶化。

岗位对接

患者，女，70 岁。因记忆力减退、行为异常 3 年，加重 1 个月入院。3 年前家人发现患者逐渐出现记忆力下降的情况，经常忘记刚说过的话和做过的事，近 1 个月来症状明显加重，出现不认识家人、乱发脾气、夜间睡眠紊乱等情况。既往诊断为阿尔茨海默病，一直口服多奈哌齐治疗，但效果逐渐变差。入院查体：生命体征平稳，神经系统检查无明显异常，简易精神状态检查表(MMSE)评分较低，提示认知功能严重受损。

结合本节所学内容，你会建议患者口服何种治疗阿尔茨海默病的药物？简述其主要不良反应及注意事项。

目标检测

1. 脑血栓形成最常见的原因是　(　　)

A. 脑动脉炎　B. 先天性血管病

C. 脑动脉粥样硬化　D. 真性红细胞增多症

2. 阿司匹林发挥抗血小板作用是通过抑制血小板的　(　　)

A. 磷酸二酯酶活性　B. 环氧化酶活性

C. 脂氧合酶活性　D. 腺苷酸环化酶活性

3. 华法林的目标 INR 一般控制在　(　　)

A. 1.0～2.0　B. 2.0～3.0　C. 3.0～4.0　D. 4.0～5.0

4. 阿替普酶用于急性脑血栓形成患者，使用效果最佳是在发病　(　　)

A. 2～4 小时内　B. 4.5～6 小时内

C. 6～8 小时内　D. 8～10 小时内

5. 依达拉奉的主要药理作用是　(　　)

A. 抑制血小板聚集　B. 溶解血栓

C. 清除自由基　D. 抑制凝血因子活化

6. 对于合并高血压的脑血栓形成患者，在使用抗血栓药物时应注意　(　　)

A. 积极控制血压，避免血压波动过大　B. 减少抗血栓药物剂量

C. 增加抗血栓药物剂量　D. 停用抗高血压药物

7. 老年人使用抗凝、抗血小板药物时，出血风险相对较高，应选择不良反应相对较少的药物，如　(　　)

A. 华法林　B. 阿替普酶　C. 阿司匹林　D. 依达拉奉

8. 脑出血最常见的病因是　(　　)

A. 脑血管畸形　B. 动脉瘤　C. 高血压　D. 血液系统疾病

9. 甘露醇的主要药理作用是 ( )
A. 清除自由基
B. 抑制纤溶酶原的激活
C. 提高血浆渗透压,减轻脑水肿
D. 抑制脂质过氧化

10. 依达拉奉的给药方案一般是 ( )
A. 每日 2 次,每次 30 mg,加入适量生理盐水中静脉滴注,30 分钟内滴完
B. 每日 2 次,每次 1 g,静脉滴注
C. 每次 125～250 mL,快速静脉滴注,每 4～8 小时 1 次
D. 初始剂量为 1 g,静脉滴注,之后根据病情调整剂量

11. 氨甲环酸可能出现的不良反应是 ( )
A. 水和电解质紊乱
B. 肾功能损害
C. 肝功能异常
D. 血栓形成

12. 脑出血治疗药物应用原则不包括 ( )
A. 早期与综合治疗
B. 个体化治疗
C. 大量使用止血药物
D. 合理用药与监测

13. 对于合并高血压的脑出血患者,使用脱水降颅压药物时要注意 ( )
A. 防止血压过高
B. 防止血压过低影响脑灌注
C. 防止出现血栓
D. 防止出现肝功能异常

14. 48 岁女性患者,头颅 CT 示左侧基底节区脑出血,有高血压病史且未规律服药,以下药物不适合作为口服治疗脑出血的是 ( )
A. 甘露醇
B. 依达拉奉
C. 氨甲环酸
D. 以上都不适合

15. 帕金森病的主要病理改变是 ( )
A. 大脑皮质神经元变性死亡
B. 中脑黑质多巴胺能神经元变性死亡
C. 小脑浦肯野细胞变性死亡
D. 脊髓前角运动神经元变性死亡

16. 帕金森病患者出现运动症状的主要原因是 ( )
A. 乙酰胆碱分泌减少
B. 多巴胺分泌减少
C. 5-羟色胺分泌减少
D. 去甲肾上腺素分泌减少

17. 多巴丝肼片的组成成分是 ( )
A. 左旋多巴和卡比多巴
B. 左旋多巴和苄丝肼
C. 卡比多巴和苄丝肼
D. 多巴胺和苄丝肼

18. 卡左多巴缓释片服用时应 ( )
A. 碾碎后服用
B. 咀嚼后服用
C. 整片吞服
D. 溶解后服用

19. 普拉克索的主要不良反应不包括 ( )
A. 头晕
B. 嗜睡
C. 高血压
D. 恶心

20. 下列食物不宜与司来吉兰同时服用的是 ( )
A. 米饭
B. 苹果
C. 奶酪
D. 鸡蛋

21. 对于合并心血管疾病的帕金森病患者，使用多巴胺受体激动剂时需特别注意监测　（　　）
A. 血糖　　B. 血脂
C. 血压和心率　　D. 肝功能

22. 癫痫患者大脑功能短暂性紊乱的原因是　（　　）
A. 大脑神经元突发性异常放电　　B. 脑部肿瘤
C. 全身系统性疾病　　D. 遗传因素

23. 以下疾病不会引发癫痫的是　（　　）
A. 脑梗死　　B. 脑出血
C. 高血压　　D. 脑炎

24. 卡马西平主要适用于　（　　）
A. 部分性发作，尤其是复杂部分性发作　　B. 失神发作
C. 肌阵挛发作　　D. 全面性强直-阵挛发作

25. 丙戊酸钠阻止癫痫发作的主要药理作用是通过增强　（　　）
A. 谷氨酸的作用　　B. γ-氨基丁酸的作用
C. 多巴胺的作用　　D. 乙酰胆碱的作用

26. 奥卡西平的常见不良反应不包括　（　　）
A. 头晕　　B. 头痛
C. 高钠血症　　D. 嗜睡

27. 对于肝功能不全的癫痫患者，应避免使用　（　　）
A. 左乙拉西坦　　B. 普瑞巴林
C. 卡马西平　　D. 加巴喷丁

28. 癫痫患者服药期间，以下做法正确的是　（　　）
A. 自行买药服用
B. 按照医生制订的计划逐渐增加剂量
C. 参照他人经验服用
D. 随意停药或减药

29. 阿尔茨海默病的主要病理特征不包括　（　　）
A. 大脑内β-淀粉样蛋白沉积形成老年斑
B. tau 蛋白过度磷酸化导致神经元纤维缠结
C. 神经元和突触的进行性丧失
D. 大脑内神经递质乙酰胆碱水平升高

30. 阿尔茨海默病患者出现记忆力减退、对时间和地点定向力障碍、语言表达能力下降等症状，病情水平分类为　（　　）
A. 轻度　　B. 中度
C. 重度　　D. 极重度

31. 选择性地抑制大脑皮质和海马中的乙酰胆碱酯酶和丁酰胆碱酯酶，增加大脑内乙酰胆碱的含量，改善认知功能的是　（　　）
A. 多奈哌齐　　B. 卡巴拉汀
C. 美金刚　　D. 金刚烷胺

32. 美金刚的主要药理作用是 （　　）

A. 可逆性地抑制乙酰胆碱酯酶的活性，提高大脑内乙酰胆碱的水平

B. 选择性地抑制大脑皮质和海马中的乙酰胆碱酯酶和丁酰胆碱酯酶

C. 非竞争性地阻断 NMDA 受体，调节谷氨酸的活性

D. 抑制大脑内的炎症反应，减少炎症因子的释放

33. 阿尔茨海默病患者用药时，以下说法错误的是 （　　）

A. 确诊后应尽早进行药物治疗

B. 应依据个体情况选择药物和确定剂量

C. 轻度患者优先选用 NMDA 受体拮抗剂

D. 治疗是长期过程，需结合多种措施

34. 卡巴拉汀的最大剂量是 （　　）

A. 3 mg/次，2 次/d　　B. 5 mg/次，1 次/d

C. 6 mg/次，2 次/d　　D. 10 mg/次，1 次/d

35. 阿尔茨海默病患者合并心血管疾病，使用胆碱酯酶抑制剂时需要特别注意监测 （　　）

A. 血糖　　B. 心率和血压

C. 肝肾功能　　D. 血常规

第九章　内分泌系统疾病的药物治疗

学习目标

1. 掌握糖尿病、甲状腺功能亢进症的基本概念、治疗原则及主要治疗药物。

2. 熟悉痛风、骨质疏松症的临床表现、药物治疗策略及主要治疗药物。

3. 了解甲状腺危象及甲状腺功能减退症的临床表现和治疗药物；了解糖尿病、骨质疏松症、痛风的发病机制。

第一节　糖　尿　病

案例讨论

患者，女，55岁，体形肥胖。近几个月来常感觉口渴，每天饮水量明显增多，排尿次数也增多，体重却有所下降。近期在单位体检时，空腹血糖7.5 mmol/L，餐后2小时血糖为11.8 mmol/L。进一步检查后，确诊为2型糖尿病。

1. 该患者的病情应如何进行药物治疗？请结合其病情特点分析原因。

2. 在治疗过程中，除了药物治疗外，还需要注意哪些方面？

糖尿病是由多种遗传和环境因素共同作用引起的以血浆葡萄糖升高为主要特征的一组内分泌、代谢性综合征。由于胰岛素分泌不足或胰岛素作用缺陷而致糖、脂肪、蛋白质代谢紊乱，引起多饮、多尿、多食、体重减轻，严重者可出现酮症酸中毒、高渗性非酮症性糖尿病昏迷和各种感染等急性并发症，以及肾病、视网膜病变、动脉粥样硬化、糖尿病神经病变等慢性并发症。

疾病概述

糖尿病根据其病因与发病机制共分为四类，诊断标准见表9-1。

(1) 1型糖尿病即胰岛素依赖型糖尿病，多发于儿童、青少年，起病急，主要表现为胰岛B细胞被严重破坏，导致胰岛素分泌绝对不足而引起血糖升高。1型糖尿病的病因和发病机制尚未完全阐明，可能与自身免疫、环境因素（如病毒感染、有毒化学物质等）等有关，易感个体对环境因素（特别是一些亲胰岛病毒感染或化学毒性物质刺激）的反应异常，直接或间接引起自身免疫反应，导致胰岛B细胞被破坏。

(2) 2型糖尿病即非胰岛素依赖型糖尿病。以胰岛素抵抗为主，伴有胰岛素相对缺乏或胰岛素分泌受损的病理状态。肥胖型糖尿病患者发病原因主要与胰岛素抵抗有关，伴有胰岛素分泌的相对不足；非肥胖型糖尿病患者发病原因主要与胰岛素分泌相对不足有关，同时伴有胰岛素抵抗。多数情况下，胰岛素抵抗可能是2型糖尿病发生的主要原因。胰岛素抵抗早期，胰岛B细胞功能正常，代偿性增加胰岛素分泌，使血糖维持在正常范围内；当长期胰岛素抵抗时，由于增加B细胞负荷，使B细胞失代偿，进而胰岛素分泌减少，最终表现为血糖升高、胰岛素升高、血脂紊乱等临床症状。

（3）其他特殊类型的糖尿病包括B细胞功能基因缺陷、胰岛素受体缺陷、胰腺外分泌腺疾病、内分泌疾病、药物或者化学物质、感染等因素诱发的糖尿病，此外还有非常见型免疫调节介导的糖尿病，以及其他遗传病伴有的糖尿病。

（4）妊娠期糖尿病。妇女妊娠期体内抗胰岛素物质增多，可导致患者出现糖耐量受损的现象，当达到糖尿病诊断条件时称为妊娠期糖尿病，一般分娩后血糖可恢复正常，但少数患者可发展为终身糖尿病。

表 9-1　糖代谢状态分类和糖尿病诊断标准

糖代谢状态	静脉血浆葡萄糖水平/(mmol/L)	
	空腹	餐后 2 小时或 OGTT 后 2 小时或任意时刻
正常血糖	＜6.1	＜7.8
空腹血糖受损	6.1～7.0	＜7.8
糖耐量减低	＜7.0	7.8～11.0
糖耐量异常	≥7.0	≥11.1
低血糖	—	非糖尿病患者＜2.8；糖尿病患者≤3.9

注：OGTT为口服葡萄糖耐量试验，清晨空腹进行。成人口服 75 g 无水葡萄糖（溶于 300 mL 水中，5 分钟内饮完）；儿童服糖量 1.75 g/kg，总量不超过 75 g。

临床表现

1. 糖尿病及其急性并发症的临床表现　糖尿病患者因血糖升高和渗透性利尿而出现多尿、口干和多饮，因体内的葡萄糖不能充分氧化供能而导致易饥多食，因脂肪和蛋白质的分解代谢增强而出现体重减轻，形成典型的“三多一少”症状。1 型糖尿病常见于儿童和青少年，30 岁以前发病的糖尿病以 1 型占多数。1 型糖尿病起病较急，“三多一少”症状较典型，易出现急性并发症酮症酸中毒，此时患者症状加重，出现食欲减退、恶心、呕吐、乏力、烦躁、呼吸加深加快、呼气中有烂苹果味（查尿酮体强阳性），严重者可发生昏迷。2 型糖尿病常见于中老年人，多数体形较肥胖，起病缓慢，症状较轻，多在体检检测血糖水平时发现，部分患者以并发症就诊时发现。2 型糖尿病通常不发生酮症酸中毒，但在感染、饮食不当、创伤、手术、妊娠、分娩以及各种原因发生应激反应时也可发生。糖尿病的另一急性并发症是高血糖高渗状态，患者失水严重，可发展为惊厥和昏迷。糖尿病急性并发症若不及时抢救易致死亡。

2. 糖尿病慢性并发症的临床表现　①糖尿病神经病变常表现为远端、对称性、多发性感觉神经病变，引起手套-袜套状分布的感觉异常，伴肢端麻木、刺痛、灼热感，有时伴痛觉过敏。检查发现早期腱反射亢进，后期减弱或消失，触觉和温度觉也有不同程度的降低。多发性神经病变可致糖尿病患者足溃疡和关节病变。②糖尿病性大血管病变表现为冠心病、脑血管病、肾动脉硬化、肢体动脉硬化等，肢体动脉硬化常表现为下肢疼痛、感觉异常和间歇性跛行，严重供血不足可导致肢体坏疽。③糖尿病微血管病变表现为微循环障碍、微动脉瘤形成和微血管基底膜增厚，主要发生在视网膜、肾、神经、心肌等组织，以糖尿病肾病和视网膜病变最为重要。糖尿病肾病晚期出现严重肾衰竭，是主要的死亡原因之一，而糖尿病视网膜病变则可能导致失明。④糖尿病足是与下肢远端神经病变和不同程度的周围血管病变相关的足部感染、溃疡或深层组织破坏，是截肢、致残的主要原因。⑤高血糖可使细胞免疫功能下降，从而导致真菌、细菌感染增多，如疖、肺结核、尿路感染、胆囊炎、真菌性阴道炎、体癣及足癣等。

常用治疗药物

胰岛素

【药理作用】胰岛素可促进葡萄糖在细胞膜的主动转运，促进葡萄糖进入细胞，加速葡萄糖的氧化降解，增加糖原的合成，抑制糖原的分解，减少糖异生。可增加脂肪酸的转运，促进脂肪的合成并抑制其分解，减少游离脂肪酸和酮体的生成。还可促进蛋白质合成，抑制蛋白质分解。胰岛素能促进 K^+ 内流，增加细胞内 K^+ 浓度，降低血钾水平。胰岛素结构与胰岛素样生长因子相似，胰岛素可与其受体结合而发挥促细胞生长作用。

【适应证】适用于 1 型糖尿病、2 型糖尿病及其他糖尿病。可与葡萄糖、氯化钾合用纠正细胞内缺钾，用于防治心肌梗死时的心律失常。还可与辅酶 A、ATP 等组成复方制剂，用于肝硬化、胰腺炎等的辅助治疗。

【给药方案】皮下注射（常用）、静脉注射（用于急症）或胰岛素泵持续输注。

【不良反应及注意事项】低血糖反应为常见不良反应，多因胰岛素过量、给药后未及时进餐、运动过量等引起，患者表现为饥饿感、心悸、出汗、头晕，甚至出现惊厥、癫痫、昏迷、死亡。应定期监测血糖，避免过量注射或漏餐；避免同一部位反复注射，防止脂肪增生或萎缩。

二甲双胍

【药理作用】二甲双胍是一种双胍类口服降糖药，主要通过抑制肝糖原异生来减少肝脏葡萄糖的产生。增加外周组织对葡萄糖的摄取和利用，从而改善胰岛素敏感性，促进肌肉和脂肪组织对葡萄糖的摄取，延缓肠道葡萄糖吸收，进而减少餐后血糖的升高。

【适应证】适用于 2 型糖尿病、多囊卵巢综合征、糖尿病前期。

【给药方案】通常从 500 mg 每日 1 次或 2 次开始，随餐服用。根据血糖控制情况，逐渐增加剂量，最大剂量通常为 2 000～2 550 mg/d，分 2～3 次服用。

【不良反应及注意事项】可能引起胃肠道反应，包括恶心、呕吐、腹泻、腹痛和食欲减退。长期使用可能导致维生素 B_{12} 吸收不良。

【药物相互作用】与噻嗪类利尿药合用可能减弱二甲双胍的降糖效果。与糖皮质激素合用可能增加血糖水平，减弱二甲双胍的疗效。

格列本脲

【药理作用】直接作用于胰岛 B 细胞，刺激内源性胰岛素释放，增加胰岛素与靶组织的结合能力，降低血清糖原水平，从而引起血糖降低，对正常人和糖尿病患者均有降血糖作用。

【适应证】主要用于单用饮食控制无效的胰岛功能尚存的2型糖尿病患者；部分药物如氯磺丙脲等还具有一定的抗利尿作用，可用于尿崩症的治疗。

【给药方案】一般每日只需早起服用一次即可，餐前半小时服药效果最佳。

【不良反应及注意事项】常见胃肠道反应，如恶心、腹泻、胃肠不适等，减量或连续用药后会减轻；老年人及肝肾功能不全者易发生严重持久性的低血糖，造成不可逆的脑损伤，使用过程中应注意。

阿卡波糖

【药理作用】竞争性抑制位于小肠的各种α-葡萄糖苷酶，使淀粉分解为葡萄糖的速度减慢，从而减缓肠道内葡萄糖的吸收，降低餐后高血糖。

【适应证】主要用于降低餐后血糖峰值，对于主食淀粉摄入量很少的患者疗效不佳。

【给药方案】每日3次，就餐时服用，服药时从小剂量开始，逐渐加量。

【不良反应及注意事项】常见胃肠道的不良反应，包括腹泻、便秘、腹胀、胃胀、上腹部不适等。严重肾功能损害的患者禁用。

【药物相互作用】可与双胍类、磺脲类、噻唑烷二酮类或胰岛素合用；联用α-葡萄糖苷酶抑制剂的患者如果出现低血糖，治疗时需使用葡萄糖或蜂蜜，而食用蔗糖或淀粉类食物纠正低血糖的效果差；避免同时服用考来烯胺、肠道吸附剂和消化酶类制剂，以免影响药效。

罗格列酮

【药理作用】胰岛素增敏剂，通过增加外周组织对胰岛素的敏感性、改善胰岛素抵抗而降低血糖，并能改善与胰岛素抵抗有关的多种心血管危险因素。

【适应证】临床用于2型糖尿病，尤其是有胰岛素抵抗者。也可与磺酰脲类或双胍类药物合用治疗单用时血糖控制不佳者。

【给药方案】每日1～2次，从最低推荐剂量开始服用。

【不良反应及注意事项】常见的不良反应有贫血、血红蛋白水平降低等；还可引起体重增加和水肿；罕见肝功能异常，治疗时应定期检查肝功能；由于可使骨折和心力衰竭风险增加，Ⅲ级和Ⅳ级心力衰竭者、活动性肝病者、严重骨质疏松或骨折史的患者禁用。起效时间较慢，一般需数周乃至数月才能达到最大作用效果，治疗时需达到足够的疗程。

瑞格列奈

【药理作用】通过与胰岛B细胞膜上的磺酰脲受体结合，刺激胰腺在进餐后更快、更多地分泌胰岛素，从而有效地控制餐后高血糖。

【适应证】常用于对磺酰脲类药物过敏或老年性糖尿病患者。

【给药方案】每日3次，餐前15分钟内服用。

【不良反应及注意事项】常见的不良反应有低血糖反应、体重增加、呼吸道感染、咳嗽等，严重肝肾功能不全者禁用。

治疗药物应用原则

1. 个体化治疗　根据患者特点选择药物，需考虑年龄、病程、体重（如肥胖或消瘦）、肝肾功能、并发症及合并症等。例如，肥胖患者优先选择二甲双胍，而消瘦患者可考虑磺酰脲类药物或胰岛素。还要根据血糖特点选择药物，如果以空腹血糖升高为主，可选择长效药物（如基础胰岛素、长效磺酰脲类）；以餐后血糖升高为主，可选择短效药物（如格列奈类、α-葡萄糖苷酶抑制剂、速效胰岛素）。

2. 阶梯式治疗　2型糖尿病的治疗路径分一、二、三线治疗。一线治疗：首选二甲双胍（若无禁忌），因其疗效明确、安全性高且具有心血管保护作用。二线治疗：在二甲双胍的基础上，根据患者情况联合其他口服药（如磺酰脲类）或注射制剂（如胰岛素）。三线治疗：血糖控制不佳者可考虑三联治疗或起始胰岛素治疗。

3. 综合管理　要控制多重危险因素并进行生活方式干预，除血糖外，还需管理血压、血脂、体重等，以降低心血管疾病风险。同时要避免低血糖，选择低血糖风险较低的药物（如二甲双胍）；对于低血糖高风险人群（如老年人、肝肾功能不全者），避免使用磺酰脲类或格列奈类药物。

4. 注意特殊人群的用药原则　对于老年患者，要选择低血糖风险低的药物，避免过度治疗，血糖控制目标可适当放宽。对于妊娠期糖尿病患者，首选胰岛素治疗，避免使用口服降糖药（除二甲双胍和格列本脲在特定情况下可使用）。对于肝肾功能不全者，根据肝肾功能调整药物剂量或选择不经肝肾代谢的药物（如瑞格列奈、利格列汀）。

用药注意事项

（1）口服降血糖药物对肝功能的影响并不严重，但糖尿病伴有肝功能严重受损的患者在选择降血糖药物时应慎用口服降血糖药物，以免因药物消除减慢引起药物不良反应，加重肝脏负担，使肝功能进一步受损。

（2）格列喹酮、瑞格列奈绝大部分经胆汁排泄，且不易引起低血糖反应，故轻、中度肾功能不全时仍可应用。

（3）非肥胖患者可首先选用磺酰脲类药物，逐渐加入二甲双胍或α-糖苷酶抑制剂，口服降血糖药物用至较大剂量仍无法控制血糖的患者应加用或改用胰岛素制剂。

（4）需要注意的是，老年糖尿病患者的治疗需在控制高血糖的同时防止低血糖反应。

岗位对接

患者，男，68岁。因多饮、多食、多尿伴体重下降1个月入院。患者1个月前无明显诱因出现多饮、多食、多尿症状，体重下降约5 kg。既往有高血压病史10年，一直口服降压药控制血压。入院后查空腹血糖8.2 mmol/L，餐后2小时血糖13.5 mmol/L，诊断为2型糖尿病。

结合本节所学内容，你会建议患者口服何种降血糖药物？简述其主要不良反应及注意事项。

第二节 甲状腺功能亢进症

案例讨论

患者，女，32岁，教师。近3个月来，因工作压力大、备课任务繁重，经常情绪激动、烦躁不安，难以入睡。同时，她发现自己特别怕热，稍微活动就大汗淋漓，体重也减轻了5 kg，但食欲却变得亢进，每天要吃很多食物。此外，大便次数明显增多，原本规律的月经也变得稀少。她来到医院就诊，查体发现甲状腺呈弥漫性肿大，质地柔软，可触及震颤并有血管杂音，心率105次/min。

1. 该患者可能患了什么疾病？依据是什么？
2. 如果要确诊，还需要做哪些检查？
3. 若确诊为弥漫性毒性甲状腺肿，针对该患者的情况，应如何选择治疗药物？

甲状腺功能亢进症(hyperthyroidism)简称“甲亢”，是多种原因引起甲状腺功能增强，甲状腺激素[包括三碘甲状腺原氨酸(T_3)和甲状腺素(T_4)]合成、释放入血过多，引起氧化过程加快、代谢率增高的一种常见内分泌疾病。甲亢分为多种类型，其中以弥漫性毒性甲状腺肿(Graves disease，GD，格雷夫斯病，又称突眼性甲状腺肿)最为常见，其患病率为1%。本病常有明显的家族性，可发生于任何年龄，以20～40岁的中青年为多见，男女之比为1∶4～1∶6。临床上GD占全部甲亢病例的80%以上。

疾病概述

GD是一种在遗传基础上由精神刺激等应激因素诱发的自身免疫性疾病，由于患者体内的抗促甲状腺激素(TSH)受体抗体(TRAb)刺激甲状腺细胞上的TSH受体，引起甲状腺激素生成和释放增多，患者血中的T_3、T_4升高，TSH降低。GD的免疫异常反映在甲状腺和眼球后组织有淋巴细胞和浆细胞浸润；甲状腺组织有IgG、IgM、IgA沉着；周围血液循环中的淋巴细胞绝对值和百分比增高，常伴有淋巴结、胸腺和脾脏淋巴组织增生；患者或其家属发生其他自身免疫性疾病者较多见；皮质类固醇和免疫抑制剂可缓解GD的甲亢症状和眼征。GD眼征的病因仍不清楚，可能与免疫机制有一定关联，因2/3有活动性GD眼征的患者血清中可检出突眼性免疫球蛋白(OIgG)。

甲亢的症状主要有易激动、烦躁失眠、心悸、乏力、怕热、多汗、消瘦、食欲亢进、大便次数增多或腹泻、女性月经稀少。可伴发周期性瘫痪(亚洲、青壮年男性多见)和近端肌肉进行性无力、萎缩，后者称为甲亢性肌病，以肩胛带和骨盆带肌群受累为主。有1%的GD可伴发重症肌无力。少数老年患者高代谢的症状不典型，相反表现为乏力、心悸、畏食、抑郁、嗜睡、体重明显减少，称为淡漠型甲亢。

GD患者常见体征是甲状腺肿大、局部黏液性水肿及甲状腺外的异常表现。甲状腺肿大表现为甲状腺呈弥漫或结节性肿大，质地柔软或坚硬，表面光滑，可触及震颤并有血管杂音。局部黏液性水肿多见于胫前，又称胫前黏液性水肿，偶见于手足背面、踝关节等处，其特征是蛋白质浸润，非凹陷性水肿，病变早期局部瘙痒，呈红色，而后变得坚实。甲状腺外的异常表现反映在甲亢患者眼征上，表现为凝视、瞬眼滞后、上眼睑后缩和轻度巩膜充血。这些眼征主要是肾上腺素能神经兴奋所致，常常随着甲亢治疗成功而缓解。浸润性突眼是较严重的表现，为GD所特有，其特点是眼眶疼痛、流泪、异物感、怕光、眼眶后组织增生、突眼和眼外肌淋巴细胞浸润，并可产生眼肌无力致使复视。

常用治疗药物

甲亢常用治疗药物有硫氧嘧啶类，如甲硫氧嘧啶(MTU)、丙硫氧嘧啶(PTU)；咪唑类，如甲巯咪唑(他巴唑)、卡比马唑(甲亢平)。硫氧嘧啶类和咪唑类合称为硫脲类药物。此外还包括碘化物和碘、放射性碘及β受体阻滞剂。

甲硫氧嘧啶

【药理作用】主要通过抑制甲状腺内过氧化物酶，从而阻碍吸聚到甲状腺内碘化物的氧化及酪氨酸的偶联，阻碍 T_4 和 T_3 的合成。同时，甲硫氧嘧啶还能抑制外周组织中 T_4 向 T_3 的转化，发挥抗甲状腺的作用。

【适应证】适用于各种类型的甲亢，尤其适用于病情较轻、甲状腺轻至中度肿大患者。

【给药方案】成人常用量：开始剂量一般为每日300 mg(6片)，分3次口服，病情控制后逐渐减量，维持量为每日50～100 mg(1～2片)，分1～2次口服。小儿常用量：开始剂量每日按体重4 mg/kg，分3次口服，病情控制后减量至维持量，每日25～50 mg，分1～2次口服。具体的用药剂量和疗程应根据患者的病情、年龄、体重等因素由医生个体化制订。

【不良反应及注意事项】较多见的有皮疹或皮肤瘙痒，少数患者可能出现发热等症状。较严重的不良反应有血液系统异常，如白细胞减少和粒细胞缺乏症，严重时可危及生命；还可能引起血小板减少、凝血功能异常等。消化系统反应如恶心、呕吐、厌食、腹痛、腹泻等胃肠道不适较为常见。少数患者可出现头晕、头痛、关节痛、脉管炎(表现为下肢痛性红斑结节)、红斑狼疮样综合征(表现为发热、关节痛、血管炎、皮疹、肌痛等)等。

卡比马唑

【药理作用】卡比马唑在体内逐渐水解，游离出甲巯咪唑而发挥作用，通过抑制甲状腺内过氧化物酶，从而阻碍吸聚到甲状腺内碘化物的氧化及酪氨酸的偶联，阻碍 T_4 和 T_3 的合成，从而减少甲状腺激素的产生。另外，甲巯咪唑也可抑制B淋巴细胞合成抗体，降低血液循环中甲状腺刺激性抗体的水平，使抑制性T细胞功能恢复正常，起到免疫抑制作用。

【适应证】适用于各种类型的甲状腺功能亢进症，尤其适用于病情较轻、甲状腺轻至中度肿大患者。

【给药方案】不同病情和个体，剂量会有所差异。一般来说，开始剂量为每日20～60 mg，分3次口服，病情控制后逐渐减量，维持量为每日5～15 mg。具体的用药剂量和疗程应根据患者的病情、甲状腺功能检查结果等，由医生进行个体化调整。

【不良反应及注意事项】皮肤反应较为常见，可表现为皮疹或皮肤瘙痒，一般程度较轻，多数患者可继续用药，严重者需停药并采取相应治疗措施。可引起白细胞减少及粒细胞缺乏症，严重时可危及生命。用药过程中需定期检查血常规，如发现白细胞计数明显降低，应及时停药并给予升白细胞药物治疗。可能出现味觉减退、恶心、呕吐、上腹部不适、关节痛、头晕、头痛等症状，一般症状较轻，不影响治疗。少数患者可能出现肝功能损害，如血清氨基转移酶升高，还可能出现间质性肺炎、脉管炎等罕见不良反应。

碘化物和碘

【药理作用】小剂量的碘用于治疗单纯性甲状腺肿，大剂量的碘可抑制甲状腺激素释放所必需的谷胱甘肽还原酶，减少还原性谷胱甘肽，使 T_3、T_4 不能和甲状腺球蛋白解离，从而抑制甲状腺激素的释放。另外，大剂量的碘还可抑制氧化酶，阻断酪氨酸的碘化，直接抑制甲状腺激素的合成。

【适应证】小剂量的碘主要用于防治单纯性甲状腺肿；大剂量的碘可用于甲亢手术前的准备。

【不良反应及注意事项】主要有过敏反应、慢性碘中毒和甲状腺功能紊乱。

放射性碘

【代表药物】^{131}I 最常用。

【药理作用】β射线在组织内的射程仅为 2 mm，其辐射作用仅限于甲状腺组织，可引起甲状腺上皮组织的破坏，降低甲状腺功能。γ 射线射程较长，可在体外检测，主要用于甲状腺摄碘功能的测定。

【适应证】主要用于硫脲类药物无效或过敏者，以及不宜手术或手术后复发者。

【不良反应及注意事项】常见不良反应为引起甲状腺功能低下，一旦出现可补充甲状腺激素对抗；卵巢同样对放射性碘具有浓集作用，20 岁以下、妊娠或哺乳期患者不宜使用。

普萘洛尔

【药理作用】主要通过阻断 β 受体改善甲亢患者交感神经活动增强的症状，抑制外周 T_4 向 T_3 的转变，使甲亢患者症状减轻，为有价值的辅助治疗药物。β 受体阻滞剂还可以通过独立的机制（非肾上腺能受体途径）阻断甲状腺激素对心肌的直接作用，对严重心动过速导致的心功能不全有效。

【适应证】与硫脲类药物合用时作用迅速，对患者交感神经活动增强的表现，如心率加快、心脏收缩力增强等有显著效果。

【给药方案】20～80 mg/d，每 6～8 小时 1 次。

【不良反应及注意事项】哮喘和慢性阻塞性肺疾病患者禁用；妊娠期女性患者慎用；心脏传导阻滞和充血性心力衰竭患者禁用，但是严重心动过速导致的心力衰竭患者可以使用。

治疗药物应用原则

甲亢的药物治疗以硫脲类药物为主，治疗分为初治期、减量期和维持期 3 期。对于长期治疗无效、对药物过敏或不宜手术治疗（或手术后复发）的 25 岁以上中度甲亢患者可采用放射性碘(^{131}I)治疗；对于长期治疗无效的中、重度甲亢，以及结节性甲状腺肿伴功能亢进者、伴有压迫症状者、胸骨后甲状腺肿伴甲亢者等可采用手术疗法，如甲状腺次全切除手术。应根据患者具体情况选择合适的治疗方法。

对症治疗主要是控制高代谢症状，促进器官特异性自身免疫的消退。一般治疗包括休息，补充足够的热量和营养，包括糖、蛋白质和B族维生素。失眠者可给予苯二氮䓬类药物。心悸明显者可给予β受体阻滞剂，如普萘洛尔 10～20 mg/次，3 次/d；或美托洛尔 25～50 mg/次，2 次/d。

用药注意事项

(1) 硫脲类药物均可引起白细胞减少症，故在用药期间必须定期检查血常规。甲巯咪唑可引起胰岛素自身免疫综合征，多在治疗后 2～3 个月发生。丙硫氧嘧啶在体内的代谢产物具有肝毒性，应注意监测患者肝功能，丙硫氧嘧啶还可引起中性粒细胞胞浆抗体相关性血管炎，停药后缓解，但严重病例需要大剂量糖皮质激素治疗。

(2) 一般手术前先服用硫脲类药物，使患者症状消失，甲状腺功能恢复正常，在手术前 2 周开始服用大剂量的碘或碘化物，以便于术中减少出血。在甲状腺危象的治疗中可用大剂量的碘剂抑制甲状腺激素的释放，但不宜长时间使用，一般在 2 周内逐渐停用。

岗位对接

患者，男，45 岁，因心慌、多汗、消瘦 3 个月，加重伴下肢无力 1 周入院。3 个月前无明显诱因出现心慌、多汗，食量增加但体重逐渐减轻，未予重视。近 1 周自觉下肢无力，上楼困难，遂来就诊。既往无重大疾病史。入院查体：甲状腺Ⅱ度肿大，质地中等，表面光滑，可闻及血管杂音；心率 110 次/min，律齐；双下肢肌力 4 级。实验室检查：T_3、T_4 升高，TSH 降低，TRAb 阳性。

结合本节所学内容，你会建议患者口服何种药物？简述其主要不良反应及注意事项。

第三节　甲状腺功能减退症

案例讨论

患者，女，45 岁。近几个月来，她总感觉身体不对劲。常常怕冷，别人穿着单薄的衣服还觉得热，她却要裹着厚外套，体温也比正常人偏低。每天都特别疲惫，即使睡了八九个小时，白天还是嗜睡。工作时耐力明显下降，原本轻松能完成的任务，现在做起来却很吃力。而且体重一直在增加，尽管她已经控制饮食，体重还是缓慢上升。皮肤变得干燥、粗糙，还会脱皮，脸上和四肢也开始出现水肿，用手指按压也不会出现凹陷。头发和眉毛也变得稀疏，尤其是眉毛外侧 1/3 脱落明显，指甲也变得很脆，容易折断。在心血管方面，她有时会感觉心慌，去医院检查，发现心率减慢，静息心率只有 55 次/min，血压也偏低。消化系统也出现问题，经常便秘，食欲也大不如前，但体重依旧增加。在神经精神方面，记忆力大不如前，经常丢三落四，注意力难以集中，情绪也变得低落，对很多事情都提不起兴趣。月经也变得紊乱，经量增多，周期延长。

1. 请分析该患者可能患有的疾病，并阐述判断依据。

2. 如果确诊为此疾病，应该选择何种治疗药物？请说明理由。

疾病概述

甲状腺功能减退症（简称“甲减”）的病因较复杂，根据病变发生的部位分为原发性甲减、中枢性甲减、甲状腺激素抵抗综合征。其中，原发性甲减最为多见，其次为中枢性甲减，其他均属少见。原发性甲减中以慢性淋巴细胞性甲状腺炎（桥本甲状腺炎）最常见，发病机制随病因和类型不同而异。

甲减患者的血清总甲状腺素（TT_4）、总三碘甲状腺原氨酸（TT_3）、游离甲状腺素（FT_4）、游离三碘甲状腺原氨酸（FT_3）低于正常值。甲减的主要表现有：①代谢减低相关表现，怕冷，体温偏低，对寒冷敏感；疲劳、嗜睡，即使休息充足仍感疲倦，活动耐力下降；体重增加，因代谢率降低导致体重缓慢上升（通常为轻度增加，与水肿相关）。②皮肤与毛发改变，皮肤干燥、粗糙，可能出现鳞屑或脱皮；颜面及四肢水肿，非凹陷性水肿（黏液性水肿）；毛发稀疏、脱发，头发、眉毛（尤其是外侧1/3）脱落，指甲脆而易断。③心血管系统方面，心率减慢（心动过缓），静息心率常低于60次/min；血压偏低，收缩压和舒张压均可能降低；高胆固醇血症，易引发动脉粥样硬化。④消化系统方面，便秘，因胃肠蠕动减慢；食欲减退，但体重仍增加。⑤神经精神系统方面，记忆力减退、注意力不集中；情绪低落，易被误诊为抑郁症；肌肉酸痛、乏力，伴肌肉僵硬或痉挛。⑥生殖系统方面，女性月经紊乱，经量增多、周期延长或不孕；男性性欲减退、勃起功能障碍。

常用治疗药物

甲状腺制剂的长期替代治疗是本病主要和有效的治疗方法，常用的制剂有甲状腺片、左甲状腺素（LT_4）和三碘甲状腺原氨酸。

1. 甲状腺片 半衰期为6～7天，每日起始剂量为10～20 mg，每日维持剂量为40～120 mg，每日服用1次。服药后1周开始出现疗效，2～4周后病情好转。

2. 左甲状腺素 半衰期为7天，性质稳定，作用缓慢而持久，在体内转变为T_3，故服药后体内T_3水平升高。替代剂量为40～120 μg，每日口服1次。最大疗效在服药后1周开始出现。常见不良反应为服用过量引起心悸、心律不齐、心动过速、失眠、烦躁、多汗等甲亢症状。

3. 三碘甲状腺原氨酸 口服后迅速吸收，起效较以上两种药快，一般在服药6小时后出现作用，2～3天达到高峰。起效快，但作用消失也快，在长期治疗中，停药数日后症状又会再出现，故不宜作为首选药物，只适用于黏液性水肿昏迷患者的抢救。替代剂量为每日50～100 μg，分2～3次口服。开始时，25～50 μg/d，每2～4周增加25～50 μg，直到临床有效。

治疗药物应用原则

（1）对症治疗，有贫血者可补充铁剂、维生素B_{12}、叶酸等；胃酸不足者应补充稀盐酸，但必须与甲状腺激素合用才能取得疗效。

（2）甲状腺激素的替代治疗一般需要终身替代。治疗的目标是临床甲减症状和体征消失，TSH、TT_4、FT_4 值维持在正常范围内，血清 TSH 的上限一般控制在<3.0 mIU/L。继发于下丘脑和垂体的甲减不能把 TSH 作为治疗指标，而应该把血清 TT_4、FT_4 达到正常范围作为治疗目标。

（3）注意年龄，老年人对甲状腺激素敏感性高，超过 60 周岁者，甲状腺激素需要量较年轻人约低 25%。

用药注意事项

（1）老年或患有心脏病者服药后可发生心悸、心绞痛、心力衰竭和心律失常等。一旦发生应立即停药，可用 β 受体阻滞剂、扩血管药及抗心律失常药等药物治疗。

（2）对于患有甲减和骨质疏松症风险增加的绝经后妇女，应避免给予超过生理血清水平的 LT_4，服药期间密切监测其甲状腺激素水平。

（3）补充甲状腺激素，重新建立下丘脑-垂体-甲状腺轴的平衡一般需要 4～6 周的时间，所以治疗初期每间隔 4～6 周测定相关的激素指标（TSH、FT_3、FT_4），然后根据检查结果调整 LT_4 的剂量，直至达到治疗目标。治疗达标后，需要每 6～12 个月复查 1 次相关的激素指标。

岗位对接

患者，男，68 岁。因反复乏力、怕冷半年，加重伴心慌 1 周入院。该患者半年前无明显诱因出现乏力、怕冷症状，未予以重视。近 1 周来，上述症状加重，还出现心慌不适。既往有心脏病病史。入院查体：体温 35.5 ℃，心率 50 次/min，血压 90/60 mmHg。颜面水肿，皮肤干燥粗糙，毛发稀疏。双下肢非凹陷性水肿。甲状腺功能检查示 TT_4、TT_3、FT_4、FT_3 均低于正常，TSH 升高。

结合本节所学内容，你会建议患者口服何种甲减治疗药物？简述其主要不良反应及注意事项。

第四节　痛　风

案例讨论

患者，男，45 岁，体形肥胖，平时喜食海鲜、动物内脏，且经常饮酒。近 1 个月来，他发现自己的大脚趾关节时常出现疼痛，尤其是在夜间，疼痛加剧，有时甚至会被痛醒。疼痛发作时，关节部位红肿、发热，活动受限。自行服用止痛药后，症状稍有缓解，但仍反复发作。去医院检查，血尿酸水平为 580 μmol/L，关节超声显示有尿酸盐结晶沉积。

1. 请分析该患者痛风发作的可能原因。
2. 该患者目前处于痛风急性发作期，应如何选择治疗药物？请简述理由。

中国高尿酸血症患病率从 2015 年的 11.1%升至 2019 年的 14%，青年男性(18～29 岁)高尿酸血症患病率高达 32.3%。痛风患者中近 60%为 18～35 岁人群，呈现显著年轻化趋势。

疾病概述

痛风是嘌呤代谢紊乱和尿酸排泄减少而致血尿酸水平升高，尿酸盐晶体沉积于组织或器官并引起组织损伤的一组临床综合征。其临床特点是高尿酸血症和结缔组织结构(特别是软骨、滑膜)的尿酸盐结晶、沉积，以及由此引起的痛风性急性关节炎反复发作、痛风石沉积、痛风石性慢性关节炎和关节畸形，常累及肾脏引起慢性间质性肾炎和尿酸性肾结石形成。累及血管可引起高血压，累及心脏可引起冠状动脉粥样硬化性心脏病，并且常常伴发高脂血症、糖尿病等疾病。因此，尽管痛风多表现在关节引起关节炎，但实际上它是一种全身病变，可引起多脏器损害。

痛风可分为原发性和继发性两类。由先天性嘌呤代谢紊乱和/或尿酸排泄障碍所引起的痛风，称为原发性痛风；继发于肾脏疾病或某些药物所致尿酸排泄减少、骨髓增生性疾病及肿瘤化疗所致尿酸生成增多等原因的痛风，称为继发性高尿酸血症或继发性痛风。

1. 原发性痛风 原发性痛风占绝大多数(约 90%)，有一定的家族遗传倾向。在原发性痛风的病因中，约 10%由尿酸生成过多引起。约 90%的患者肾功能正常，但尿酸排泄减少，具体发病机制不清楚，可能为多基因遗传性疾病。

2. 继发性痛风 继发性痛风占痛风的 10%左右，主要由肾脏病、血液病、药物、高嘌呤食物等多种原因引起。肾脏清除减少也会引起继发性痛风，比如肾衰竭、酮症酸中毒等肾脏功能减退致尿酸排泄减少；妊娠高血压综合征、药物(如服用氨苯蝶啶等利尿药、阿司匹林、抗结核药物、维生素 B_{12}、磺胺类药物等)、中毒或内源性代谢产物抑制尿酸排泄和/或吸收增加；脱水、尿崩症等亦可致尿酸排泄减少。

痛风的发病机制主要有以下两点。

(1) 尿酸生成增多：尿酸排泄减少和生成增多是原发性高尿酸血症的主要病因，其中只有不到 10%的患者是由尿酸生成增多所致。尿酸生成增多的主要原因是嘌呤代谢酶的缺陷，磷酸核糖焦磷酸合成酶活性过高，次黄嘌呤-鸟嘌呤磷酸核糖转移酶活性低，腺嘌呤磷酸核糖转移酶活性低，黄嘌呤氧化酶活性增强，致使嘌呤核苷酸的从头合成及补救合成均增加，分解代谢增多，大量尿酸生成。

(2) 尿酸排泄减少：肾脏功能正常，但是尿酸排泄减少，该病因占原发性高尿酸血症和痛风的 90%以上。尿酸排泄减少可能与多基因遗传有关，具体的分子机制目前仍不清楚。近年来有研究发现，有一些尿酸盐转运蛋白参与了肾近曲小管对尿酸盐的重吸收和主动分泌，其基因变异可能是高尿酸血症的重要发病机制。

常用治疗药物

治疗痛风的药物主要分为以下几类：①NSAIDs；②秋水仙碱；③糖皮质激素；④抑制尿酸合成的药物，如别嘌醇；⑤促进尿酸排泄的药物，如丙磺舒、苯溴马隆、磺吡酮等；⑥碱性药物，如碳酸氢钠等。

一、急性关节炎期的药物治疗

秋水仙碱

【药理作用】抑制急性发作时的粒细胞浸润，抑制趋化性白细胞增加，抑制磷脂酶 A2，减少单核细胞和中性粒细胞释放前列腺素和白三烯，抑制局部细胞产生 IL－6 等，从而干扰尿酸盐所致的炎症反应，但不影响血尿酸水平。

【适应证】主要用于痛风的急性期、痛风关节炎急性发作和预防。

【给药方案】传统的秋水仙碱口服用法为 0.5 mg，每 1～2 小时 1 次，直到临床症状缓解或出现严重的胃肠道反应或达到预定的最大剂量(5～7 mg)。

【不良反应及注意事项】除了腹泻等胃肠道副作用，还可导致骨髓抑制、肝细胞损害、脱发、精神抑郁、上行性麻痹、呼吸抑制等。因此，原有骨髓抑制及有肝肾功能损害患者剂量应减半，并密切观察。血白细胞减少者禁用。

吲哚美辛

【药理作用】炎症组织中的大量前列腺素对炎性疼痛起到放大作用，其本身有致痛作用，与缓激肽等致炎物质还有协同作用。本品通过抑制环氧合酶，减少痛风性关节炎发作时前列腺素的合成，发挥镇痛、缓解炎症反应的作用。

【适应证】可作为无并发症急性痛风性关节炎发作的首选药物，对不能耐受秋水仙碱的患者尤其适用。

【给药方案】通常开始使用足量，一旦症状减轻即逐渐减量，5～7 天后停用。

【不良反应及注意事项】主要表现为消化性溃疡、出血和穿孔，以及对肾脏、心血管系统和神经系统的损害。用药期间应密切监测肝肾功能。慎用于使用抗凝、抗血小板治疗或有心血管疾病的患者，禁用于有活动性消化性溃疡和严重肾功能不全者，禁止同时服用 2 种或多种 NSAIDs。

【药物相互作用】与秋水仙碱合用可增加止痛效果。

泼尼松

【药理作用】对急性关节炎的发作具有迅速缓解作用。

【适应证】仅适用于秋水仙碱、NSAIDs 治疗无效、不能耐受或有禁忌证者，可考虑短期使用。

【给药方案】一般 10 mg/次，3 次/d。

【不良反应及注意事项】停药后容易复发，而且长期使用容易引起高血压、高血糖等并发症，不宜长期使用。停药时合用小剂量秋水仙碱或 NSAIDs 以防止停药反跳。

二、间歇期及慢性关节炎期的药物治疗

间歇期和慢性关节炎期的主要治疗目的是降低尿酸，促进尿酸盐溶解排出，防止关节炎急性发作，防止痛风石形成及减轻肾脏损害。

（一）抑制尿酸合成的药物

别嘌醇

【药理作用】黄嘌呤氧化酶抑制剂，可抑制黄嘌呤氧化酶，使次黄嘌呤和黄嘌呤不能氧化为尿酸，因而可迅速降低血尿酸浓度，减少痛风石及尿酸性结石的形成。若合用促进尿酸排泄的药物，可加快血尿酸水平的下降，并动员沉积在组织中的尿酸盐，溶解痛风石。

【适应证】痛风、高尿酸血症、尿酸结石、肿瘤溶解综合征等。

【给药方案】口服，起始剂量0.05 g，每日2～3次，剂量渐增，2～3周后增至0.2～0.4 g，每日2～3次，每日最大剂量不超过0.6 g。

【不良反应及注意事项】不良反应常见皮疹、胃肠道反应、氨基转移酶短暂升高、发热、过敏反应、肝毒性等。禁用于重度肝肾功能损害和过敏患者。

非布司他

【药理作用】新型的黄嘌呤氧化酶非嘌呤特异性抑制剂，与别嘌醇的作用机制不同，其通过占据进入酶活性部位的通道而阻止底物进入嘌呤氧化酶的蝶呤钼部位。非布司他主要经肝脏代谢，经肠道和尿排泄的量几乎相同。

【适应证】对有不同程度的肾功能不全的高尿酸血症和痛风患者安全、有效。肾损害的痛风患者服用非布司他的疗效优于别嘌醇。

【不良反应及注意事项】不良反应主要有肝功能异常、腹泻、头痛等。禁用于重度肝损害、冠心病和心力衰竭患者。

（二）促进尿酸排泄药

丙磺舒

【药理作用】通过抑制肾脏近端小管内皮细胞对尿酸的重吸收而达到促进尿酸排泄的作用。因促进尿酸排泄药能引起尿酸盐晶体在尿路的沉积及肾功能损害，故应从小剂量开始缓慢增量，同时多饮水、碱化尿液，以利于尿酸排出。

【适应证】适用于对别嘌醇过敏、疗效不佳或不能耐受的慢性痛风患者，也可用于治疗原发性和继发性高尿酸血症患者。

【给药方案】初始剂量为0.25 g/次，2次/d，2周后逐渐增至0.5 g/次，3次/d。最大剂量不应超过2 g/d。

【不良反应及注意事项】可发生皮疹、发热、胃肠道反应等副作用。在治疗初期会加重痛风发作，故不宜用于痛风发作的急性期。

【药物相互作用】与磺胺药有交叉过敏反应，禁用于对磺胺药过敏的患者。

苯溴马隆

【药理作用】通过抑制肾脏近端小管内皮细胞对尿酸的重吸收而达到促进尿酸排泄的作用。因促进尿酸排泄药能引起尿酸盐晶体在尿路的沉积及肾功能损害，故应从小剂量开始缓慢增量，同时多饮水、碱化尿液，以利于尿酸排出。

【适应证】适用于长期治疗原发性和继发性高尿酸血症、尿酸性肾病及慢性痛风。

【给药方案】初始剂量 25～50 mg/次，1 次/d，早餐后服用，1 周后增至 100 mg/次。

【不良反应及注意事项】副作用轻微，少有皮疹、发热和胃肠道反应。

磺吡酮

【药理作用】除促尿酸排泄作用外，还可抑制血小板聚集，增加血小板存活时间，并有微弱的抗炎和镇痛作用。

【适应证】适用于治疗慢性痛风，减慢或预防痛风结节的形成。

【不良反应及注意事项】可能有胃肠道反应及骨髓抑制等。

【药物相互作用】磺吡酮与丙磺舒有协同作用，能阻止心肌梗死及血管栓塞的形成，故更适用于合并冠心病的痛风患者。

（三）尿酸氧化酶

普瑞凯希(聚乙二醇重组尿酸酶)

【药理作用】本品为可以直接将尿酸氧化并分解为可溶性尿囊素的尿酸氧化酶，能够加速痛风石的溶解。

【适应证】可用于治疗其他降尿酸治疗无效或有禁忌的痛风患者，已用于防治肿瘤溶解综合征。

【不良反应及注意事项】可能的不良反应有输液反应、发热、贫血、过敏、胃肠不适、非心源性胸痛或肌肉痉挛等。

治疗药物应用原则

(1) 尽快终止急性关节炎发作，纠正高尿酸血症，防止关节炎复发，防止尿酸结石形成和肾功能损害。坚持长期用药，将血液中尿酸浓度控制在正常水平是治疗成功的关键，同时治疗伴发的高脂血症、糖尿病、原发性高血压、冠心病、脑血管病等。

(2) 急性期的治疗药物应及早、足量使用，见效后逐渐减停。暂缓使用降尿酸药物，以免引起血尿酸波动，延长发作时间或引起转移性痛风。同时卧床休息，抬高患肢，避免负重。

(3) 间歇期和慢性期的治疗旨在控制血尿酸在正常水平，促进痛风石和肾脏尿酸盐结石的溶解排泄，预防痛风急性炎症反复发作。对无痛风石的痛风患者宜将血尿酸控制在 6.0 mg/dL 以下，有痛风石者宜将血尿酸保持在更低水平(4.0 mg/dL 以下)，以有利于痛风石溶解。

(4) 对于无症状高尿酸血症者，若血尿酸水平在 535 μmol/L(9.0 mg/dL)以下、无痛风家族史者一般无须用药治疗，但应控制饮食、避免诱因，并密切随访；反之应使用降尿酸药物。

用药注意事项

(1) 肌酐清除率＜50 mL/min 的患者不宜使用丙磺舒和磺吡酮。

(2) 对于血尿酸水平顽固升高的患者可以考虑抑制尿酸合成的药物(别嘌醇或非布司他)和促尿酸排泄的药物(如丙磺舒)联合治疗。

(3) 对于慢性肾病合并无症状高尿酸血症者不宜采用降低尿酸的药物。

岗位对接

患者，女，58岁，因反复关节疼痛5年，加重伴关节畸形1个月入院。5年前，患者无明显诱因出现双手小关节疼痛，呈对称性发作，伴有红肿、发热，自行服用止痛药后症状缓解。此后，关节疼痛反复发作，逐渐累及膝关节、踝关节等大关节。近1个月来，关节疼痛加重，且出现关节畸形，活动受限。既往有高血压、糖尿病病史。入院查体：双手多个指间关节、掌指关节畸形，压痛明显，膝关节肿胀，压痛阳性，活动度受限。血尿酸水平为550 μmol/L，关节X线检查显示关节间隙变窄，有骨质破坏。

结合本节所学内容，你会建议患者口服何种痛风治疗药物？简述其主要不良反应及注意事项。

第五节 骨质疏松症

案例讨论

患者，女，68岁。退休后生活较为规律，但日常运动量较少，饮食上奶制品摄入不足。近几个月来，她常感觉腰背疼痛，起初以为是劳累所致，并未在意。随着时间推移，疼痛逐渐加重，且在久坐、久立后更为明显。近日，她在弯腰取物时，突然感觉腰背剧痛，活动受限。家人紧急将其送往医院，经X线检查和骨密度测量，确诊为Ⅱ型骨质疏松症，且伴有胸腰椎压缩性骨折。

1. 请分析该患者患骨质疏松症的原因。
2. 针对该患者的病情，应如何选择治疗药物？并简述理由。

中国50岁以上人群中，骨质疏松症患病率约为19.2%，其中女性患病率显著高于男性(女性约32.1%，男性约6.9%)。低骨量(骨质疏松前期)人群更为庞大，50岁以上人群低骨量率达46.4%。骨质疏松性骨折(脆性骨折)年发病率逐年上升，尤其是髋部、椎体和腕部骨折。中国每年约发生68.7万例髋部骨折，女性风险高于男性，骨折后1年内死亡率高达20%～30%。50岁以上女性椎体骨折患病率为15%～20%，男性为10%～12%。

疾病概述

骨质疏松症是一种以骨量低下、骨组织微结构破坏为特征的综合征，患者骨脆性增加，易发生骨折。骨质疏松症多发于老年人和绝经后的妇女。骨质疏松症可分为原发性骨质疏松症、继发性骨质疏松症和特发性骨质疏松症。原发性骨质疏松症分为Ⅰ型和Ⅱ型。Ⅰ型骨质疏松症(女性绝经后骨质疏松症)多发于50～70岁女性；Ⅱ型骨质疏松症(老年性骨质疏松症)多发于70岁以上人群，男、女发病率相近。继发性骨质疏松症多由内分泌系统疾病、骨骼系统疾病、药物原因等引起。特发性骨质疏松症主要发生在青少年中，病因不明。

原发性骨质疏松症轻者可无症状，仅在X线拍片或骨密度测量时被发现。较重者常表现为腰背疼痛、身长缩短、驼背及骨折。疾病初期，由安静状态开始活动时出现腰背痛，此后逐渐发展为持续性疼痛，在久坐、久立等长时间保持固定姿势时加重。当胸、腰椎出现新鲜压缩性骨折时，腰背疼痛剧烈。脊椎椎体内部骨小梁萎缩，疏松而脆弱的椎体受压，可导致椎体缩短、身长缩短和驼背。骨折在导致痛苦程度、病死率和医疗费用上都是最严重的，好发于脊柱、髋部和前臂，其他如肋骨、盆骨、肱骨、胸骨、锁骨等也可发生。一次骨折发生后，再次或反复骨折的危险性就增加。骨折后患者需长期卧床，不仅会引起失用性骨质疏松和肌肉萎缩，而且容易发生肺炎、压疮及泌尿系统感染。

常用治疗药物

骨质疏松症的治疗一般采用联合方案，治疗骨质疏松症的药物主要有①促进骨矿化剂：钙制剂（如葡萄糖酸钙等）、维生素 D（如骨化三醇等）；②骨吸收抑制剂：双膦酸盐类（如依替膦酸二钠、阿伦膦酸盐等）、雌激素（如雌二醇等）、雌激素受体调节剂（如雷洛昔芬等）、降钙素（如鲑鱼降钙素等）；③骨形成促进剂：氟化物（如氟化钠等）、甲状旁腺激素（如特立帕肽等）。

一、促进骨矿化剂

钙制剂、维生素 D

【药理作用】钙是骨骼正常生长的物质基础。机体 99%的钙存在于骨骼和牙齿。补充钙剂为骨质疏松症的基础治疗措施。维生素 D 能促进小肠对钙、磷的吸收，提高血钙、血磷水平，并维持其正常浓度。骨化三醇由维生素 D_3 转化而来，其可恢复肠道对钙离子的正常吸收，调节骨矿化，刺激骨骼中成骨细胞活性。骨化三醇还可减轻骨质疏松症患者的骨与肌肉疼痛。阿法骨化醇作用类似于骨化三醇，可增加机体对钙的吸收，抑制骨吸收，促进胶原和骨基质蛋白合成，调节肌肉钙代谢。

【适应证】维生素 D+钙制剂是骨质疏松症的基础治疗方案。

【给药方案】钙制剂：成年人每日 800 mg（元素钙量），绝经后妇女和老年人每日钙摄入推荐量为 1 000 mg（元素钙量）。维生素 D：成年人每日 200 IU（5 μg）/d，老年人 400～800 IU（10～20 μg）/d。

【不良反应及注意事项】避免过量补充钙剂增加肾结石和心血管疾病的潜在风险。

二、骨吸收抑制剂

依替膦酸二钠

【药理作用】依替膦酸二钠具有抑制骨吸收和抑制骨矿化的双重作用。它能与骨内羟磷灰石结合，抑制羟磷灰石的溶解和形成，从而减少骨的吸收，降低骨转换率，对正常骨矿化也有一定抑制作用。在低剂量时，主要表现为抑制骨吸收，使骨密度增加；高剂量时则会抑制骨矿化，影响骨的正常代谢。

【适应证】适用于非肿瘤性卵巢切除性骨质疏松症、绝经后骨质疏松症，对局部肿瘤侵入或循环中的体液因子所致的骨吸收有明显抑制作用。

【给药方案】口服，400 mg/d，服药 2 周，停药 13 周，15 周为一疗程，同时服用钙制剂。

【不良反应及注意事项】常见的不良反应为腹痛、腹泻、便秘、消化不良、腹部不适等胃肠道不良反应。少数患者可发生腐蚀性食管炎，建议早晨空腹给药，用足量水送服，保持坐姿或立位，服后 30 分钟内不宜进食和卧床，为避免消化道不良反应最好采用静脉方式给药。

阿伦膦酸钠

【药理作用】阿伦膦酸钠主要作用于骨组织，能特异性地吸附到骨小梁的表面，抑制破骨细胞的活性，从而减少骨吸收。破骨细胞在骨代谢中负责骨的分解吸收，阿伦膦酸钠通过抑制破骨细胞的功能，降低骨转换率，使骨量增加，提高骨密度，进而增强骨骼的强度和韧性，降低骨折的发生风险。

【适应证】阿伦膦酸钠用于预防和治疗绝经后骨质疏松症，改善患者椎骨变形、身高缩短、骨折发生率等问题。

【给药方案】预防剂量为 5 mg/d(或每周 35 mg)，治疗剂量为 10 mg/d(或每周 70 mg)。

【不良反应及注意事项】较为常见的不良反应是胃肠道反应，如恶心、呕吐、腹痛、消化不良、食管溃疡等，这主要是由于药物对食管和胃黏膜的刺激作用。部分患者可能会出现肌肉骨骼疼痛，表现为全身骨骼、肌肉的酸痛不适，但通常程度较轻，大多可自行缓解。少数患者可能发生过敏反应，如皮疹、瘙痒、面部水肿等。罕见的严重不良反应包括颌骨坏死(主要发生在口腔手术或拔牙后，多见于长期使用双膦酸盐类药物且合并其他危险因素的患者)和非典型股骨骨折。

雌二醇

【药理作用】雌激素通过抑制破骨性细胞相关因子分泌而抑制骨吸收；直接作用于成骨细胞及雌激素受体，促进骨形成；促进钙的吸收及肾小管对钙的重吸收；抑制骨细胞对甲状旁腺激素的反应性；促进降钙素的分泌而发挥抗骨质疏松作用。

【适应证】原发性骨质疏松症患者在确定有雌激素缺乏的证据、无禁忌证时，首选雌激素治疗。

【给药方案】口服给药，0.625～1.25 mg/d，连续用药 25 日。

【不良反应及注意事项】常见的不良反应为畏食、恶心等，长期大剂量应用会引起子宫内膜过度增生、子宫出血，故子宫内膜炎患者慎用；可致水钠潴留，引起高血压、水肿，并加重心力衰竭；雌激素主要在肝内代谢，故肝功能不全者慎用；除绝经期后乳腺癌、前列腺癌外，禁用于其他肿瘤患者。

雷洛昔芬

【药理作用】雷洛昔芬能选择性地作用于雌激素靶器官，与不同组织中的雌激素受体结合后，产生不同的生物学效应。在骨骼组织，它表现出类雌激素作用，可抑制破骨细胞活性，减少骨吸收，增加骨密度，降低骨质疏松性骨折的发生风险；在乳腺和子宫组织，它则表现为抗雌激素作用，不刺激乳腺和子宫内膜增生。

【适应证】主要用于预防和治疗绝经后妇女的骨质疏松症，适用于有骨质疏松症危险因素(如低骨量、年龄较大、绝经早等)的绝经后女性，能有效减少椎体骨折的发生率。

【给药方案】推荐剂量为 60 mg/次，1 次/d，可在一天中的任何时间服用，不受进食影响。对于肾功能不全的患者，无须调整剂量；但肝功能损害患者使用时需谨慎。

【不良反应及注意事项】常见的不良反应包括血管舒缩症状(如潮热)，这与药物对血管舒缩功能的影响有关，通常较轻微且可随时间逐渐减轻；还可能出现静脉血栓栓塞事件，如深静脉血栓形成、肺栓塞等，虽然发生率相对较低，但较为严重，是使用雷洛昔芬时需要关注的重要不良反应之一；此外，少数患者可能出现小腿痛性痉挛、外周水肿、恶心、呕吐、腹痛、消化不良等症状，也有患者可能出现头痛、乏力、皮疹等不良反应。

降钙素

【药理作用】降钙素可直接抑制破骨细胞活性，阻止钙从骨中释放；抑制肾小管对钙和磷的重吸收；抑制肠道转运钙，可引起血钙降低。

【适应证】适用于有疼痛症状的骨质疏松症患者。

【给药方案】鲑鱼降钙素 50 IU/次，皮下或肌内注射，1 次/d，根据病情每周 2～7 次；鼻喷剂 200 IU/d。鳗鱼降钙素 10 IU/次，肌内注射，每周 2 次，连续 4 周后疼痛明显减轻，停药后仍维持一段无痛期，疗程不定。

【不良反应及注意事项】降钙素可引起恶心、呕吐、面部潮红、手部麻刺感，以及一些其他不良反应，包括头痛、发冷、胸压迫感、虚弱、头晕、鼻塞、气短、眼痛、皮疹、口中异味、腹痛和下肢水肿等。由于本品为蛋白质，应考虑引起全身性过敏的可能性并做好相应的抢救准备，对怀疑过敏或有过敏史的患者在用鲑鱼降钙素前应先做皮试(1∶100 稀释)。

三、骨形成促进剂

氟化物

【药理作用】氟可特异性地作用于骨原细胞，促进骨合成代谢；作用于骨质细胞和未分化的成骨细胞，促进胰岛素样生长因子、转录生长因子-β等的合成，刺激成骨细胞的活性，从而刺激骨生长。另外，氟还可稳定骨盐的晶体结构，抑制骨吸收。

【适应证】适用于各类骨质疏松症的治疗，尤其适用于骨矿密度低于骨折阈值、中轴骨骨矿密度丢失明显患者。

【不良反应及注意事项】氟化物的副作用较多，约 30%出现胃肠症状，10%有急性下肢痛。剂量过大还可致骨软化病及甲亢，促进骨吸收，甚至氟骨病(全身关节痛、变形、活动受限、瘫痪)。

甲状旁腺激素

【药理作用】可增加肾小管对钙的重吸收，刺激肾脏产生 1,25-$(OH)_2D_3$，促进肠对钙的吸收，阻止成骨细胞凋亡。

【适应证】对男性及绝经后女性骨质疏松症患者均有显著疗效，长期使用可减少脊椎骨折风险。

【不良反应及注意事项】用药期间应监测血钙水平，预防高钙血症。

治疗药物应用原则

（1）注意联合用药，单用雌激素替代会引起不规律阴道出血，增加子宫内膜癌和乳腺癌的发病率，故应根据患者的具体情况，权衡利弊，合理应用。目前倾向于雌、孕激素联合治疗或雌、孕、雄 3 种激素按比例使用。

（2）基础措施适用于预防期间及治疗阶段，具体内容包括适当地调整生活方式及摄入骨健康基础补充剂等。

（3）康复治疗运动主要可从提高骨密度和预防跌倒这两个方面来预防脆性骨折。大量的基础研究及临床研究证明，运动是保证骨骼健康的重要措施之一，目前针对骨质疏松症制定的以运动疗法为主的康复治疗方案已被大力推广。

用药注意事项

（1）氟化物要根据病情选择合适的剂量，与维生素 D 和钙制剂合用效果更好；肾功能不全者不宜应用。

（2）骨化三醇可引起高钙血症，建议在服药后第 4 周、第 3 个月、第 6 个月检测血钙和血肌酐浓度，以后每 6 个月检测一次。

（3）指导联合使用骨质疏松症治疗药物要考虑到药物间的相互影响，应评价潜在的不良反应和治疗获益，此外，还应充分考虑药物经济学的影响。

岗位对接

患者，女，72 岁。因反复腰背疼痛 3 年，加重伴身高变矮 2 cm 入院。患者 3 年前无明显诱因出现腰背疼痛，自行服用止痛药物后症状稍有缓解，但未进行系统检查和治疗。近 2 年来自觉身高逐渐变矮，近期腰背疼痛加重，遂来医院就诊。既往体健，无其他慢性疾病史。入院查体：身高较年轻时变矮 2 cm，脊柱轻度后凸畸形，腰椎压痛明显，双下肢无水肿。骨密度检查提示严重骨质疏松。

结合本节所学内容，你会建议患者口服何种骨质疏松症治疗药物？简述其主要不良反应及注意事项。

目标检测

1. 以下关于 1 型糖尿病的描述，错误的是（　　）

A. 即胰岛素依赖型糖尿病，多发于儿童、青少年

B. 起病急，主要表现为胰岛 B 细胞被严重破坏，导致胰岛素分泌绝对不足

C. 病因和发病机制与自身免疫、环境因素（如病毒感染、有毒化学物质等）无关

D. 易感个体对环境因素的反应异常，可引起自身免疫反应，导致胰岛 B 细胞被破坏

2. 某患者为肥胖型 2 型糖尿病患者，其发病的主要原因可能是（　　）

A. 胰岛素分泌绝对不足　　B. 以胰岛素抵抗为主，伴有胰岛素相对缺乏

C. 胰岛 B 细胞功能基因缺陷　　D. 胰腺外分泌腺疾病

3. 以下不属于糖尿病急性并发症的是　（　　）

A. 酮症酸中毒
B. 高渗性非酮症性糖尿病昏迷
C. 糖尿病肾病
D. 高血糖高渗状态

4. 下列关于二甲双胍的说法，错误的是　（　　）

A. 主要通过抑制肝糖原异生来减少肝脏葡萄糖的产生
B. 适用于 1 型糖尿病、多囊卵巢综合征、糖尿病前期
C. 可能引起胃肠道反应，长期使用可能导致维生素 B_{12} 吸收不良
D. 与噻嗪类利尿药合用可能减弱其降糖效果

5. 对于 2 型糖尿病的治疗路径，一线治疗首选的药物是　（　　）

A. 胰岛素
B. 二甲双胍
C. 磺酰脲类药物
D. α-葡萄糖苷酶抑制剂

6. 以下关于弥漫性毒性甲状腺肿（GD）的描述，错误的是　（　　）

A. 是最常见的甲亢类型，患病率为 1%
B. 是一种在遗传基础上由精神刺激等应激因素诱发的自身免疫性疾病
C. 男女之比为 4∶1～6∶1
D. 临床上 GD 引起的甲亢占 80%以上

7. 下列不属于硫脲类药物药理作用的是　（　　）

A. 抑制甲状腺过氧化物酶，减少甲状腺激素的合成
B. 减少肌肉组织的 β 受体数目，减弱 β 受体介导的糖代谢
C. 抑制甲状腺激素释放所必需的谷胱甘肽还原酶
D. 对免疫球蛋白的生成具有一定的抑制作用

8. 一位 20 岁以下的患有甲亢的女性，以下治疗方法不适合她的是　（　　）

A. 硫脲类药物治疗
B. 放射性碘（^{131}I）治疗
C. 手术疗法
D. β 受体阻滞剂辅助治疗

9. 关于碘化物和碘的说法，正确的是　（　　）

A. 小剂量的碘用于甲亢手术前的准备
B. 大剂量的碘可抑制甲状腺激素的合成，但不能抑制甲状腺激素的释放
C. 主要不良反应有过敏反应、慢性碘中毒和甲状腺功能紊乱
D. 可用于治疗单纯性甲状腺肿的只有小剂量的碘

10. 以下关于 β 受体阻滞剂治疗甲亢的说法，错误的是　（　　）

A. 主要通过阻断 β 受体改善甲亢患者交感神经活动增强的症状
B. 与硫脲类药物合用时作用迅速
C. 哮喘和慢性阻塞性肺疾病患者可以使用
D. 可抑制外周 T_4 向 T_3 的转变，使甲亢患者症状减轻

11. 下列关于甲减的说法，错误的是　（　　）

A. 病因较复杂，根据病变发生部位分为原发性甲减、中枢性甲减、甲状腺激素抵抗综合征
B. 原发性甲减中以慢性淋巴细胞性甲状腺炎（桥本甲状腺炎）最常见
C. 中枢性甲减是最常见的甲减类型
D. 甲减患者的血清 TT_4、TT_3、FT_4、FT_3 低于正常值

12. 关于治疗甲减的药物，下列说法正确的是 （　　）
A. 甲状腺片的半衰期为7天，性质稳定，作用缓慢而持久
B. 左甲状腺素(LT_4)服药后机体内 T_3 水平降低
C. 三碘甲状腺原氨酸起效快，作用消失也快，可作为长期治疗的首选药物
D. 三碘甲状腺原氨酸一般在服药6小时后出现作用，2～3天达到高峰

13. 对于甲减治疗药物应用原则的描述，不正确的是 （　　）
A. 有贫血者可补充铁剂、维生素 B_{12}、叶酸等进行对症治疗
B. 甲状腺激素的替代治疗一般需要终身替代
C. 血清 TSH 的上限一般控制在<3.0 mIU/L，所有甲减都把 TSH 作为治疗指标
D. 超过60周岁的老年人，甲状腺激素需要量较年轻人低约25%

14. 痛风是一组临床综合征，其发病机制是 （　　）
A. 嘌呤代谢紊乱
B. 尿酸排泄减少
C. 血尿酸水平升高，尿酸盐晶体沉积于组织或器官并引起组织损伤
D. 以上都是

15. 原发性痛风占痛风的比例是 （　　）
A. 10%左右　　B. 90%左右
C. 50%左右　　D. 70%左右

16. 秋水仙碱的药理作用不包括 （　　）
A. 抑制急性发作时的粒细胞浸润
B. 减少单核细胞和中性粒细胞释放前列腺素和白三烯
C. 影响血尿酸水平
D. 抑制局部细胞产生IL-6等

17. 以下药物可作为无并发症急性痛风性关节炎发作的首选药物是 （　　）
A. 秋水仙碱　　B. NSAIDs
C. 糖皮质激素　　D. 别嘌醇

18. 对于血尿酸水平在535 μmol/L(9.0 mg/dL)以下、无痛风家族史的无症状高尿酸血症者的治疗方式是 （　　）
A. 一般无须用药治疗，但应控制饮食、避免诱因，并密切随访
B. 使用降尿酸药物
C. 使用 NSAIDs
D. 使用糖皮质激素

19. 以下关于骨质疏松症的分类，说法错误的是 （　　）
A. 可分为原发性、继发性和特发性骨质疏松症
B. 原发性骨质疏松症分为Ⅰ型和Ⅱ型
C. Ⅰ型骨质疏松症多发于70岁以上人群，男、女发病率相近
D. 特发性骨质疏松症主要发生在青少年中，病因不明

20. 以下药物不属于骨吸收抑制剂的是 （　　）
A. 双膦酸盐类　　B. 雌激素　　C. 维生素D　　D. 降钙素

21. 阿伦膦酸钠预防绝经后骨质疏松的剂量为　（　　）

A. 5 mg/d(或每周 35 mg)　　B. 10 mg/d(或每周 70 mg)

C. 400 mg/d　　D. 0.625～1.25 mg/d

22. 以下骨质疏松症患者中，适合用降钙素治疗的是　（　　）

A. 无症状的骨质疏松症患者

B. 有疼痛症状的骨质疏松症患者

C. 骨矿密度低于骨折阈值的患者

D. 中轴骨骨矿密度降低明显的患者

23. 以下关于骨质疏松症治疗药物的应用原则，说法错误的是　（　　）

A. 单用雌激素替代不会引起任何不良反应

B. 基础措施适用于预防期间及治疗阶段

C. 运动是保证骨骼健康的重要措施之一

D. 联合使用骨质疏松症治疗药物要考虑药物间相互影响

第十章 泌尿系统疾病的药物治疗

学习目标

1. 掌握肾病综合征、慢性肾小球肾炎、慢性肾衰竭、尿路感染的常用治疗药物，治疗药物的应用原则及用药注意事项，并能以患者为中心，个体化选择适合患者的药物。
2. 熟悉肾病综合征、慢性肾小球肾炎、慢性肾衰竭、尿路感染的临床表现。
3. 了解肾病综合征、慢性肾小球肾炎、慢性肾衰竭、尿路感染的病因及发病机制。

第一节 肾病综合征

案例讨论

患者，男，16 岁。近半年来反复发生颜面及双下肢水肿到医院就诊。查体：体温 36.6 ℃，脉搏 126 次/min，呼吸 24 次/min，血压 120/90 mmHg。双肾区无叩痛，双下肢凹陷性水肿。尿常规：蛋白(＋＋＋)，红细胞 3～5 个/HP，尿蛋白定量 6.9 g/24 h。血脂、血尿素氮、血肌酐明显增高。B 超示双肾增大。诊断为肾病综合征。

1. 请简要说明医生的诊断依据。
2. 请为该患者制定合适的治疗方案。

肾病综合征(nephrotic syndrome，NS)是由多种病因、病理生理改变引起的肾小球毛细血管滤过膜损伤的一组临床综合征。大量的蛋白丢失(每日从尿液中丢失的蛋白质多达 3～3.5 g)、低蛋白血症、水肿、高脂血症为肾病综合征的特征性临床表现。肾病综合征可分为原发性肾病综合征和继发性肾病综合征两类，其中原发性肾病综合征约占 75%，故本节仅讲述原发性肾病综合征的药物治疗。

疾病概述

原发性肾病综合征(以下简称肾病综合征)主要是由系膜增生性肾小球肾炎、膜性肾病、微小病变型肾病、系膜毛细血管性肾小球肾炎、局灶节段性肾小球硬化五种病理类型所致。临床表现：①大量尿蛋白(尿蛋白≥3.5 g/d)，是肾病综合征的主要诊断依据。②低蛋白血症(血浆蛋白水平＜30 g/L)，导致血液中抗体、补体、抗凝及促凝成分、结合蛋白等减少，易致患者继发感染、凝血功能异常、微量元素缺乏、药物毒副反应增加等并发症。③水肿，是肾病综合征的基本特征之一，可见于全身各个部位，水肿的严重程度及范围与疾病的严重程度并不呈正相关，但严重水肿如心包积液、肺水肿会严重影响患者心肺功能。④高脂血症，表现为几乎所有脂质及脂蛋白水平均升高，易诱发动脉粥样硬化及肾小球硬化。⑤其他，如感染、血栓形成、急性肾损伤、低钙血症、内分泌及代谢异常等。部分肾病综合征可发展为肾功能不全，且其并发症亦可严重影响患者生存质量及生命健康，因此应及早明确病因及病理类型，并实施整体性治疗。整体性治疗包括一般治疗和药物治疗，一般治疗包括适当休息、限制钠盐摄入、低脂饮食、摄入适当的优质蛋白[（1 g/(kg・d)]及热量（126～147 kJ）。

常用治疗药物

肾病综合征的治疗主要采取对症治疗，其中糖皮质激素仍为主要治疗药物。针对患者的高尿蛋白症状，需选用减少尿蛋白的药物，如糖皮质激素及血管紧张素转换酶抑制剂类药物等；对于低蛋白血症所致的水肿，需选用消除水肿药如利尿药、脱水药；高脂血症需用降血脂药物；其他并发症分别选择对应的药物治疗。

一、消除水肿药

（一）利尿药

轻度水肿者可不必用药，水肿明显的患者可根据严重程度单用或联合应用利尿药。

呋塞米

【药理作用】主要作用于髓袢升支粗段，抑制 $Na^+-K^+-2Cl^-$ 同向转运体，减少氯化钠的重吸收，使肾髓质间液渗透压降低，管腔内渗透压增大，干扰尿的浓缩过程，从而产生强大的利尿作用。

【适应证】水肿性疾病，包括充血性心力衰竭、肝硬化、肾脏疾病（如肾炎、肾病综合征等）引起的水肿，预防急性肾损伤。

【给药方案】口服给药，20～40 mg/次，2～3 次/d；或静脉注射，40～120 mg/次，1～2 次/d。

【不良反应及注意事项】常见不良反应为水、电解质紊乱，耳毒性和肾毒性。用药时须严密监测电解质，避免与有耳毒性的药物如氨基糖苷类抗生素合用影响听力，孕妇及哺乳期妇女慎用。

氢氯噻嗪

【药理作用】氢氯噻嗪主要作用于肾远曲小管近端，抑制钠和氯的重吸收，从而促进钠、氯、钾等电解质和水的排出，产生利尿作用。

【适应证】用于各种原因引起的水肿（如心源性水肿、肾性水肿、肝性水肿等），也用于肾性尿崩症及加压素无效的垂体性尿崩症。

【给药方案】口服给药，25～50 mg/次，1～2 次/d。

【不良反应及注意事项】水、电解质紊乱。高尿酸血症，会使尿酸排泄减少，诱发痛风发作。可能导致血糖升高、血脂升高，对糖尿病和高脂血症患者不利。皮疹、瘙痒等过敏反应，少数有光敏性皮炎。用药期间要监测血电解质、血糖、血尿酸、血肌酐等指标。运动员慎用，因为它可能含有影响兴奋剂检测的成分。与洋地黄类药物合用时，要注意预防低钾血症，以免增加洋地黄类药物的毒性。

螺内酯

【药理作用】螺内酯是醛固酮的竞争性拮抗药。醛固酮从肾上腺皮质释放后，进入远曲小管细胞，并与胞浆内盐皮质激素的胞浆受体结合成醛固酮-受体复合物，然后转位进入胞核诱导特异 DNA 的转录、翻译，产生醛固酮诱导蛋白，进而调控 Na^+、K^+ 转运。螺内酯及其代谢产物坎利酮(canrenone)的结构与醛固酮相似，可与胞浆中的盐皮质激素受体结合，阻止醛固酮-受体复合物的核转位而产生拮抗醛固酮的作用。另外，该药也能干扰细胞内醛固酮活性代谢物的形成，影响醛固酮作用的充分发挥，表现出排钠保钾的作用。螺内酯的利尿作用弱，起效缓慢而持久，服药后 1 天起效，2～4 天达到最大效应。其利尿作用与体内醛固酮的浓度有关，仅在体内有醛固酮存在时才发挥作用。对切除肾上腺的动物则无利尿作用。

【适应证】治疗与醛固酮升高有关的顽固性水肿，对肝硬化和肾病综合征水肿患者较为有效。

【给药方案】口服给药，20 mg/次，3～4 次/d。

【不良反应及注意事项】其不良反应较轻，在少数患者中可引起头痛、困倦与精神紊乱等。久用可引起高血钾，尤其是在肾功能不全时，故肾功能不全者禁用。此外，还有性激素样副作用，可引起男子乳房女性化和性功能障碍、妇女多毛症等，停药后症状可消失。

（二）脱水药

甘露醇

【药理作用】甘露醇(mannitol)为己六醇结构，静脉注射后该药不易从毛细血管渗入组织，能迅速提高血浆渗透压，使组织间液向血浆转移而产生组织脱水作用，可降低颅内压和眼内压。口服用药则造成渗透性腹泻，可用于从胃肠道消除毒性物质。该药在肾小球滤过后不易被重吸收，使水在近曲小管和髓袢升支的重吸收减少，而产生利尿作用。另外，由于排尿速率的增加，减少了尿液与肾小管上皮细胞接触的时间，使几乎所有电解质的重吸收也减少。如抑制髓袢升支对 Na^+ 的重吸收，可以降低髓质高渗区的渗透压，进而抑制集合管对水的重吸收。一般在 10～20 分钟起效，2～3 小时达高峰，持续 6～8 小时。

【适应证】甘露醇是治疗脑水肿、降低颅内压安全而有效的首选药物；可用于预防急性肾衰竭。对肾衰竭伴有低血压者效果较好。

【给药方案】静脉滴注，1～2 g/kg。

【不良反应及注意事项】不良反应少见。注射过快时可引起一过性头痛、眩晕、畏寒和视物模糊。因可增加循环血量而增加心脏负荷，慢性心功能不全者禁用。另外，活动性颅内出血者禁用。

二、糖皮质激素和免疫抑制剂

（一）糖皮质激素

糖皮质激素

【药理作用】糖皮质激素进入靶细胞内与受体结合成复合物，再进入细胞核内，影响炎症相关基因的转录，改变介质相关蛋白水平，影响炎性细胞和炎性分子，减少尿蛋白。

【适应证】治疗肾病综合征的主要药物。

【给药方案】①起始足量。使用药物泼尼松或甲泼尼龙，成人 1 mg/(kg·d)，儿童 2 mg/(kg·d)，疗程 4～12 周。②缓慢减量。肾病综合征明显缓解后进入减量期，每 2～3 周减少原剂量的 10%。③维持治疗。减少剂量至 0.5 mg/(kg·d)时，维持治疗 5 个月至 1 年，然后再逐渐减量、停药。根据药物作用时间长短可采用每日晨给药法或隔日晨给药法。每日晨给药法：每天早晨一次性服用全天剂量。隔日晨给药法：每隔一天早晨服用一次，剂量为 2 天的总量。例如，成人用量 120 mg，每隔一天早晨服用一次。

【不良反应及注意事项】吸入常用剂量的糖皮质激素时一般不产生不良反应。但大剂量长时间服用时，会抑制下丘脑-垂体-肾上腺轴功能，诱发感染，引起库欣综合征（如向心性肥胖、满月脸），导致高血糖和高血压，诱发或加重消化道溃疡，引起骨质疏松和股骨头坏死，出现精神神经症状（如失眠、抑郁），以及导致白内障和青光眼等。使用时需严格遵医嘱，定期监测血糖、血压和骨密度等指标，预防感染，逐渐减量停药，必要时补充钙剂和维生素 D，避免长期大剂量使用。

（二）免疫抑制剂

免疫抑制剂可应用于激素依赖或抵抗的患者，与激素合用可明显改善肾病综合征的症状。常用药物有：环磷酰胺，静脉注射，1.5～2.5 mg/(kg·d)，1 次/d；环孢素，口服给药，1.75～2.0 mg/(kg·d)，2 次/d；吗替麦考酚酯，口服给药，0.5～1.5 g/次，2 次/d；苯丁酸氮芥；等等。环磷酰胺、苯丁酸氮芥疗程为 8 周，应用时可能引发骨髓抑制、肝损伤、脱发、出血性膀胱炎、感染加重、性腺抑制等不良反应；环孢素疗程不能超过 1 年，主要不良反应为牙龈增生、多毛、严重肾毒性及肝损伤；吗替麦考酚酯疗程为半年，不良反应相对较少，常见腹胀、腹泻等胃肠道反应。

三、改善血凝状态的药物

肾病综合征患者的血液处于高凝状态，抗凝治疗成为肾病综合征患者的预防性治疗措施。常用抗凝药物有肝素或低分子量肝素、双香豆素。已发生血栓栓塞的患者应尽快应用纤维蛋白溶解药尿激酶、链激酶进行溶栓治疗。

四、降血脂药

肾病综合征所致的高脂血症是导致患者病情恶化，甚至危及患者生命的重要危险因素，需采取有效措施降脂。

1. 他汀类 他汀类药物可降低血浆中的胆固醇及低密度脂蛋白，并能有效发挥抗动脉粥样硬化的作用。常用药物有：洛伐他汀、普伐他汀、辛伐他汀，口服给药，10～20 mg/次，1 次/d；氟伐他汀，口服给药，20～40 mg/次，1 次/d。该类药物的不良反应较轻，常见胃肠道反应，部分患者出现头痛、皮肤潮红、视觉及味觉异常，亦可引起横纹肌溶解，出现全身肌肉酸痛、发热、乏力等表现。

2. 贝特类 贝特类药物以降低血液中的甘油三酯和极低密度脂蛋白为主，对其他脂质异常亦有调节作用。常用药物有：吉非罗齐，口服，600 mg/次，2 次/d；非诺贝特，口服，100 mg/次，3 次/d。应用过程中的常见不良反应为胃肠道反应，偶有肌痛、血清转氨酶及尿素氮升高。

3. 其他 如胆汁酸螯合剂(考来烯胺、考来替泊)、烟酸类(烟酸、阿昔莫司)、多烯脂肪酸类等。

五、减少尿蛋白药物

肾病综合征患者应将血压控制在130/80 mmHg以下,血管紧张素转换酶抑制剂及血管紧张素Ⅱ受体阻滞剂能有效控制血压,并可降低肾小球出球小动脉阻力,从而降低肾小球毛细血管血压,减少尿蛋白。常用药物有卡托普利、依那普利、缬沙坦、厄贝沙坦等。

治疗药物应用原则

(1) 根据患者病情制定个体化给药方案,以减少不良反应发生。

(2) 免疫抑制剂可降低人体免疫功能,仅作为二线药物使用。

(3) 利尿治疗不宜过快,以免诱发低血容量性休克及引起血液黏稠,诱发血栓形成。

(4) 不主张输注血浆白蛋白增强渗透性利尿作用,因输注的蛋白会在24～48小时内随尿液丢失,过多的蛋白丢失会加重肾小球及肾小管损伤,延迟肾病综合征的缓解。

(5) 根据高脂血症分型单用或联合应用降血脂药物。

用药注意事项

(1) 免疫抑制剂不良反应较多,大多数患者可耐受,使用过程中要定期检查血常规和肝肾功能,并严格控制药物的剂量及疗程。

(2) 体质虚弱者应用他汀类药物前建议到医院检查肌酸激酶,如超过正常值应避免使用该类药物;贝特类与他汀类合用可增加肌痛发生率,应避免两药同时服用。

岗位对接

患者,男,56岁。因周身水肿1个月,加重伴少尿、气促2日入院。查体:血压150/100 mmHg。尿常规:尿蛋白(+++),尿蛋白定量6.5 g/24 h。血生化检查提示白蛋白9 g/L,甘油三酯、总胆固醇增高。肾穿刺检查见大量肾小球系膜细胞和基质增生。诊断为系膜增生性肾小球肾炎。

请根据诊断结果为患者制定合理的治疗方案。

第二节 慢性肾小球肾炎

案例讨论

患者,男,22岁。全身疲倦、乏力、腰痛1年,1年前血压正常,1个月前测血压160/95 mmHg,颜面轻度水肿。尿常规:尿蛋白(+),红细胞5～15个/HP。医生诊断为慢性肾小球肾炎。

请分析医生的诊断依据,并给出合理的用药方案。

慢性肾小球肾炎(chronic glomerulonephritis, CGN)是指起病方式各不相同,病情迁延，缓慢进展，并伴随不同程度的肾功能损伤，最终发展为肾衰竭的一组肾小球疾病。其主要表现为血尿、蛋白尿、高血压、水肿等。

疾病概述

慢性肾小球肾炎可发生于任何年龄，以中青年男性多见。其发病机制各不相同，仅少数由急性肾小球肾炎迁延而来，多数为免疫介导的炎症，非免疫性因素如高血压、肾内动脉硬化亦是重要的致病因素。不同病理改变的临床表现各不相同，但其共同的特点为起病缓慢、隐匿，发现时已进入慢性阶段。早期可有乏力、疲倦、腰痛、食欲下降，水肿可有可无，一般不严重，少数患者可无明显临床症状。蛋白尿、血尿、高血压、水肿为其基本的临床表现，可有不同程度的肾功能减退，病情时轻时重、迁延，渐进发展为慢性肾衰竭。实验室检查可见蛋白尿、血尿、管型尿，血压可正常或轻度升高，肾功能正常或轻度受损（表现为肌酐清除率下降或轻度氮质血症），以上情况可持续数年甚至数十年。部分患者除上述慢性炎症的一般表现外，还可因血压持续升高或感染、劳累、服用肾毒性药物等因素出现病情极度恶化。

慢性肾小球肾炎的治疗以防止和延缓肾功能恶化、改善或防治严重合并症为主要目的。患者应注意休息，避免感染、劳累及使用肾毒性药物等可能加速肾功能恶化的因素。患者应限制食物中蛋白质、盐、脂肪和磷的摄入，适当补充氨基酸。

常用治疗药物

慢性肾小球肾炎的药物治疗以积极控制并发症及减缓肾衰竭为目的。常用药物有抗高血压药、利尿药及改善血凝状态的药物，急性发作时可考虑加用糖皮质激素及细胞毒性药物。

一、抗高血压药

高血压是加速肾小球硬化、促进肾功能恶化的严重并发症，积极控制高血压是慢性肾小球肾炎治疗的重要环节。尿蛋白≥1 g/d 时，血压应控制在 125/75 mmHg 以下；尿蛋白＜1 g/d 时，血压控制要求可适当放宽到 130/80 mmHg 以下。

（一）血管紧张素转换酶抑制剂及血管紧张素Ⅱ受体阻滞剂

卡托普利

【药理作用】卡托普利含有—SH 基团，具有直接抑制血管紧张素转换酶的作用。其体外抑制血管紧张素转换酶的半数抑制浓度（IC_{50}）为 23～35 nmol/L。卡托普利的降压作用起效快，口服后 30 分钟开始降压，1 小时达到高峰。降压效果与患者的肾素-血管紧张素系统（renin-angiotensin system，RAS）活动状态有关。肾素水平高或使用低盐饮食或利尿药的患者，降压持续时间为 8～12 小时。由于含有—SH 基团，卡托普利还具有自由基清除作用，对与自由基相关的心血管损伤（如心肌缺血再灌注损伤）具有防治作用。

【适应证】糖尿病性肾病。

【给药方案】口服给药，12.5～25 mg/次，2～3 次/d。

【不良反应及注意事项】卡托普利的总体安全性良好，耐受性良好。除咳嗽等不良反应外，因含—SH 基团，可有青霉胺样反应，如皮疹、嗜酸性粒细胞增多、味觉异常或丧失等。并可有中性粒细胞减少，多发生于用药时间较长、剂量较大或肾功能障碍者，应定期检查血常规。卡托普利禁用于双侧肾动脉狭窄患者。

氯沙坦

【药理作用】氯沙坦对肾脏血流动力学的影响与血管紧张素转换酶抑制剂相似，能拮抗血管紧张素Ⅱ对肾脏入球小动脉与出球小动脉的收缩作用。氯沙坦有促进尿酸排泄作用，对于减轻高血压患者应用利尿药后可能引起的高尿酸血症是有利的。长期应用氯沙坦能抑制左室心肌肥厚和血管壁增厚。

【适应证】多用于治疗高血压、糖尿病肾病伴蛋白尿。

【给药方案】口服给药，50 mg/次，1 次/d。

【不良反应及注意事项】氯沙坦的不良反应较少。少数患者用药后可出现眩晕。氯沙坦对血中脂质及葡萄糖含量均无影响，也不引起直立性低血压。禁用于孕妇、哺乳期妇女及肾动脉狭窄者。低血压及严重肾功能不全、肝病患者慎用。应避免与补钾或保钾利尿药合用。

（二）钙通道阻滞剂

硝苯地平

【药理作用】Ca^{2+} 是兴奋收缩耦联的关键物质，无论是心肌还是血管平滑肌，其收缩必须有 Ca^{2+} 的参与。硝苯地平主要通过阻断血管平滑肌细胞上的 Ca^{2+} 的内流发挥舒张血管、降低血压的作用。

【适应证】老年高血压、单纯收缩期高血压及伴稳定型心绞痛、冠状动脉或颈动脉粥样硬化、周围血管病的患者。

【给药方案】口服给药，10～30 mg/次，2～3 次/d。

【不良反应及注意事项】可引起心率加快，面部潮红，踝部水肿，牙龈增生。

【药物相互作用】与β受体阻滞剂合用时可加重心肌的抑制和传导速度的减慢。

（三）急性期用药

发生急进性高血压或高血压危象时，可静脉滴注硝普钠，50～100 μg/min，以迅速控制血压。由于降压作用太强，故极易诱发直立性低血压。硝普钠需避光使用并监测氰化物中毒。

（四）其他抗高血压药

如β受体阻滞剂普萘洛尔（口服，10～20 mg/次，3～4 次/d）、美托洛尔；α受体阻滞剂酚妥拉明等。

二、利尿药

详见本章第一节。

三、改善血凝状态的药物

改善血凝状态的药物包括纤维蛋白溶解药、抗凝血药及抗血小板药物。纤维蛋白溶解药尿激酶对顽固性、难治性肾静脉血栓形成有良好的疗效；抗凝血药肝素可对抗肾功能异常引起的高凝状态，5 000～10 000 U/次，用5%～10%葡萄糖注射液或0.9%氯化钠注射液稀释，静脉注射或静脉滴注；双嘧达莫，口服，25～100 mg/次，3次/d，或阿司匹林，口服，50～150 mg/次，1次/d，具有抗血小板集聚作用，长期应用具有良好的改善肾血流、减轻肾损伤的作用。此类药物应用过程中易致自发性出血，阿司匹林还可引起胃肠道反应，诱发哮喘等。

四、糖皮质激素和细胞毒药物

一般不主张慢性肾小球肾炎患者使用糖皮质激素和细胞毒药物。当患者尿蛋白较多或急性发作时需加用糖皮质激素，如氢化可的松，口服，20～30 mg/d，分2次服用，或静脉注射，100～200 mg/次，1～2次/d，以起效快、疗程短为原则。长期应用糖皮质激素会导致类肾上腺皮质功能亢进综合征，突然停药可出现肾上腺皮质功能不全及反跳现象。对激素依赖或不敏感的肾功能正常患者可换用环孢素，但肾功能减退者不宜使用环孢素。

治疗药物应用原则

(1) 根据患者症状选择适宜药物治疗。

(2) 根据患者水肿严重程度选择适宜的利尿药，避免引起严重水、电解质代谢紊乱。

(3) 根据尿蛋白严重程度的不同，尽量选择具有肾保护作用的降压药物。

(4) 减少糖皮质激素及细胞毒性药物的使用，防止其他并发症的发生。

用药注意事项

(1) 当患者无法耐受血管紧张素转换酶抑制剂导致的刺激性干咳时，可换用血管紧张素Ⅱ受体阻滞剂类药物；若血管紧张素转换酶抑制剂和血管紧张素Ⅱ受体阻滞剂导致患者血钾升高，可加用排钾利尿药；在应用易诱发直立性低血压的药物时，要关注患者血压变化，注意患者体位，一旦出现直立性低血压，采用头低足高位。

(2) 利尿药用药期间应注意及时纠正水、电解质紊乱，高效能和中效能利尿药都易导致低钾血症，可与保钾利尿药合用以避免。应用呋塞米期间注意监测患者听力及肾功能，一旦出现异常，应立即停药，并注意避免与具有耳毒性、肾毒性的药物合用。

(3) 改善血凝状态的药物如纤维蛋白溶解药尿激酶引起的自发性出血可用氨甲苯酸对抗。抗凝血药肝素诱发的自发性出血可用特异性解救药鱼精蛋白对抗。抗血小板药物阿司匹林常见不良反应的注意事项包括：①饭后服药或服用肠溶片可减轻或避免胃肠道反应；②凝血障碍可用维生素K对抗；③支气管哮喘患者、消化性溃疡患者、有出血倾向者、孕妇、18岁以下病毒感染者等禁用。

(4) 患者在应用糖皮质激素期间宜给予低盐、低糖、高蛋白饮食，以减轻慢性肾小球肾炎的药物治疗类肾上腺皮质功能亢进症，防止发生低钾血症；与抗血小板药物阿司匹林合用时需谨防诱发消化性溃疡。停药时需逐渐减量停药，遇应激情况需及时补充足量的糖皮质激素。

岗位对接

患者，女，30岁。因2年来间断颜面及下肢水肿，加重1周入院。患者2年前无诱因出现面部水肿，晨起明显，伴双下肢轻度水肿、尿少、乏力、食欲缺乏。曾到医院就诊，患有高血压(150/95 mmHg),尿蛋白(+)~(++),间断服用过中药,病情时好时差。1周前着凉后咽痛,水肿加重,尿少,尿色较红,无发热和咳嗽,无尿频、尿急和尿痛,进食和睡眠稍差,无恶心和呕吐。查体:体温36.8 ℃,血压160/100 mmHg。实验室检查:血红蛋白112 g/L,白细胞8.8×10^9/L,尿蛋白(++),尿液中见血细胞、颗粒管型0~1/HP,尿蛋白定量3.0 g/24 h,血尿素氮、血肌酐增高。

请根据检查结果为患者制定合理的治疗方案。

第三节 慢性肾衰竭

案例讨论

患者,男,46岁。主诉:泡沫尿15年,恶心、少尿10日,气促2日。近6年发现血压升高,近2年来还伴有乏力、夜尿增多,在无明显诱因的情况下常出现齿龈出血。入院前2周因进食不洁食物出现腹泻,未进食4日,近10日出现恶心、呕吐、尿量减少,乏力、水肿加重。病程中无尿频、尿急、尿痛和腰痛史,家族史无特殊。查体:体温36.7 ℃,脉搏116次/min,呼吸24次/min(呼吸深大),血压170/105 mmHg。实验室检查:血尿素氮、肌酐增高;低钙、高磷、代谢性酸中毒,尿蛋白定量1.8 g/24 h。肾B超检查显示双肾缩小,皮质变薄,皮髓质分界不清。心电图、超声心动图及胸片提示左心室增大和心力衰竭表现。医生诊断为慢性肾衰竭。

请简要说明医生的诊断依据并为患者制定合理的治疗方案。

慢性肾衰竭(chronic renal failure, CRF)是指各种慢性肾脏病(chronic kidney disease, CKD)持续进展致肾功能损害、代谢物蓄积、水和电解质紊乱及酸碱平衡失调、全身各系统疾病表现的临床综合征。大多数慢性肾衰竭患者早期症状不明显,就诊时往往已经到了晚期。

疾病概述

美国肾脏疾病基金会根据肾小球滤过率(glomerular filtration rate, GFR)水平将慢性肾衰竭分为5期。1~3期可无明显症状,或仅表现出乏力、腰酸、夜尿增多等;进入4期后,上述症状越发明显,并伴有其他并发症;5期即尿毒症期,多器官、多系统发生严重并发症,甚至危及生命。临床表现包括:①水、电解质紊乱,酸碱平衡失调,为排泄及代谢障碍所致。②糖、脂肪、蛋白质代谢障碍,可出现高血糖、高血脂、低蛋白等症状,患者可因蛋白质和氨基酸合成减少致发育不良、伤口愈合迟缓、感染等,严重威胁生命。③各器官系统功能障碍。消化系统症状是慢性肾衰竭患者最早出现的症状,表现为恶心、呕吐、腹泻、口中有异味、胃肠炎、消化性溃疡甚至出血。心血管系统症状是最常见的并发症和死亡原因,包括高血压、动脉粥样硬化、心肌病、心包炎、心功能不全。神经系统异常分为中枢神经系统异常及周围神经系统异常,中枢神经系统异常早期表现为抑制(疲乏、无力、失眠、记忆力减退等),晚期则出现严重紊乱(幻觉、精神错乱、震颤、舞蹈症等);周围神经系统异常表现为下肢疼痛、无力、步态不稳、运动障碍等。血液系统障碍表现为贫血、出血。内分泌系统障碍表现为性激素分泌紊乱、甲状腺功能减退等。此外，还可出现免疫功能降低等。④其他异常表现，如体温调节功能紊乱、骨骼病变、皮肤瘙痒、面色苍白或呈黄褐色等。

常用治疗药物

慢性肾衰竭应做到早诊断、早治疗，有效去除原发病及导致肾功能恶化的因素，防治和减轻并发症，全面实施一体化治疗是延缓肾衰竭进展、提高患者生活质量、降低肾衰竭病死率的关键。其治疗方式包括饮食治疗、药物治疗和肾脏替代治疗，以药物治疗为主。

一、纠正水、电解质紊乱和酸碱平衡失调的药物

1. 纠正水、电解质紊乱的药物　水钠潴留者需限制水和钠的摄入量，同时给予排钠利尿药，常用药有高效能利尿药（呋塞米）、中效能利尿药（氢氯噻嗪）、低效能利尿药（螺内酯），估算的肾小球滤过率（eGFR）＜30 mL/min 时，首选袢利尿药（如呋塞米），氢氯噻嗪无效。利尿过程中谨防低钾血症发生。限制磷摄入或使用磷结合剂（碳酸钙、碳酸镧或司维拉姆）缓解高磷血症。对于血钙过低者可给予葡萄糖酸钙、碳酸钙补充。

2. 纠正酸碱平衡失调的药物　主要为口服碳酸氢钠，1～2 g/次，3 次/d；若二氧化碳结合率低于 15 mmol/L，可静脉输注碳酸氢钠；严重酸中毒者尽快给予透析治疗。

二、心血管系统用药

1. 抗高血压药　高血压合并肾并发症时，血压应控制在 120/80 mmHg 以下（个体化调整），合并蛋白尿时，血压需要控制得更为严格，详见本章第二节。血管紧张素转换酶抑制剂和血管紧张素Ⅱ受体阻滞剂两类药物在降压的同时还能够延缓慢性肾衰竭进展。其他抗高血压药有利尿药（氢氯噻嗪、呋塞米）、钙通道阻滞剂（氨氯地平、拉西地平）、β受体阻滞剂等。

2. 降血脂药　慢性肾衰竭的脂质代谢异常以甘油三酯升高为主，以甘油三酯升高为主者可选贝特类，合并动脉粥样硬化者首选他汀类。

3. 抗心力衰竭、心律失常及心包炎药物　抗心力衰竭的药物包括强心苷类、利尿药、β受体阻滞剂等。强心苷类常用药物有：地高辛，一般首剂 0.25～0.75 mg，维持量 0.25～0.5 mg；去乙酰毛花苷 0.4～0.8 mg/次，1 次/d；以上 2 种药物以 5%葡萄糖注射液稀释后缓慢注射。应用时易诱发心律失常、神经系统异常（头痛、头晕、嗜睡等，其中黄绿视为强心苷类中毒先兆症状）、胃肠道反应（厌食、恶心、呕吐等）等早期中毒症状。β受体阻滞剂常用药物有美托洛尔、比索洛尔等。根据患者的具体情况调整剂量，通常从小剂量开始，逐渐增加至目标剂量。使用时需监测心率、血压等指标，避免突然停药。心律失常常由电解质紊乱及酸碱平衡失调引起，治疗时应在去除病因的基础上，根据心律失常类型选择药物。常用药物有胺碘酮、普罗帕酮等。根据心律失常类型和患者情况调整剂量。使用胺碘酮时需注意其可能引起甲状腺功能异常、肺纤维化等不良反应。心包炎的治疗强调尽早明确病因并针对性治疗，同时排除其他诱发因素，如感染、透析不充分等。治疗药物有：非甾体抗炎药，如布洛芬、吲哚美辛等，用于缓解炎症和疼痛；糖皮质激素，如泼尼松，适用于对非甾体抗炎药无效或不能耐受的患者，但需注意其可能引起的不良反应，如高血糖、骨质疏松等。

三、其他药物

1. 消化道症状用药 口服氧化淀粉(包醛氧化淀粉,5～10 g/次,2～3 次/d;AST－120,2 g/次,3 次/d)可加速肠道中代谢毒素的排出;恶心、呕吐症状可用镇吐药(多潘立酮,口服,10～20 mg/次,3 次/d;甲氧氯普胺,口服,5～10 mg/次,3 次/d)缓解,偶见头痛、眩晕、腹泻、口干、便秘、催乳素释放增多等不良反应;消化性溃疡用质子泵抑制剂、H_2 受体拮抗药治疗。

2. 控制感染用药 选择适宜的抗菌药物,但禁止使用有肾毒性的药物(如氨基糖苷类,万古霉素,第一、二代头孢菌素类)。

3. 血液系统症状用药 纠正贫血的药物主要为促红细胞生成素(erythropoietin,EPO),皮下注射或静脉注射,2 000～3 000 U/次,2～3 次/周,应用时偶见头痛、低热、乏力、肌痛等不良反应,同时重视铁剂(乳酸亚铁,饭后口服,0.15～0.6 g/次,3 次/d;硫酸亚铁,饭后口服,0.3 g/次,3 次/d)和叶酸的补充。口服铁剂会出现胃肠道反应及使大便呈黑褐色,过量可中毒。一般不直接输注红细胞纠正贫血。慢性肾衰竭尤其是透析患者,要谨防发生出血,出血严重时可输注血小板促凝,或用促凝血药氨甲苯酸、加压素等。

4. 其他 精神系统症状采用相应抗精神病药物治疗;肾性骨病要注意纠正钙磷失衡,并适当补充维生素 D_3(骨化三醇,口服给药,0.15～0.25 μg/次,2 次/d)。中医药治疗如黄芪、鹿茸、冬虫夏草等对肾衰竭有延缓进展的作用。

治疗药物应用原则

(1) 及时诊断及治疗导致慢性肾衰竭的基础疾病,这是治疗肾衰竭的关键。

(2) 对慢性肾衰竭行降压治疗时,既要考虑药物本身的降压效果,又要考虑药物对肾的影响。

(3) 在慢性肾衰竭的不同阶段,需根据患者疾病表现选择合理的个体化给药方案,尽量选择延缓慢性肾衰竭进展的药物,禁用有肾毒性的药物。

用药注意事项

(1) 强心苷类药物轻度中毒可口服钾盐,禁用钙盐,重者静脉滴注钾盐;重度快速型心律失常可用药物苯妥英钠对抗;缓慢型心律失常不宜补钾,可用阿托品对抗;对危及生命的中毒,可使用地高辛抗体 Fab 片段静脉滴注。

(2) 铁剂应饭后服用,过量服用可在胃内注入特殊解毒剂去铁胺解毒。

(3) 骨化三醇服用剂量应根据患者的血钙浓度而定,以防发生高钙血症。

岗位对接

患者,男,50 岁。因下肢水肿、乏力半年入院。患者 20 年前诊断为慢性肾炎,半个月前受寒后感觉全身乏力,颜面、双下肢水肿,晨起明显,午后好转,伴头晕、恶心、腹胀,每日尿量减少,约 500 mL/24 h,夜尿明显增多。查体:体温 36.7 ℃,脉搏 80 次/min,血压 185/110 mmHg,腹部稍隆起,无压痛,双肾无叩痛,移动性浊音阳性,双下肢中度水肿。实验室检查:肾小球滤过率显著降低,尿蛋白(++)。诊断为慢性肾衰竭。

请结合本节所学为该患者制定合理的给药方案。

第四节　尿路感染

案例讨论

患者，女，40岁。因发热、腰痛、尿频、尿急、尿痛就诊。尿常规显示尿蛋白(＋)，尿白细胞(＋＋)，给予抗感染治疗6周，病情好转后常复发，后经静脉肾盂造影发现尿道结石。

请分析该患者反复发病的原因。

尿路感染是由各种病原体入侵泌尿系统引起的尿路炎症反应。绝大部分尿路感染为上行感染，即病原微生物沿尿道上行至膀胱、输尿管、肾盂引发炎症。由于解剖因素，女性尿路感染的发生率明显高于男性，成年男性很少发生尿路感染，50岁以后男性前列腺增生发生率增高，尿路感染发生率也相应升高。

疾病概述

尿路感染的致病微生物主要是细菌，尤以革兰阴性杆菌常见，其中又以大肠埃希菌最为常见，占75%～95%，少数为病毒、真菌、支原体、衣原体及滴虫等。正常情况下，机体的防御机制能快速清除进入尿道的致病微生物，能否致病取决于微生物的数量、毒力及机体是否存在易感因素。常见易感因素包括尿路梗阻、医源性操作、机体抵抗力降低等。尿路感染的临床表现包括：①急性膀胱炎，占75%以上，常表现为尿频、尿急、尿痛、排尿不畅、下腹不适等膀胱刺激症状，一般无全身症状。②急性肾盂肾炎，起病急，常出现明显的全身感染症状如发热、寒战、腰痛、全身酸痛，体温多在38.3 ℃以上。③慢性肾盂肾炎，全身及泌尿道表现不明显，后出现程度不同的低热、间歇热、尿频、排尿不适、腰部酸痛及肾小管受损表现，如夜尿增多、低比重尿等。病情持续可发展为慢性肾衰竭。急性发作时症状明显，类似于急性肾盂肾炎。④无症状细菌尿，患者有细菌感染，而无尿路感染症状。尿路感染的实验室检查：尿液常混浊，可有异味、白细胞尿、血尿、蛋白尿，部分肾盂肾炎患者尿中可见管型。清洁中段尿细菌培养菌落数$\geq 10^5$/mL，尿沉渣涂片检查阳性。急性肾盂肾炎可见血白细胞升高，中性粒细胞增多；慢性肾盂肾炎可见肾小球滤过率下降，血肌酐增高。尿路感染的治疗：应鼓励患者多饮水、勤排尿，发热患者应卧床休息，注意会阴部清洁卫生，避免及尽可能除去易感因素，治疗原发病，提高机体免疫力。

常用治疗药物

应根据尿道感染定位、药敏试验结果及患者感染严重程度制定合理的抗菌药物使用方案。

1. 急性膀胱炎　推荐使用3日疗法，若症状未缓解，需延长疗程至7天。常口服广谱青霉素类(阿莫西林，口服给药，0.5 g/次，3次/d)、头孢菌素类或氟喹诺酮类药物(氧氟沙星，口服给药，0.3 g/次，2次/d；左氧氟沙星，口服给药，0.5 g/次，1次/d)。3日疗法对无并发症的膀胱炎治愈率>90%，停药7天后需要进行尿细菌定量培养。

2. 急性肾盂肾炎　首次发作的急性肾盂肾炎致病菌80%为大肠埃希菌，在留取尿液做细菌培养的同时开始药物治疗，首选对革兰阴性杆菌敏感的药物。72 小时未显效则根据细菌培养结果换用敏感抗菌药物治疗。

（1）轻型急性肾盂肾炎可选用氟喹诺酮类、广谱青霉素类或第二、三代头孢菌素类药物，如头孢克肟，0.2～0.4 g/次，2 次/d，口服给药，疗程为 10～14 天。

（2）严重肾盂肾炎应采用静脉给药。可选择对革兰阴性菌有杀菌作用的药物，如喹诺酮类药物氧氟沙星（400 mg/次，静脉滴注）、氨基糖苷类药物阿米卡星（0.2 g/次，静脉滴注）、半合成青霉素阿莫西林或氨苄西林、第二或第三代头孢菌素类药物及其他对革兰阴性菌有杀菌作用的抗菌药。必要时可联合应用抗菌药，如氨基糖苷类联合半合成青霉素、氨基糖苷类联合第三代头孢菌素类，或根据药敏试验结果选择针对性强的杀菌药。患者体温恢复正常后 72 小时可改为口服药物，完成 2 周的疗程。

3. 慢性肾盂肾炎　慢性肾盂肾炎治疗的关键是去除诱发因素，急性发作时的治疗同急性肾盂肾炎。

4. 再发尿路感染　包括复发和重新感染。

（1）复发是指治疗后症状消失，尿菌阴性，停药 6 周后再次发生与先前感染相同的细菌感染。若 1 年内发作 3 次或 3 次以上，可用长疗程低剂量疗法。一般选择低毒药物，如复方磺胺甲噁唑每晚 1 g 或呋喃妥因每晚 0.1 g，服用 1 年或更长时间，60%尿菌可转阴。男性慢性前列腺炎复发者，可选择复方磺胺甲噁唑或喹诺酮类药物，疗程可达 3 个月，必要时手术切除病变部位。

（2）重新感染是指治疗后症状消失，尿菌阴性 6 周后出现与先前不同菌的尿路感染。治疗方法与首次发作相同，并嘱患者注意尿路感染的预防，同时应检查有无易感因素存在并予以去除。

5. 妊娠期尿路感染　应选择毒力较低的抗菌药物，如阿莫西林、氨苄西林、第三代头孢菌素等。不宜选择影响胎儿发育及肾毒性较大的药物（如氨基糖苷类、喹诺酮类、复方磺胺甲噁唑）。孕妇急性膀胱炎治疗时间为 3～7 天；急性肾盂肾炎应静脉滴注给药，疗程为 2 周；反复发生尿路感染者可用呋喃妥因低剂量长疗程治疗。

治疗药物应用原则

（1）根据药敏试验结果选择敏感抗菌药物，在药敏试验结果出来之前，首选对革兰阴性杆菌敏感的药物。

（2）选择尿药浓度高、肾毒性小的药物，肾盂肾炎时宜选择血中及尿液中浓度都高的药物。

（3）根据尿路感染定位及严重程度，选择适宜的抗菌药物、给药途径及用药疗程。

（4）在应用抗菌药物过程中，应根据药物特点调节尿液酸碱度以增强抗菌药物的抗菌活性。

用药注意事项

1. 青霉素类　常见过敏反应，严重者可发生过敏性休克，一旦发生，立即注射肾上腺素进行抢救。半合成青霉素类有胃肠道反应，饭后服用可以减轻。

2. 头孢菌素类　与青霉素类有交叉过敏反应，抢救方法同青霉素；口服药物有胃肠道反应，应饭后服用；第一代、第二代头孢菌素有肾毒性，应避免和具有肾毒性的药物合用；可有双硫仑样反应，用药期间或停药5天内禁止饮酒；头孢孟多、头孢哌酮可见低凝血酶原血症及血小板减少症，可用维生素K对抗。

3. 氨基糖苷类　①耳毒性：用药期间注意监测患者听力，老年人和儿童慎用，避免与有耳毒性的药物合用。②肾毒性：应定期进行肾功能及尿量检查，避免与具有肾毒性的药物合用。③神经肌肉阻滞：一旦发生可用新斯的明及钙剂解救，避免与肌肉松弛药和全麻药合用。④过敏反应：用药后应注意观察，一旦发生过敏性休克应皮下或肌内注射肾上腺素和缓慢注射葡萄糖酸钙解救。

4. 喹诺酮类　①胃肠道反应：应饭后服用。②神经系统反应：有癫痫和精神病史者禁用。③过敏反应：皮肤损伤，应避免日光、紫外线直接照射。④其他：如软骨损伤、心脏毒性；孕妇、哺乳期妇女、18岁以下未成年人应禁止使用本类药物；在碱性尿液中易造成肾损伤，应注意多饮水，避免与可碱化尿液的药物合用。

5. 磺胺类　①肾损伤：在酸性尿液中易析出结晶，损伤肾小管，适当增加饮水和碱化尿液能减少结晶析出。②过敏反应。③抑制骨髓造血功能，治疗中应定期检查血常规。④葡萄糖-6-磷酸脱氢酶缺乏者使用后可引起溶血。

6. 呋喃类　胃肠道反应，应饭后服用；会影响胎儿及婴儿发育，妊娠期及哺乳期禁用；肾功能不全者禁用。

岗位对接

患者，女，30岁。发热及尿频、尿急、尿痛、排尿不尽感2天，伴腰酸、乏力。查体：体温39℃，意识清楚，心肺无异常，腹软，两肾区叩击痛，双下肢无水肿。血常规：白细胞14.7×10^9/L；尿常规：蛋白(＋)，尿液中见血细胞。临床诊断为急性肾盂肾炎。

请为该患者选择合理的治疗方案。

目标检测

一、单选题

1. 肾病综合征的主要诊断依据是（　　）
   A. 尿蛋白≥3.5 g/d　　B. 血浆蛋白水平<30 g/L
   C. 全身水肿　　D. 高脂血症
2. 糖皮质激素治疗肾病综合征的起始剂量为（　　）
   A. 泼尼松1 mg/(kg·d)　　B. 泼尼松2 mg/(kg·d)
   C. 泼尼松0.5 mg/(kg·d)　　D. 泼尼松0.25 mg/(kg·d)
3. 肾病综合征患者使用的利尿药中，主要作用于髓袢升支粗段的是（　　）
   A. 呋塞米　　B. 氢氯噻嗪
   C. 螺内酯　　D. 甘露醇
4. 肾病综合征患者使用他汀类药物的主要目的是（　　）
   A. 降低血浆胆固醇和低密度脂蛋白　　B. 提高血浆蛋白水平
   C. 减少尿蛋白　　D. 控制血压

5. 肾病综合征患者使用糖皮质激素时，需要特别注意的不良反应是 ( )
A. 高血压 B. 骨质疏松
C. 胃肠道反应 D. 肝功能损害

6. 慢性肾小球肾炎的主要治疗目标是 ( )
A. 完全治愈肾炎 B. 控制蛋白尿和血尿
C. 防止和延缓肾功能恶化 D. 消除水肿

7. 卡托普利的降压作用起效时间是 ( )
A. 口服后 1 小时 B. 口服后 30 分钟
C. 口服后 2 小时 D. 口服后 4 小时

8. 氯沙坦的不良反应较少，但需禁用于 ( )
A. 高血压患者 B. 肾功能不全患者
C. 孕妇和哺乳期妇女 D. 老年患者

9. 硝苯地平的药理作用主要是 ( )
A. 抑制肾素分泌 B. 阻断血管平滑肌细胞上的 Ca^{2+} 内流
C. 扩张肾动脉 D. 促进尿酸排泄

10. 糖皮质激素在慢性肾小球肾炎中的使用原则是 ( )
A. 长期大剂量使用 B. 尽量避免使用
C. 只用于急性发作期 D. 仅用于蛋白尿较多的患者

11. 慢性肾衰竭的诊断依据中，以下不是关键指标的是 ( )
A. 血尿素氮和肌酐增高 B. 低钙、高磷、代谢性酸中毒
C. 尿蛋白定量 1.8 g/24 h D. 血压 170/105 mmHg

12. 慢性肾衰竭患者出现高磷血症时，常用的磷结合剂是 ( )
A. 碳酸钙 B. 氢氧化铝凝胶 C. 葡萄糖酸钙 D. 硫酸亚铁

13. 慢性肾衰竭患者出现代谢性酸中毒时，首选的治疗方式是 ( )
A. 口服碳酸氢钠 B. 静脉输注碳酸氢钠
C. 透析治疗 D. 口服乳酸亚铁

14. 慢性肾衰竭患者出现心力衰竭时，以下是强心苷类药物的是 ( )
A. 氨氯地平 B. 地高辛
C. 多潘立酮 D. 去乙酰毛花苷

15. 慢性肾衰竭患者出现贫血时，常用的纠正贫血药物是 ( )
A. 促红细胞生成素(EPO) B. 硫酸亚铁
C. 叶酸 D. 氨甲苯酸

16. 尿路感染的主要致病微生物是 ( )
A. 病毒 B. 革兰阴性杆菌 C. 真菌 D. 支原体

17. 女性尿路感染的发生率明显高于男性的原因是 ( )
A. 女性泌尿系统解剖结构更复杂 B. 女性尿道更短且靠近肛门
C. 女性更容易进行医源性操作 D. 女性免疫力更低

18. 急性肾盂肾炎患者的体温通常高于 ( )
A. 37 ℃ B. 38 ℃ C. 39 ℃ D. 40 ℃

19. 治疗急性膀胱炎的常用药物是 (　　)

A. 阿莫西林　B. 氧氟沙星　C. 阿米卡星　D. 头孢曲松

20. 再发尿路感染包括复发和重新感染，复发是指 (　　)

A. 停药 6 周内再次出现相同细菌感染

B. 停药 6 周内出现不同细菌感染

C. 停药 6 周后再次出现相同细菌感染

D. 停药 6 周后出现不同细菌感染

二、多选题

1. 肾病综合征的临床表现包括 (　　)

A. 大量蛋白尿　B. 低蛋白血症　C. 水肿　D. 高脂血症

E. 高血压

2. 糖皮质激素治疗肾病综合征的给药方案包括以下阶段中的 (　　)

A. 起始足量　B. 快速减量　C. 缓慢减量　D. 维持治疗

E. 立即停药

3. 以下药物可用于肾病综合征患者的利尿治疗的有 (　　)

A. 呋塞米　B. 氢氯噻嗪　C. 螺内酯　D. 甘露醇

E. 阿司匹林

4. 肾病综合征患者使用免疫抑制剂的适应证包括 (　　)

A. 激素依赖　B. 激素抵抗　C. 高脂血症　D. 感染加重

E. 水肿严重

5. 肾病综合征患者使用降血脂药物时，以下注意事项正确的是 (　　)

A. 定期检查肝功能

B. 避免他汀类与贝特类药物同时服用

C. 定期检查肌酸激酶

D. 避免使用胆汁酸螯合剂

E. 定期检查肾功能

6. 慢性肾小球肾炎的临床表现包括 (　　)

A. 血尿　B. 蛋白尿　C. 高血压　D. 水肿

E. 肾功能减退

7. 以下属于血管紧张素转换酶抑制剂或血管紧张素Ⅱ受体阻滞剂的药物有 (　　)

A. 卡托普利　B. 氯沙坦　C. 硝苯地平　D. 普萘洛尔

E. 阿司匹林

8. 使用钙通道阻滞剂时的注意事项有 (　　)

A. 可能引起心率加快

B. 可能导致面部潮红

C. 可能引起踝部水肿

D. 可能导致牙龈增生

E. 可能引起低血压

9. 改善血凝状态的药物包括 (　　)

A. 纤维蛋白溶解药尿激酶

B. 抗凝血药肝素

C. 抗血小板药物阿司匹林

D. 利尿药呋塞米

E. 钙通道阻滞剂硝苯地平

10. 关于糖皮质激素的使用，以下说法正确的是 (　　)

A. 长期使用可能导致类肾上腺皮质功能亢进综合征

B. 突然停药可能引起肾上腺皮质功能不全

C. 可用于所有慢性肾小球肾炎患者
D. 停药时需逐渐减量
E. 可与抗血小板药物阿司匹林合用

11. 慢性肾衰竭的临床表现包括 ( )
A. 水、电解质紊乱
B. 酸碱平衡失调
C. 高血糖、高血脂、低蛋白血症
D. 消化系统症状(如恶心、呕吐)
E. 心血管系统症状(如高血压、心力衰竭)

12. 慢性肾衰竭治疗中,以下可用于纠正水、电解质紊乱的药物有 ( )
A. 呋塞米
B. 氢氯噻嗪
C. 螺内酯
D. 碳酸钙
E. 氢氧化铝凝胶

13. 慢性肾衰竭患者使用强心苷类药物时,可能出现的不良反应包括 ( )
A. 心律失常
B. 头痛、头晕、嗜睡
C. 厌食、恶心、呕吐
D. 黄绿视
E. 低血压

14. 慢性肾衰竭患者出现贫血时,以下措施合理的是 ( )
A. 使用促红细胞生成素(EPO)
B. 补充铁剂(如乳酸亚铁)
C. 补充叶酸
D. 直接输注红细胞
E. 使用氨甲苯酸

15. 慢性肾衰竭患者在用药过程中需注意 ( )
A. 禁用有肾毒性的药物
B. 根据肾功能调整药物剂量
C. 避免使用强心苷类药物
D. 注意纠正钙磷失衡
E. 适时开始透析治疗

16. 尿路感染的易感因素包括 ( )
A. 尿路梗阻
B. 医源性操作
C. 机体抵抗力降低
D. 长期卧床
E. 妊娠

17. 尿路感染的临床表现可能包括 ( )
A. 尿频、尿急、尿痛
B. 发热、寒战
C. 腰痛
D. 夜尿增多
E. 无症状

18. 治疗尿路感染时,以下属于常用的抗菌药物的有 ( )
A. 阿莫西林
B. 氧氟沙星
C. 阿米卡星
D. 复方磺胺甲噁唑
E. 呋喃妥因

19. 慢性肾盂肾炎的治疗原则包括 ( )
A. 去除诱发因素
B. 急性发作时的治疗同急性肾盂肾炎
C. 长期使用抗菌药物
D. 提高机体免疫力
E. 预防为主

20. 妊娠期尿路感染的治疗需注意　(　　)
A. 选择毒力较低的抗菌药物
B. 避免使用对胎儿有影响的药物
C. 治疗时间应尽量缩短
D. 避免使用肾毒性较大的药物
E. 长期低剂量治疗反复感染者

三、判断题

1. 肾病综合征患者应严格限制钠盐摄入，以减轻水肿。　(　　)
2. 糖皮质激素是治疗肾病综合征的主要药物，治疗过程中无须监测血糖和血压。　(　　)
3. 肾病综合征患者使用利尿药时，应避免快速利尿，以免诱发低血容量性休克。　(　　)
4. 肾病综合征患者使用免疫抑制剂时，需要定期检查血常规和肝肾功能。　(　　)
5. 肾病综合征患者使用血管紧张素转换酶抑制剂/血管紧张素Ⅱ受体阻滞剂类药物的主要目的是降低血压和减少尿蛋白。　(　　)
6. 慢性肾小球肾炎患者应严格限制蛋白质、盐、脂肪和磷的摄入。　(　　)
7. 卡托普利含有—SH 基团，因此具有自由基清除作用。　(　　)
8. 氯沙坦对肾功能异常引起的高凝状态有良好的治疗效果。　(　　)
9. 硝苯地平可用于治疗高血压合并心绞痛的患者。　(　　)
10. 糖皮质激素和细胞毒药物是慢性肾小球肾炎的首选治疗药物。　(　　)
11. 慢性肾衰竭患者出现高磷血症时，应限制磷摄入并使用磷结合剂。　(　　)
12. 慢性肾衰竭患者出现代谢性酸中毒时，首选透析治疗。　(　　)
13. 慢性肾衰竭患者出现贫血时，应首选输注红细胞进行纠正。　(　　)
14. 慢性肾衰竭患者在使用强心苷类药物时，应注意避免诱发心律失常。　(　　)
15. 慢性肾衰竭患者出现消化道症状时，可使用多潘立酮缓解恶心、呕吐。　(　　)
16. 尿路感染的致病微生物主要是革兰阳性杆菌。　(　　)
17. 尿路感染患者应多饮水、勤排尿，以帮助清除病原体。　(　　)
18. 急性肾盂肾炎患者的体温通常低于 38 ℃。　(　　)
19. 妊娠期尿路感染应避免使用对胎儿有影响的药物，如喹诺酮类和氨基糖苷类。　(　　)
20. 治疗尿路感染时，应根据药敏试验结果选择敏感抗菌药物。　(　　)

第十一章 精神障碍疾病的药物治疗

学习目标

1. 掌握精神分裂症、抑郁症、躁狂症、焦虑症、失眠症的常用治疗药物，治疗药物的应用原则及用药注意事项，并能以患者为中心，提高患者生活质量，个体化选择适合患者的药物。

2. 熟悉精神分裂症、抑郁症、躁狂症、焦虑症、失眠症的临床表现。

3. 了解精神分裂症、抑郁症的流行病学特点。

第一节 精神分裂症

案例讨论

患者，男，33岁，21岁时诊断为慢性偏执型精神分裂症。曾应用氯丙嗪、替沃噻吨、氟哌啶醇、喹硫平治疗，但即使在对每种药物依从性很好时也只有部分疗效。

1. 你认为该患者需要如何调整药品？

2. 调整药品后，该开展哪些用药指导？

精神分裂症近年来在国内的患病人数呈稳定增长趋势。据华经产业研究院发布的《2024—2030年中国抗精神病药物行业发展运行现状及投资战略规划报告》显示，2022年精神分裂症患者人数约为824.9万例，2017—2022年复合年增长率为1.5%；预计到2025年将达到860.4万例，2030年增至918.2万例，复合年增长率降至1.3%，且90%的患者在15～55岁之间首次发病，其中50%集中在20～30岁的青壮年阶段。城市患病率显著高于农村，可能与城市生活压力、社会支持差异等因素相关。精神分裂症患病率受遗传因素和心理社会因素的影响较大。

疾病概述

精神分裂症是一组病因未明的精神疾病，具有感知、思维、情感和行为等方面的障碍，以精神活动和环境不协调为特征。患者通常意识清晰，智能尚好，部分患者可出现认知功能损害。多起病于青壮年，常缓慢起病，病程迁延，有慢性化倾向，但部分患者经合理治疗能痊愈或基本痊愈。精神分裂症的临床特征分型见表11-1。

表11-1 精神分裂症的临床特征分型

临床特征分型	发病年龄	病程进展	主要临床表现	预后
偏执型	青壮年、中年	缓慢	稳定的妄想、幻听	好

续表

临床特征分型	发病年龄	病程进展	主要临床表现	预后
青春型	青春期	快速	精神活动紊乱、思维破裂、行为不可预测	易恶化
紧张性	各年龄段	急性发作	以精神运动紊乱为主，外观呆板，可交替出现紧张性木僵与紧张性兴奋，或被动性顺从与违拗	较好
单纯性	各年龄段	较隐蔽 病程≥2 年	思维贫乏、情感淡漠、意志缺乏、社会性退缩	较差
未定型	各年龄段	不确定性	以上各型混合症状	不确定

精神分裂症也可按阳性症状和阴性症状进行分型，分为Ⅰ型（以阳性症状为主）和Ⅱ型（以阴性症状为主）。阳性症状指精神功能异常亢进，包括幻觉、妄想、明显的思维障碍、反复的行为紊乱和失控；阴性症状指精神功能减退或缺失，包括情感平淡、言语贫乏、意志缺乏、无快感体验、注意障碍。

目前认为，精神分裂症的发病机制与中脑-边缘系统和中脑-皮质系统多巴胺（DA）能神经功能亢进有关。这两种通路主要调控精神活动，前者主要调控情绪反应，后者则主要调控认知、思想、感觉、理解、推理能力。

常用治疗药物

抗精神分裂症药主要用于治疗精神分裂症，但由于对其他精神病的躁狂症状也有效，故称为抗精神病药。这类药物通常的治疗剂量并不影响患者的智力和意识，却能有效地控制患者的精神运动兴奋、幻觉妄想、敌对情绪、思维障碍和行为紊乱等精神症状。抗精神病药分为第一代和第二代抗精神病药，新二代抗精神病药还可以改善情感平淡、言语贫乏、意志缺乏和社交恐惧等精神分裂症的阴性症状。

一、第一代抗精神病药

氯丙嗪

【药理作用】与阻断中脑边缘系统及中脑皮层通路的多巴胺 2 型（DA_2）受体有关。对多巴胺 1 型（DA_1）受体、5-羟色胺（5-HT）受体、M 型乙酰胆碱（ACh）受体、α 肾上腺素受体均有阻断作用，作用广泛。小剂量时可抑制延脑催吐化学感受区的 DA 受体，大剂量时直接抑制呕吐中枢，产生强大的镇吐作用。抑制体温调节中枢，使正常和发热体温均可降低，体温可随外环境变化而改变。阻断外周 α 肾上腺素受体作用，使血管扩张，引起血压下降。对内分泌系统也有一定影响。

【适应证】伴有兴奋躁动、幻觉妄想、思维障碍及行为紊乱等阳性症状的精神分裂症、躁狂症或其他精神性障碍的患者；顽固性呃逆的患者。

【给药方案】口服。用于精神分裂症或躁狂症，从小剂量开始，25～50 mg/次，2～3 次/d，每隔 2～3 天逐渐递增 25～50 mg/次，治疗剂量 400～600 mg/d。用于其他精神病，剂量应偏小。体弱者剂量应偏小，且缓慢加量。用于止呕，12.5～25 mg/次，2～3 次/d。

【不良反应及注意事项】锥体外系不良反应（如肌张力障碍、静坐不能）；抗胆碱能反应（口干、便秘、尿潴留）；心血管反应（直立性低血压、心动过速）；内分泌影响，可能升高泌乳素，导致月经紊乱、乳房胀痛。心脑血管疾病患者慎用；出现迟发性运动障碍的患者停用；出现血压过低时，急救药品为去甲肾上腺素；定期检查肝肾功能和白细胞计数；用药期间不宜驾驶车辆、操作机械或高空作业。

奋乃静

【药理作用】与氯丙嗪相似，抗精神分裂症的作用与阻断中脑边缘系统及中脑皮层通路的 DA_2 受体有关。镇吐作用较强，镇静作用较弱。经胆汁排泄，部分在肠道中被重吸收。可通过脐血进入胎儿，可从母乳中排出。

【适应证】适用于器质性精神病、老年性精神障碍及儿童攻击性行为障碍。对幻觉妄想、思维障碍、淡漠木僵及焦虑激动等症状有较好的疗效；可用于顽固性呃逆。

【给药方案】口服。从小剂量开始，2～4 mg/次，2～3 次/d。以后每隔 1～2 天增加 6 mg，逐渐增至常用治疗剂量 20～60 mg/d。维持剂量 10～20 mg/d。用于止呕，2～4 mg/次，2～3 次/d。

【不良反应及注意事项】与氯丙嗪相似，但其锥体外系不良反应甚至强于氯丙嗪。

氟哌啶醇

【药理作用】阻断脑内 DA_2 受体，并与促进脑内 DA_2 的转化有关，有很好的抗幻觉妄想和抗兴奋躁动作用，阻断锥体外系 DA_2 的作用较强，镇吐作用亦较强，但镇静、阻断 α 肾上腺素受体及胆碱受体作用较弱。

【适应证】急、慢性各型精神分裂症（阳性症状为主），躁狂症、抽动秽语综合征的患者。

【给药方案】口服。从小剂量开始，起始剂量 2～4 mg/次，2～3 次/d。逐渐增加至常用剂量 10～40 mg/d，维持剂量 4～20 mg/d。治疗抽动秽语综合征的用量为 1～2 mg/次，2～3 次/d。

【不良反应及注意事项】锥体外系不良反应严重，以急性肌张力障碍和静坐不能多见。定期检查心电图。其他同氯丙嗪。

舒必利

【药理作用】选择性阻断中脑边缘系统的 DA_2 受体，对其他递质受体影响较小，抗胆碱作用较轻，无明显镇静和抗兴奋躁动作用；还具有强止吐和抑制胃液分泌作用。

【适应证】用于精神分裂症。对抑郁症状有一定疗效。

【给药方案】口服。开始剂量 100 mg/次，2～3 次/d，逐渐增加至治疗剂量 600～1 200 mg/d，维持剂量 200～600 mg/d。用于止呕，100～200 mg/次，2～3 次/d。

【不良反应及注意事项】锥体外系不良反应很少。嗜铬细胞瘤、高血压、严重心血管疾病和严重肝病患者禁用。

五氟利多

【药理作用】阻断脑内 DA 受体、α 肾上腺素受体。抗精神病作用强而持久，属于长效抗精神病药，口服一次可维持数天至一周，亦有镇吐作用，但镇静作用较弱，对心血管功能影响较轻。

【适应证】急、慢性各型精神分裂症，尤其便于长期服药维持治疗，防止复发。

【给药方案】口服。通常治疗剂量为一周 30～60 mg/次，待症状消失，用原剂量继续巩固 3 个月，维持剂量一周 10～20 mg/次。

【不良反应及注意事项】锥体外系不良反应严重，以急性肌张力障碍和静坐不能多见。定期检查心电图。其他同氯丙嗪。

二、第二代抗精神病药

利培酮

【药理作用】阻断 DA_2 受体和 $5-HT_2$ 受体，对阳性症状和阴性症状均有效。有效剂量小，起效快，锥体外系不良反应轻，治疗依从性较高。

【适应证】首发急性患者和慢性精神分裂症、双相情感障碍、孤独症易激惹患者。

【给药方案】口服。成人起始剂量为 1 mg/次，2 次/d，第二天增加到 2 mg/次，2 次/d；如能耐受，第三天可增加至 3 mg/次，2 次/d。青少年(13～17 岁)起始剂量为 0.5 mg/d，在早晨或晚上单次给药；如能耐受，在间隔 24 小时或更长时间后，可按照每日增加 0.5 mg 或 1 mg 的方式递增剂量，推荐的治疗剂量为 3 mg/d。肾病及肝病患者起始剂量及维持剂量均应减半。

【不良反应及注意事项】直立性低血压。用药期间不宜驾驶车辆、操作机械或高空作业。

氯氮平

【药理作用】阻断脑内 $5-HT_2$ 受体和 DA_1 受体。抗胆碱能作用、拮抗组胺 H_1 受体、抗 α_1 肾上腺素受体。极少见锥体外系不良反应，一般不引起血液中泌乳素增高。能直接抑制脑干网状结构上行激活系统，具有强大镇静催眠作用。

【适应证】难治性精神分裂症患者。

【给药方案】口服。从小剂量开始，首次剂量为 25 mg/次，2～3 次/d，缓慢增加至常用治疗剂量 0.2～0.4 g/d，最高剂量可达 0.6 g/d。维持剂量为 0.1～0.2 g/d。

【不良反应及注意事项】粒细胞缺乏症。严重心、肝、肾疾病及谵妄、骨髓抑制、低血压、青光眼、癫痫患者禁用；定期检查肝功能、血常规。

【药物相互作用】禁与其他能引起粒细胞缺乏症或有骨髓抑制作用的药物合用。

奥氮平

【药理作用】阻断 DA_2 受体和 $5-HT_2$ 受体，抗胆碱能作用、拮抗组胺 H_1 受体、抗 α_1 肾上腺素受体。

【适应证】精神分裂症、双相情感障碍、中重度躁狂发作的患者。

【给药方案】口服。10 mg/次，1 次/d。

【不良反应及注意事项】肝功能异常、中性粒细胞减少。定期检查肝功能和血常规。

治疗药物应用原则

（1）个体化给药。选用治疗药物时，应考虑到药物的作用特点和不良反应，精神分裂症的临床特点、临床类型、病程、病期（急性或慢性阶段），以及患者的躯体状况、年龄、经济情况等。

（2）对疗效不满意或不良反应不能耐受者需要更换药物。① 骤停原药换药法：适用于出现严重不良反应时，建议住院换药，但氯氮平不宜骤停，因可能出现疗效空当导致复发或撤药综合征；②骤停原药加新药：适用于有较严重锥体外系不良反应患者，两药重叠时间短，氯氮平不宜骤减；③缓减原药、缓加新药：可减少撤药反应及避免症状复燃，但可能增加两药合用引发的不良反应。

用药注意事项

（1）低剂量起始，逐渐增加剂量，避免骤停。

（2）服药期间应定期监测体重、血糖、血脂（第二代药物易致代谢综合征）；氯氮平需每周至每月监测粒细胞计数（预防粒细胞缺乏症）；使用氟哌啶醇期间复查心电图。

（3）关注锥体外系不良反应进展，及时更换药品或停药。

（4）警惕直立性低血压。

岗位对接

患者，女，32 岁。2 年来，患者表现出行为紊乱、胡言乱语，情绪极不稳定，经常打骂家人，还不时与外人发生口头或肢体冲突。家人带其到医院检查，患者认为自己没有生病，不予配合，情绪异常激动，并有冲动行为，大喊大叫，诊断为精神分裂症。

结合本节所学内容，你会建议患者口服何种抗精神病药？简述其主要不良反应及注意事项。

第二节 抑郁症

案例讨论

患者，女，45 岁，家庭主妇。在近 3 个月内表现出明显的情绪低落、兴趣丧失和精力减退。她常常茶饭不思，夜间难以入睡，白天则感到极度疲劳。她对日常家务失去兴趣，甚至无法照顾自己年幼的小儿子。在与家人交流时，她经常表现出自责和绝望的情绪，多次提到“活着没意思”。

1. 你认为该患者是否需要进行治疗？

2. 如果认为需要治疗，心理辅导和家庭生活中需要注意些什么？如果患者提出需要用药物进行治疗，你推荐哪类抗抑郁药？

当前，抑郁症患者人数呈现出逐年上升的趋势，该症悄无声息地侵蚀着个人的心理健康，并与心脏病、糖尿病等多种慢性病纠缠交织在一起。《中国疾病预防控制中心周报》于2024年发布我国抑郁症患病人数高达9 500万余人，女性抑郁症患者占比为68%，远高于男性，但男性重度患者死亡率更高，抑郁症已成为影响中国人群健康的重要公共卫生问题。18岁以下的青少年患病率明显增高。城市居民、年轻人、受教育程度较高的人群是抑郁症的高危人群。情绪压力和家庭亲子关系是引发抑郁症的主要原因，分别占86%和68%。此外，亲密关系和职业发展也是重要因素。

疾病概述

抑郁症又称抑郁障碍，以显著而持久的心境低落为主要临床特征。每次发作持续2周以上，长者甚至数年。多数病例有反复发作的倾向，每次发作大多可以缓解，部分可有残留症状或转为慢性。抑郁症既是生理性也是心理性疾病，药物治疗和心理治疗相结合的综合治疗会使效果更好。心理治疗一般建议用于轻至中度的患者，且在治疗过程中应密切观察，防止患者自杀。

抑郁症的发病主要与大脑中某些神经递质的减少有关。其也受遗传因素、社会与环境因素、躯体疾病、人格因素及药物继发作用因素影响。抑郁发作以心境低落为主，与其处境不相称有关，可以从闷闷不乐到悲痛欲绝，甚至发生木僵。严重者可出现幻觉、妄想等精神病性症状。

常用治疗药物

抗抑郁药的发展迅速，品种日益增多。按作用机制来划分，包括选择性5－HT及去甲肾上腺素(NE)再摄取抑制剂、单胺氧化酶抑制剂、选择性5－HT再摄取抑制剂、NE能及特异性5－HT能抗抑郁药、选择性NE再摄取抑制剂、5－HT平衡抗抑郁药、NE及DA再摄取抑制剂等。

一、选择性5－HT及NE再摄取抑制剂

丙咪嗪

【药理作用】阻断中枢神经系统对5－HT和NE这两种神经递质的再摄取，从而使突触间隙中这两种神经递质浓度增高，发挥抗抑郁作用。本品还有抗胆碱、抗α_1肾上腺素受体及抗H_1组胺受体作用，但对DA受体影响甚小。

【适应证】用于各种抑郁症。

【给药方案】口服。开始25～50 mg/次，2次/d，早上与中午服用。以后逐渐增加至总量100～250 mg/d。

【不良反应及注意事项】阿托品样副作用（口干、视物模糊等）、直立性低血压、心肌损伤、中枢抑制、粒细胞减少、黄疸等。用药期间应定期检查血常规、肝肾功能、心电图。患者有转向躁狂倾向时应立即停药。用药期间不宜驾驶车辆、操作机械或高空作业。

【药物相互作用】不得与单胺氧化酶抑制剂合用，否则可出现严重不良反应，如高血压危象、高热惊厥等，应在停用单胺氧化酶抑制剂后14天才能使用本品。

二、单胺氧化酶抑制剂

吗氯贝胺

【药理作用】可逆性地抑制单胺氧化酶 A(MAO－A),从而影响脑内单胺类神经递质传导系统,使 DA、NE 和 5－HT 代谢减少,增加细胞内上述神经递质的浓度,从而产生抗抑郁作用。起效快(4～7 天)。

【适应证】用于各种抑郁症。

【给药方案】口服。0.3～0.45 g/d,分 2～3 次饭后口服,如果有必要,第二周可加至最大剂量 0.6 g/d。

【不良反应及注意事项】阿托品样副作用(口干、视物模糊等)、直立性低血压、心肌损伤等。忌服含高酪胺饭食(如奶酪、酵母提取物、发酵的大豆类制品)。用药期间不宜驾驶车辆、操作机械或高空作业。

【药物相互作用】已服 5－HT 再摄取抑制剂者,如需服用本药,需停服上述药物 2～4 周后才能应用。

三、选择性 5－HT 再摄取抑制剂

氟西汀

【药理作用】抑制中枢神经元 5－HT 再摄取。口服吸收良好,不受进食影响,生物利用度近 100%,易透过血脑屏障。

【适应证】各种抑郁性精神障碍。包括轻度或重度抑郁症、双相情感性精神障碍的抑郁相、心因性抑郁及抑郁性神经症。

【给药方案】口服。每天早上口服,一次 20 mg,必要时可加至每天 40 mg。

【不良反应及注意事项】偶有恶心、呕吐、头痛、头晕、乏力、失眠、厌食、体重下降、震颤、惊厥等。肝肾功能较差或老年患者应适当减少剂量。妊娠期或哺乳期妇女慎用。儿童应用时,如出现皮疹或发热,应立即停药,并对症处理。

【药物相互作用】不宜与单胺氧化酶抑制剂并用,以防发生"5－HT"综合征;必要时,应停用本药 5 周后才可换用单胺氧化酶抑制剂。

四、NE 能及特异性 5－HT 能抗抑郁药

文拉法辛

【药理作用】抑制突触前膜对 5－HT 和 NE 的再摄取,对 DA 的再摄取也有轻度的抑制作用。疗效与丙米嗪相当或更优,起效时间较快,对难治性抑郁也有较好的治疗作用,不良反应较少。

【适应证】各种类型抑郁症,尤其适用于伴焦虑抑郁症患者。

【给药方案】口服。75 mg/d,分 2～3 次进餐时服用。根据病情和耐受性可以逐渐增加剂量到 150 mg/d,一般情况最高剂量为 225 mg/d,分 3 次口服;日增加剂量为 75 mg 时,应至少间隔 4 天;住院的严重抑郁症患者,平均有效剂量为 350 mg/d,某些重症患者可增加至

375 mg/d，分 3 次口服。

【不良反应及注意事项】停药反跳、焦虑和失眠、体重减轻、诱发癫痫、胆固醇增高、心肌损伤等。肝肾功能不全、老年患者需个体化给药。定期检查血清胆固醇、心电图。逐渐减量停药。

五、选择性 NE 再摄取抑制剂

马普替林

【药理作用】选择性抑制外周和中枢神经 NE 再摄取，而对 5－HT 再摄取无影响。由于 NE 再摄取减少，突触间隙中 NE 浓度增高，使突触前膜 α_2 受体下调，后膜 α_1 受体作用加强，产生抗抑郁作用。本品兼有抗焦虑作用，镇静、抗胆碱、降低血压作用较轻。

【适应证】各种类型抑郁症。

【给药方案】口服。开始 25 mg/次，2～3 次/d，根据病情需要隔日增加 25～50 mg。维持剂量 50～150 mg/d，分 1～2 次口服。

【不良反应及注意事项】不良反应与丙咪嗪相似，但少而轻，以阿托品样副作用最常见。有癫痫、青光眼、尿潴留、近期心肌梗死发作史者禁用。使用期间应监测心电图。对有自杀倾向的患者应密切监护。患者有转向躁狂倾向时应立即停药。用药期间不宜驾驶车辆、操作机械或高空作业。

【药物相互作用】本品不得与单胺氧化酶抑制剂合用，应在停用单胺氧化酶抑制剂后 14 天才能使用本品。

六、5－HT 平衡抗抑郁药

曲唑酮

【药理作用】选择性抑制 5－HT 的重吸收，并可有微弱的阻止 NE 重吸收的作用，但对 DA、组胺和乙酰胆碱无作用，亦不抑制脑内单胺氧化酶的活性。曲唑酮同时对 5－HT 的前体 5－羟色胺酸所诱发的行为改变有加强作用。具有中枢镇静作用和轻微的肌肉松弛作用，但无抗痉挛和中枢兴奋作用。能引起血压下降，作用与剂量有关。食物可能会增加药量的吸收，降低最高血药浓度的同时延长达到最高浓度的时间。易透过血脑屏障，但极少量通过胎盘屏障。

【适应证】各种类型抑郁症。伴有抑郁症状的焦虑症以及药物依赖者戒断后的情绪障碍。

【给药方案】口服。初始剂量 50～300 mg/d，分次服用。

【不良反应及注意事项】白细胞总数和中性粒细胞计数减低。餐后服用。用药期间不宜驾驶车辆、操作机械或高空作业。癫痫患者、肝肾功能不良者慎用。定期检查血常规。

七、NE 及 DA 再摄取抑制剂

安非他酮

【药理作用】本身对 NE 和 DA 的再摄取抑制作用很弱，但它的活性代谢物是 NE 和 DA

的再摄取抑制剂，且在脑内的浓度很高。

【适应证】其他抗抑郁药疗效不明显或不耐受的抑郁症患者。

【给药方案】口服。从小剂量开始，起始剂量为 75 mg/次，2 次/d（早、晚各一次）；服用至少 3 天后，根据临床疗效和耐受情况，可逐渐增大剂量到 75 mg/次，3 次/d（早、中、晚各一次）；之后可酌情继续逐渐增加至 300 mg/d 的常用剂量，3 次/d（早 150 mg，中、晚各 75 mg）。

【不良反应及注意事项】诱发癫痫、易怒、失眠、肝损伤、自杀。定期检查肝功能，用药期间防止患者自杀。

【药物相互作用】本品不得与单胺氧化酶抑制剂合用，应在停用单胺氧化酶抑制剂后 14 天，才能使用本品。

治疗药物应用原则

（1）规律性用药。早期发现、早期诊断、早期治疗；一般采用单一药物治疗，足剂量、足疗程、全程督导治疗，个体化治疗。

（2）辅助性心理治疗。心理治疗一般建议用于轻至中度的患者，且在治疗过程中应密切观察，防止患者自杀。以下几种情况比较适用心理治疗：①患者自愿首选心理治疗或坚决排斥药物治疗；②有明显的抗抑郁药使用禁忌；③发病有明显的心理社会原因。

用药注意事项

（1）诊断要确切。

（2）全面考虑患者的症状特点、年龄、躯体状况、药物的耐受性、有无并发症等方面后进行个体化合理用药。

（3）剂量逐步递增，尽可能采用最小有效剂量，使不良反应降至最低，以提高服药的依从性。小剂量疗效不佳时，根据不良反应和耐受情况，增至足量（药物有效剂量的上限）和使用足够长的疗程（>4 周）。

（4）一般不主张联用两种以上的抗抑郁药。

岗位对接

患者，女，35 岁，已婚，有一名幼儿，长期承受工作压力和家庭责任，近期出现持续的情绪低落、兴趣丧失、精力减退、睡眠障碍以及自责自罪等抑郁症症状。在精神卫生中心，经过详细的精神检查和心理评估，患者被确诊为中度至重度抑郁症，伴有焦虑症状。既往无精神药物使用史。

结合本节所学内容，你会建议患者口服何种抗抑郁药物？简述其主要不良反应及注意事项。

第三节　躁　狂　症

案例讨论

患者，男，35 岁，公司职员，近期出现明显的情绪波动和行为异常，主要表现为情绪高涨、言语增多、活动增多，且伴有易激惹、冲动行为等症状。这些症状已持续数周，对患者的工作和生活造成了严重影响。

1. 你认为该患者的情况是否需要管理？

2. 如果认为需要管理，生活上需要注意些什么？如果患者提出需要用药物进行治疗，你推荐哪类药物？

躁狂症的患病率为 0.05%～0.08%，男女发病率相近，常见于青壮年(15～30 岁)，青春期后发病率显著上升，可能与激素变化及社会压力相关。双相Ⅰ型障碍患者的一级亲属中，躁狂症发病率显著高于普通人群，血缘关系越近，风险越高。

疾病概述

躁狂症以情感高涨或易激惹为主要临床表现，伴随精力旺盛、言语增多、活动增多，严重时伴有幻觉、妄想等精神病性症状。躁狂发作时间需持续 1 周以上，一般呈发作性病程，每次发作后进入精神状态正常的间歇缓解期，大多数患者有反复发作的倾向。

躁狂症的主要病因包括遗传因素、体质因素、精神因素和中枢神经介质的功能及代谢异常。中枢神经介质的功能及代谢异常主要表现为：①中枢 NE 能系统功能异常。躁狂症患者 NE 受体部位的递质相应增多，造成 NE 能系统功能处于亢进状态。②中枢 5 - HT 能系统功能异常。中枢 5 - HT 具有保持情绪稳定的功能，躁狂或抑郁时中枢 5 - HT 的功能都较低下，患者脑脊液中 5 - HT 及其代谢物 5 -羟吲哚乙酸(5 - HIAA)的水平比正常低。③多种胺代谢障碍假说。有一些专家认为，躁狂的发生是由于中枢 5 - HT 不足的同时伴有中枢 NE 过多，抑郁则由于中枢 5 - HT 不足同时伴有 NE 低下，如此构成多种胺代谢障碍假说。④神经内分泌功能紊乱。正常人血浆皮质醇的昼夜周期波动有一定的规律。躁狂症患者神经内分泌功能紊乱，表现为下丘脑-垂体-肾上腺皮质轴的功能失调。躁狂型的患者血中皮质醇的水平比正常人高，同时其血浆中皮质醇昼夜周期波动规律发生紊乱。对这方面的工作尚属初试阶段，其临床意义尚需进一步评定。⑤电解质代谢异常。在躁狂发作期，可见从细胞内排钠的能力受损害；抑郁期间则自血液向脑脊液中转送钠的能力下降。当疾病好转时，上述异常渐渐消失。

常用治疗药物

心境稳定剂(或称为情绪稳定剂)，又称抗躁狂药物，是治疗躁狂以及预防双相情感障碍的躁狂或抑郁发作，且不会诱发躁狂或抑郁发作，不会引起躁狂与抑郁互相转相或导致频繁快速循环发作的一类药物，包括碳酸锂及抗癫痫药丙戊酸钠、卡马西平等。同时，第二代抗精神病药奥氮平、利培酮等(见本章第一节)也具有一定的心境稳定剂作用，可以用于躁狂或双相障碍的急性期治疗和维持期治疗。

一、常规心境稳定剂

碳酸锂

【药理作用】本品以锂离子形式发挥作用，其抗躁狂发作的机制是能抑制神经末梢 Ca^{2+} 依赖性的 NE 和 DA 释放，促进神经细胞对突触间隙中 NE 的再摄取，增加其转化和灭活，从而使 NE 浓度降低；还可促进 5-HT 合成和释放，从而有助于情绪稳定。

【适应证】躁狂症。

【给药方案】口服，600～2 000 mg/d，分 2～3 次服用，宜在饭后服。

【不良反应及注意事项】恶心呕吐；甲状腺功能低下或甲状腺肿；急性中毒，表现为中枢系统神经功能紊乱。治疗初期应每 1～2 周测量血锂一次，维持治疗期可每月测定一次。服本品期间不可低盐饮食。长期服药者应定期检查肾功能和甲状腺功能。

丙戊酸钠

【药理作用】增加 GABA 的合成和减少 GABA 的降解，从而升高抑制性神经递质 GABA 的浓度，降低神经元的兴奋性而抑制发作。能通过胎盘，能分泌入乳汁。

【适应证】主要用于单纯或复杂失神发作、肌阵挛发作，以及大发作的单药或合并用药治疗，有时对复杂部分性发作也有一定疗效。

【给药方案】口服，600～1 200 mg/d，分 2～3 次服用，空腹服用。

【不良反应及注意事项】恶心呕吐、食欲缺乏；中枢抑制；肝损伤；致畸。用药期间监测肝功能。

卡马西平

【药理作用】卡马西平可抗惊厥、抗癫痫、抗神经性疼痛、抗躁狂-抑郁症、改善某些精神疾病的症状、抗中枢性尿崩症，产生这些作用的机制可能分别为：使用依赖性地阻滞各种可兴奋细胞膜的 Na^{+} 通道，故能明显抑制异常高频放电的发生和扩散；抑制 T 型钙通道；增强中枢的 NE 能神经的活性；促进抗利尿激素（ADH）的分泌或提高效应器对 ADH 的敏感性。

【适应证】预防或治疗躁狂-抑郁症；对碳酸锂、抗精神病药或抗抑郁药无效或不能耐受的躁狂-抑郁症，可单用或与碳酸锂和其他抗抑郁药合用。

【给药方案】口服，600～1 200 mg/d，分 2～3 次服用，饭后服用。

【不良反应及注意事项】眩晕、恶心、呕吐等，皮疹和心血管反应。用药期间注意进行以下检查：全血细胞检查（包括血小板、网织红细胞及血清铁，应经常复查达 2～3 年），尿常规，肝功能，眼科检查；卡马西平血药浓度测定。

【药物相互作用】与红霉素、丙戊酸钠、西咪替丁、异烟肼等合用，代谢减慢，毒性增加；与对乙酰氨基酚合用，肝毒性增加，且使对乙酰氨基酚疗效降低。

二、候选心境稳定剂

拉莫三嗪

【药理作用】拉莫三嗪是一种苯三嗪类抗癫痫药，与其他现有抗癫痫药结构不同。为N-甲基-D-天冬氨酸(NMDA)受体拮抗剂，可抑制谷氨酸与天门冬氨酸的释放。

【适应证】与其他心境稳定剂合用治疗双相快速循环型及双相抑郁发作，也可作为难治性抑郁症的增效剂。

【给药方案】口服，50～500 mg/d，分次口服。

【不良反应及注意事项】皮疹、共济失调、抑郁、复视、困倦、无力、呕吐及眼球震颤。用药期间不宜驾驶车辆、操作机械或高空作业。

托吡酯

【药理作用】托吡酯是一种氨基磺酸酯取代的单糖。托吡酯可阻断因神经元持续去极化诱发的重复发放的动作电位，可以状态依赖性地阻断钠通道。托吡酯可以增加GABA激活GABA-A型受体的频率，增加GABA诱发的氯离子向神经元的内流，增强这种抑制性中枢神经递质的作用。

【适应证】与其他心境稳定剂合用治疗双相障碍。

【给药方案】口服，25～400 mg/d，分2～3次服用。

【不良反应及注意事项】食欲减退、认知损害、乏力、嗜睡等。用药期间不宜驾驶车辆、操作机械或高空作业。

加巴喷丁

【药理作用】加巴喷丁发挥镇痛和抗癫痫作用的确切机制尚不清楚。加巴喷丁在结构上与神经递质GABA有关，但对GABA结合、摄取或降解无影响。

【适应证】与其他心境稳定剂合用治疗双相躁狂发作。

【给药方案】口服，800～2 400 mg/d，分3次服用。

【不良反应及注意事项】不良反应主要有嗜睡、眩晕、共济失调。用药期间不宜驾驶车辆、操作机械或高空作业。

治疗药物应用原则

(1) 综合治疗原则：包括药物治疗、躯体治疗、物理治疗、心理治疗和危机干预等措施综合运用。减少发作频率，减轻发作程度，改善发作间期的心理功能。

(2) 长期治疗原则：一般急性期治疗6～8周，巩固期治疗2～3个月，维持期治疗2～3年或更长。患者和家属应共同参与治疗。

用药注意事项

(1) 药物治疗之前或用药初期应进行全面的体格检查，并检查血液和尿液、肝肾功能和甲状腺功能等。

(2) 碳酸锂的治疗量和中毒量接近，应告知患者定期进行血清锂浓度监测。

(3) 药物治疗后病情缓解者，应继续原方案治疗 2～3 个月，以防复燃，然后给予维持治疗。

岗位对接

患者，男，28 岁，程序员。1 周前无诱因出现情绪异常高涨，自述“灵感爆发，要改变世界”；每日睡眠 2～3 小时仍精力充沛，频繁联系朋友推销“商业计划”；冲动消费 10 万元购买电子产品，与家人争吵后砸毁家具；无幻觉、妄想，否认自杀意念。2 年前曾因“抑郁发作”就诊，服用舍曲林 3 个月后自行停药；无躯体疾病史，无药物过敏史。父亲有“双相情感障碍”病史。血压 130/85 mmHg，心率 100 次/min；余无特殊。血常规、肝肾功能、甲状腺功能正常；尿毒物筛查阴性。意识清楚，衣着夸张，语速快、内容跳跃；情绪高涨，易激惹，自我评价过高；自知力缺乏。初步诊断：双相情感障碍，目前为不伴精神病性症状的躁狂发作(ICD－11)。

结合本节所学内容，你会建议患者口服何种抗躁狂症药物？简述其主要不良反应及注意事项。

第四节 焦虑症

案例讨论

患者，女，35 岁，公司职员。近半年来持续感到紧张不安、担心害怕，伴有失眠、心悸、胸闷、出汗等症状，严重影响日常工作和生活。患者无重大躯体疾病史，无精神病史，家族成员无精神病史。

1. 你认为该患者的情况是否需要管理？

2. 如果认为需要管理，心理辅导和家庭生活中需要注意些什么？如果患者提出需要用药物进行治疗，你推荐哪类抗焦虑药物？

全球疾病负担、伤害与风险因素研究报告显示，至 2021 年，中国焦虑症人数达到 5 310 万。女性焦虑症患病率比男性高。焦虑症的发病主要集中在青少年和早成年期，个体在这个阶段面临着多种压力，容易导致焦虑情绪的产生和发展。焦虑症的发病受到多种因素的影响，包括遗传因素、个性特点、认知过程、不良生活事件等，现代社会的快节奏生活和高压环境也是导致焦虑症发病率上升的重要原因之一。

疾病概述

焦虑症是一种以焦虑情绪为主的常见神经症。焦虑症的发生、发展是生物-心理-社会因素综合作用的结果。焦虑症与遗传因素明显有关。焦虑症患者的一级亲属中焦虑症的患病率很高，且女性亲属的焦虑症患病风险更高。

在焦虑症发病机制的研究中，各种神经递质(GABA、5－HT、NE 和 DA 等)的功能和代谢异常已日益成为研究的焦点。目前临床研究认为，抗焦虑药物及 5－HT 再摄取抑制剂是治疗焦虑症最有效的药物，脑内 GABA 和 5－HT 递质系统的功能异常可能在焦虑症的发病机制中起关键作用。焦虑症的临床症状可分为精神性焦虑和躯体性焦虑两大核心症状群。精神性焦虑指患者主观体验到的紧张、焦虑情绪，如不明原因的心神不定、烦躁不安、担心和害怕等不同程度的焦虑情绪表现；躯体性焦虑是以躯体症状或躯体语言为表现的焦虑，以自主神经系统功能亢进的症状为主，有些患者表现为无客观依据的主观性不适。

常用治疗药物

焦虑症治疗主要有药物治疗和心理治疗，以药物治疗为主。治疗药物主要包括抗焦虑药物和抗抑郁药物（见本章第二节）。心理治疗主要是认知行为治疗。临床上药物治疗与心理治疗联合应用的效果更好。

一旦确诊后，可以根据患者的年龄、既往的治疗反应、自杀自伤风险、耐受性、患者对治疗药物的偏好、就诊环境、药物的可获得性、药物治疗费用等因素选择适当的治疗药物，及早开始心理治疗和药物治疗。

一、苯二氮䓬类药

地西泮

【药理作用】中枢神经系统抑制药，可引起中枢神经系统不同部位的抑制。随着用量的加大，临床表现可自轻度的镇静到催眠甚至昏迷，属于长效类的苯二氮䓬类药物，作用时间长。可促进主要的抑制性神经递质 GABA 与 GABA 受体的结合，从而增强受体介导的离子流。地西泮及其代谢物脂溶性高，容易穿透血脑屏障；可通过胎盘，可分泌入乳汁。有肠肝循环，长期用药有蓄积作用。代谢产物可滞留在血液中数天甚至数周，停药后消除较慢。

【适应证】主要用于抗焦虑、镇静催眠，还可用于抗癫痫和抗惊厥。

【给药方案】口服。抗焦虑：2.5～10 mg/次，2～4 次/d；镇静：2.5～5 mg/次，3 次/d；催眠：5～12.5 mg，睡前服。

【不良反应及注意事项】中枢抑制（嗜睡、头晕乏力、记忆力下降）、耐受性和成瘾性、急性中毒。应从小剂量用起，避免长期大量使用而成瘾，如长期使用应逐渐减量，不宜骤停。重症肌无力者禁用。

【药物相互作用】与乙醇合用容易中毒，可加重中枢神经系统抑制作用。与钙离子通道阻滞剂合用，可使血压严重下降；与普萘洛尔合用，可使癫痫发作类型和频率改变。

艾司唑仑

【药理作用】抗焦虑、镇静催眠作用：作用于苯二氮䓬受体，加强中枢神经内 GABA 受体作用，影响边缘系统功能而抗焦虑；可明显缩短或取消非快速眼动睡眠第四期，阻滞对网状结构的激活，有镇静催眠作用，属于中效类的苯二氮䓬类药物，作用时间较长。抗惊厥作用：能抑制中枢内癫痫病灶异常放电的扩散但不能阻止其异常放电。骨骼肌松弛作用：小剂量可抑制或减少网状结构对脊髓运动神经元的易化作用，较大剂量可促进脊髓中的突触前抑制，抑制多突触反射。遗忘作用：在治疗剂量时可能干扰记忆通路的建立，一过性影响近事记忆。可通过胎盘，可分泌入乳汁。

【适应证】主要用于抗焦虑、失眠。也用于消除紧张、恐惧及抗癫痫和抗惊厥。

【给药方案】口服。镇静：1～2 mg/次，3 次/d；催眠：1～2 mg，睡前服；抗癫痫、抗惊厥：2～4 mg/次，3 次/d。

【不良反应及注意事项】中枢抑制（嗜睡、头晕乏力、记忆力下降）、耐受性和成瘾性、急性中毒。应从小剂量用起，避免长期大量使用而成瘾，如长期使用应逐渐减量，不宜骤停。重症肌无力者禁用。

【药物相互作用】与乙醇合用容易中毒，可加重中枢神经系统抑制作用。

二、非苯二氮䓬类药

丁螺环酮

【药理作用】激动脑内 5 - HT_1 受体，降低焦虑症过高的活动，产生抗焦虑作用。无镇静、肌松弛和抗惊厥作用。抗焦虑作用起效慢。

【适应证】各种焦虑症。

【给药方案】口服。开始 5 mg/次，2～3 次/d。第二周可加至 10 mg/次，2～3 次/d。常用治疗剂量 20～40 mg/d。

【不良反应及注意事项】肝硬化时，由于首过效应降低，可使血药浓度增加，药物清除率明显降低，肾功能障碍时清除率轻度减低。肝肾功能不全者、肺功能不全者慎用。用药期间应定期检查肝功能与白细胞计数。用药期间不宜驾驶车辆、操作机械或高空作业。服药期间勿饮酒。

治疗药物应用原则

（1）明确诊断，尽早治疗。应根据焦虑症的不同亚型和临床特点选择用药。考虑患者的生理情况如妊娠和哺乳期，注意潜在的风险；同时考虑病理情况，如可能合并躯体疾病以及药物相互作用、药物耐受、有无并发症等情况，施以个体化治疗。药物治疗前，应告知患者及家属药物的起效时间、疗程、可能的不良反应及需要遵医嘱服药，以及突然停药后可能出现停药反应。

（2）一般不主张联用两种以上的抗焦虑药，应尽可能单一用药，足量、足疗程治疗。单一药物治疗无效时，可联用两种作用机制不同的抗焦虑药。急性期治疗 12 周，如果有效，继续巩固和维持治疗 6～12 个月。如果一线药物的治疗效果差，选择二线药物或其他药物治疗。治疗过程中需监测疗效、耐受性，并评估患者的治疗依从性。药物治疗合并心理治疗的疗效优于单一治疗。

（3）应从小剂量开始使用，1～2 周后加量，在治疗 1 周时评价患者的耐受性、对医嘱的依从性和治疗进展，疗程一般不宜超过 6 周。一般为口服，短效药物 2～3 次/d，长效药物 1 次/d。睡前服用，既有抗焦虑作用，又有催眠作用。停药时应当缓慢减量，经数周才完全停掉，否则可能出现停药综合征。

用药注意事项

（1）按患者病情轻重个体化用药。

(2) 服药期间应调节情志，保持平稳心态。

(3) 小剂量用起，防止急性中毒。

(4) 药物控制症状后，无须长期应用，长期应用不能预防疾病的复发，且易导致对药物的依赖性。逐渐减量停药。

岗位对接

患者，女，38岁，公司职员，无慢性躯体疾病史，无药物过敏史。近6个月持续感到"过度紧张、无法放松"，伴随心悸、手抖、失眠，因工作压力加重症状。长期过度担忧日常事务(如工作失误、家人健康)，伴注意力下降、易怒；肌肉紧张、疲劳、入睡困难(每晚睡眠时长≤4小时)；工作效率下降，回避社交活动。体格检查、实验室检查(血常规、甲状腺功能等)均正常。心理量表：广泛性焦虑障碍量表(Generalized Anxiety Disorder, GAD-7)评分18分(重度焦虑)；汉密尔顿焦虑量表(Hamilton Anxiety Scale, HAMA)评分26分(显著焦虑)。排除甲状腺功能亢进、咖啡因过量、其他精神疾病(如抑郁症)。

结合本节所学内容，你会建议患者口服何种抗焦虑药？简述其主要不良反应及注意事项。

第五节 失眠症

案例讨论

患者，男，40岁，近半年来入睡困难，经常需要花费1～2小时才能入睡，且睡眠质量不佳，容易惊醒。白天感到疲倦、注意力不集中，情绪波动较大。

1. 你认为该患者的情况是否需要管理？

2. 如果认为需要管理，生活上需要注意些什么？如果患者提出需要用药物进行治疗，你推荐哪类镇静催眠药物？

近年来，随着我国社会经济的不断发展及工作节奏的加快，睡眠障碍的发生率日益增加。根据中国医师协会睡眠医学专业委员会及《中国睡眠大数据报告》发布的数据，我国成年人失眠发生率高达38.2%，存在睡眠障碍的人数更是高达5.1亿。失眠症在成年人群中的发生率较高，且可能存在一定的性别差异，女性失眠者的比例明显增加，这可能与女性特有的生理周期、荷尔蒙变化等因素有关。随着现代社会节奏和压力的不断提高，睡眠疾病问题日益突出。全球失眠症确诊人数逐年以较快速度升高。

疾病概述

失眠症也称为入睡和保持睡眠障碍。失眠症有三种不同的类型，都有慢性睡眠障碍和白天倦怠的主诉。①入睡障碍性失眠，指入睡困难；②保持睡眠障碍性失眠，以频繁的夜间易醒为特征；③终末性失眠，指清晨早醒，而且不能再度入睡。这些类型可单独发生，亦可合并出现，但在环境允许睡眠的情况下出现通宵失眠者比较少见。

目前认为主要的睡眠调节中枢位于下丘脑腹前区。睡眠障碍产生的原因主要有：躯体因素，如更年期综合征、月经不调、高血压、糖尿病等，会导致失眠的发生；环境因素，如环境突然改变就有可能会出现失眠，比如坐车、船、飞机时睡眠环境的变化，以及卧室环境的变化等，这是影响失眠发病的主要原因；精神因素，经常焦虑、烦躁不安或者情绪低落、心情不愉快容易引起失眠的发生；生活、工作、学习压力的增大可导致人体神经系统的功能异常，从而导致失眠的发生。

常用治疗药物

失眠治疗的目标不是简单地延长睡眠时间，而是提高患者对睡眠质和量的主观满意度和生命质量。失眠症需要进行包括心理治疗和药物治疗在内的综合治疗。药物是治疗失眠症最常用的方法，可使用苯二氮䓬类（见本章第四节）和非苯二氮䓬类催眠药进行治疗。

一、巴比妥类

苯巴比妥

【药理作用】苯巴比妥对中枢的抑制作用随着剂量加大，表现为镇静、催眠、抗惊厥及抗癫痫。大剂量对心血管系统、呼吸系统有明显的抑制。过量可麻痹延髓呼吸中枢而致死。苯巴比妥可减弱谷氨酸的兴奋作用、加强 GABA 的抑制作用，抑制中枢神经系统单突触和多突触传递，抑制病灶的调频放电及其向周围扩散。可减少胃液分泌，降低胃张力。通过诱导葡萄糖醛酸转移酶结合胆红素从而降低胆红素的浓度。

【适应证】主要用于治疗焦虑、失眠（用于睡眠时间短的早醒患者）、癫痫及运动障碍。

【给药方案】口服，30～100 mg，晚上一次顿服，用于催眠。

【不良反应及注意事项】后遗效应、耐受性、依赖性、停药反跳、呼吸抑制甚至急性中毒。大剂量服用致急性中毒时，忌用硫酸镁导泻。逐渐减量停药。用药期间避免开车或者高空作业。

【药物相互作用】与其他中枢抑制药合用，对中枢产生协同抑制作用。

二、其他类

唑吡坦

【药理作用】唑吡坦通过与 GABA - A 型受体的 α_1 亚基的苯二氮䓬类位点结合，增加氯离子通道开放频率，从而抑制神经兴奋。其可缩短入睡潜伏期、减少觉醒次数、延长睡眠持续时间，对正常睡眠时相影响小。

【适应证】偶发性失眠症，暂时性失眠症。

【给药方案】口服，10 mg/次，1 次/d，临睡前服药或上床后服用。

【不良反应及注意事项】后遗效应、耐受性、依赖性和轻微戒断症状。中毒时可用氟马西尼解救。仅可短暂使用。用药期间避免开车或者高空作业。

【药物相互作用】与其他中枢抑制药合用，对中枢产生协同抑制作用。

佐匹克隆

【药理作用】佐匹克隆催眠的作用机制尚不清楚，但可能与其结合区在苯二氮䓬受体附近或与苯二氮䓬受体变构耦合的GABA受体复合物的相互作用有关。

【适应证】各种原因引起的失眠。

【给药方案】口服，1～3 mg/次，1次/d，临睡前服药或上床后服用。

【不良反应及注意事项】头晕嗜睡、后遗效应、依赖性、戒断反应等。用药期间避免开车或者高空作业。

【药物相互作用】与其他中枢抑制药合用，对中枢产生协同抑制作用。

治疗药物应用原则

（1）定期调换药物品种。药物依赖多见于抗焦虑和失眠药使用者。一旦停服可出现失眠、心神不安、压抑、沮丧、乏力、不思饮食等，服药后会很快缓解，不服药则持续存在或加重。为避免药物依赖，要定期调换药物品种。药物从小剂量用起。

（2）根据失眠类型合理选药。可使用苯二氮䓬类和非苯二氮䓬类催眠药进行治疗，对以入睡困难为主的患者可首选短半衰期的药物，对以早醒为主的患者选中半衰期的药物，对伴有焦虑、抑郁情绪者可使用有一定镇静作用的抗抑郁药。上述药物治疗无效时，可酌情使用其他具有催眠作用的精神药物。

用药注意事项

（1）按患者病情轻重个体化用药。

（2）服药期间应调节情志，保持平稳心态。

（3）小剂量用起，防止急性中毒。

（4）药物控制症状后，无须长期应用，长期应用不能预防疾病的复发，且易导致对药物的依赖性。逐渐减量停药。

岗位对接

患者，女，45岁，教师，3个月前因工作压力大逐渐出现入睡困难（需1～2小时入睡）、睡眠维持障碍（凌晨3—4点醒后难以再入睡），白天疲劳、注意力下降。近2周因职称晋升压力症状加重，每晚睡眠总时长＜4小时，尝试运动、冥想无效，自行服用“褪黑素”无明显改善。无慢性疾病史，母亲有失眠史。血压120/80 mmHg，心率76次/min，BMI 24.5 kg/m^2。神经系统查体：无异常。血常规、肝肾功能、甲状腺功能正常。心理评估量表[9条目患者健康问卷（patient health questionnaire-9，PHQ－9）、GAD－7]：轻度焦虑（GAD－7评分8分），无抑郁。初步诊断：慢性失眠症、轻度焦虑状态。

结合本节所学内容，你会建议患者口服何种缓解失眠症药物？简述其主要不良反应及注意事项。

目标检测

1. 氯丙嗪不具有的作用是　（　　）

A. 镇静　B. 镇吐　C. 麻醉　D. 降温

E. 安定

2. 关于氯丙嗪抗精神病作用的叙述,错误的是 ( )

A. 能迅速控制患者的兴奋躁动症状
B. 长期用药可消除幻觉等症状
C. 对抑郁无效,甚至加剧
D. 对急性患者疗效显著,有根治作用
E. 作用机制是阻断中脑-边缘系统通路和中脑-皮质通路的 DA 受体

3. 长期大剂量应用氯丙嗪引起锥体外系反应是因为阻断 ( )

A. 中脑-边缘系统通路 DA 受体
B. 中脑-皮质通路 DA 受体
C. 黑质-纹状体通路 DA 受体
D. 结节-漏斗通路 DA 受体
E. 中脑-边缘系统通路 α 受体

4. 几乎无锥体外系反应的是 ( )

A. 三氟拉嗪 B. 氟哌噻吨 C. 氟哌啶醇 D. 氯氮平
E. 氟奋乃静

5. 抗精神病药主要用于治疗 ( )

A. 抑郁症 B. 焦虑症 C. 精神分裂症 D. 睡眠障碍
E. 孤独症

6. 氯氮平最严重的不良反应是 ( )

A. 粒细胞缺乏 B. 锥体外系反应 C. 血糖升高 D. 体重增加
E. 肝损伤

7. 关于第二代抗精神病药的描述,错误的是 ( )

A. 治疗剂量小 B. 安全性高 C. 主要包括氯丙嗪、舒必利等
D. 患者依从性高 E. 副反应少

8. 下列药物属于第一代抗精神病药的是 ( )

A. 奥氮平 B. 利培酮 C. 氯丙嗪 D. 阿立哌唑
E. 氯氮平

9. 下列药物属于选择性 5-HT 再摄取抑制剂的是 ( )

A. 碳酸锂 B. 丙咪嗪 C. 氟西汀 D. 利培酮
E. 氯硝西泮

10. 下列药物常用于治疗伴有焦虑症状的抑郁症的是 ( )

A. 阿米替林 B. 马普替林 C. 文拉法辛 D. 氯米帕明
E. 哌甲酯

11. 抗抑郁药开始显现效果通常需要 ( )

A. 几分钟 B. 几小时 C. 几天 D. 几周
E. 几个月

12. 下列抗抑郁药可能增加自杀念头,特别是在青少年患者中的是 ( )

A. 舍曲林 B. 氟伏沙明 C. 安非他酮 D. 帕罗西汀
E. 无此类药物

13. 下列抗抑郁药属于三环类抗抑郁药的是 ( )

A. 氟西汀 B. 舍曲林 C. 阿米替林 D. 度洛西汀
E. 氯硝安定

14. 下列抗抑郁药通过显著抑制 NE 和 5 - HT 的再摄取来发挥作用的是 ( )
A. 氟西汀 B. 文拉法辛 C. 马普替林 D. 丙咪嗪
E. 碳酸锂

15. 服用抗抑郁药后，如果出现严重失眠，应采取的措施是 ( )
A. 增加药物剂量 B. 减少药物剂量
C. 立即停药 D. 加用镇静催眠药
E. 无须采取任何措施

16. 下列抗抑郁药可能导致体重增加的是 ( )
A. 氟西汀 B. 米氮平 C. 安非他酮 D. 度洛西汀
E. 碳酸锂

17. 治疗躁狂症的首选药物是 ( )
A. 利培酮 B. 卡马西平 C. 盐酸米帕明 D. 氟西汀
E. 碳酸锂

18. 下列药物对躁狂症患者有较好效果，且已被列入心境稳定剂范围的是 ( )
A. 氟哌啶醇 B. 安非他酮 C. 盐酸阿米替林 D. 卡马西平
E. 维思通

19. 躁狂症药物治疗中，对躁狂和抑郁发作都有一定治疗和预防作用的是 ( )
A. 氟西汀 B. 利培酮 C. 丙咪嗪 D. 碳酸锂
E. 苯海索

20. 在躁狂发作的治疗中，以下药物是常用的心境稳定剂之一的是 ( )
A. 盐酸米帕明 B. 氟哌啶醇 C. 阿普唑仑 D. 丙戊酸钠
E. 氯丙嗪

21. 对于难治性躁狂患者，下列药物可能有效的是 ( )
A. 氟西汀 B. 利培酮 C. 卡马西平 D. 盐酸阿米替林
E. 苯巴比妥

22. 躁狂症治疗中，下列药物不属于心境稳定剂的是 ( )
A. 碳酸锂 B. 丙戊酸钠 C. 卡马西平 D. 氟哌啶醇
E. 盐酸米帕明

23. 以下药物是躁狂症治疗中常用的，且对躁狂状态的治疗一般不会诱发抑郁发作的是
( )
A. 氟西汀 B. 维思通 C. 碳酸锂 D. 西酞普兰
E. 地西泮

24. 在选择躁狂症治疗药物时，应优先考虑 ( )
A. 抗抑郁药 B. 抗精神病药 C. 心境稳定剂 D. 抗焦虑药
E. 镇静催眠药

25. 以下药物中属于苯二氮䓬类药物，常用于抗焦虑治疗的是 ( )
A. 帕罗西汀 B. 氟西汀 C. 地西泮 D. 氯丙嗪
E. 阿米替林

26. 抗焦虑药物的主要作用机制是 ( )
A. 增加大脑中的 DA 水平 B. 增加大脑中的 NE 水平
C. 增加大脑中的 5 - HT 水平 D. 增强 GABA 受体的活动
E. 抑制前列腺素合成

27. 以下药物中,既是选择性 5 - HT 再摄取抑制剂,也用于抗焦虑治疗的是 ( )
A. 氯氮平 B. 地西泮 C. 氯丙嗪 D. 氟西汀
E. 阿普唑仑

28. 长期使用抗焦虑药物可能导致 ( )
A. 镇静 B. 依赖性
C. 抗抑郁作用增强 D. 抗焦虑作用逐渐增强
E. 记忆力显著提高

29. 以下药物不属于抗焦虑药物的是 ( )
A. 阿普唑仑 B. 劳拉西泮 C. 丙戊酸钠 D. 丁螺环酮
E. 地西泮

30. 苯二氮䓬类药物发挥药理作用主要是通过 ( )
A. DA B. NE C. 5 - HT D. GABA
E. 乙酰胆碱

31. 下列药物口服后代谢最快、抗焦虑作用最强的是 ( )
A. 地西泮 B. 劳拉西泮 C. 奥沙西泮 D. 三唑仑
E. 氟西泮

32. 小剂量即可产生抗焦虑作用的药物是 ( )
A. 氯丙嗪 B. 苯巴比妥 C. 阿片类药物 D. 地西泮
E. 苯妥英钠

33. 突然停用苯二氮䓬类药物可能引发 ( )
A. 高血压危象 B. 反跳性失眠 C. 癫痫发作 D. 肝功能异常
E. 皮疹

34. 半衰期最短、次日残留效应最小的药物是 ( )
A. 氟西泮 B. 艾司唑仑 C. 唑吡坦 D. 曲唑酮
E. 米氮平

35. 因抗胆碱能副作用明显,不推荐用于老年人的药物是 ( )
A. 右佐匹克隆 B. 苯海拉明 C. 苏沃雷生 D. 米氮平
E. 扎来普隆

36. 存在严重呼吸抑制的失眠患者禁用 ( )
A. 褪黑素受体激动剂 B. 苯二氮䓬类药物
C. 抗组胺药 D. 食欲素受体拮抗剂
E. 选择性 5 - HT 再摄取抑制剂

37. 妊娠期失眠患者应避免使用 ( )
A. 唑吡坦 B. 苯海拉明 C. 艾司唑仑 D. 曲唑酮
E. 褪黑素

38. 长期使用苯二氮䓬类药物最可能引起的副作用是 ( )

A. 胃肠道反应
B. 日间困倦和认知功能下降
C. 心动过速
D. 高血压
E. 皮疹

39. 长期使用唑吡坦的主要风险是 ( )

A. 肝毒性
B. 依赖性和戒断反应
C. 肾功能损害
D. 血小板减少
E. 心律失常

40. 可缩短快速眼动睡眠期的药物是 ( )

A. 苯海拉明
B. 褪黑素
C. 苯二氮䓬类药物
D. 苏沃雷生
E. 加巴喷丁

第十二章 血液系统疾病的药物治疗

学习目标

1. 掌握缺铁性贫血、巨幼细胞贫血、再生障碍性贫血的处理原则、用药方案，常用药物的主要不良反应及药物相互作用，并能以患者为中心，个体化选择适合患者的药物。

2. 熟悉缺铁性贫血、巨幼细胞贫血、再生障碍性贫血的主要临床表现、诊断依据和鉴别诊断。

3. 了解缺铁性贫血、巨幼细胞贫血、再生障碍性贫血的病因、发病机制、药物治疗新进展和其他治疗措施。

第一节 缺铁性贫血

案例讨论

患者，女，35 岁，身高 165 cm，体重 45 kg。慢性病程，心率 100 次/min。主诉：乏力、头晕、上腹痛。既往史：消化道溃疡 5 年，严重月经过多 10 年，慢性头痛 20 年。生育史：2 个子女，分别为 5 岁和 1 岁。平素口服阿司匹林 100 mg(每日 1 次)治疗头痛，常规剂量服用抗酸药治疗消化道症状。查体：运动耐受能力下降，面色、甲床苍白，嗜睡，脾大，粪便潜血阳性(++++)。

1. 你认为该患者患了哪种疾病？

2. 你认为引起该种疾病最主要的原因是什么？

缺铁性贫血(iron deficiency anemia，IDA)是体内储存铁缺乏时，血红蛋白合成减少引起的小细胞低色素性贫血。缺铁性贫血是最常见的贫血，全球有 15%～20%的人患有缺铁性贫血，且经济不发达地区婴幼儿、育龄妇女的发病率显著增高。

疾病概述

缺铁性贫血发病缓慢，在体内储存铁未耗竭之前，临床上可无明显症状。当储存铁耗竭后，临床上主要表现为面色萎黄或苍白、倦怠乏力、食欲不振、头晕耳鸣、记忆力衰退等；严重者出现心悸气促、心率加快、活动受限。偶伴有组织缺铁所产生的症状，如口腔炎、舌炎、口角炎、缺铁性吞咽困难(Plummer - Vionson 综合征)；毛发干枯、脱落；皮肤干燥、皱缩；指(趾)甲缺乏光泽、脆薄易裂、扁平甚至匙状甲。此外还可出现精神行为异常，如注意力不集中、兴奋、烦躁、易怒等。儿童可出现生长发育迟缓、智力低下等症状。

以下几种病理情况是导致缺铁性贫血的常见病因：①铁摄入不足。多见于婴幼儿、青少年、妊娠和哺乳期妇女，这类人群铁的需要量增加，如不补充蛋类、肉类等含铁量较高的食物，则较容易发生缺铁性贫血。长期食物缺铁也可引起其他人群发生缺铁性贫血。②铁吸收障碍。铁的主要吸收部位为十二指肠。胃酸有助于二价铁和血红素结合铁的吸收。胃大部切除术后胃酸分泌不足、食物过快进入空肠以及慢性腹泻、慢性肠炎等胃肠道功能紊乱都可引起铁吸收不良，进而导致缺铁性贫血。③铁丢失过多。见于各种失血，如胃十二指肠溃疡、胃肠道恶性肿瘤等引起慢性胃肠道失血、咯血和肺泡出血、月经过多等。当体内严重缺铁时，细胞中含铁酶和铁依赖性酶如细胞色素 C、黄嘌呤氧化酶等活性降低，进而引起组织器官代谢及功能紊乱。同时，由于血红蛋白合成减少，其携氧能力降低，导致全身组织器官缺氧性损害。

诊断要点

缺铁性贫血的诊断主要依靠实验室检查，应包括以下三个方面：①小细胞低色素性贫血；②存在缺铁，即符合储存铁耗竭或缺铁性红细胞生成的诊断；③存在铁缺乏的病因，且铁剂治疗有效。

此外，缺铁性贫血在临床上需注意与其他小细胞性贫血相鉴别，如铁粒幼细胞贫血、慢性病性贫血等。可通过血清蛋白浓度、血清铁、总铁结合力等铁代谢结果明确诊断。

辅助检查

1. 血常规　呈小细胞低色素性贫血。成年男性血红蛋白小于 120 g/L，成年女性（非妊娠期）血红蛋白小于 110 g/L，孕妇血红蛋白小于 100 g/L。平均红细胞体积（mean corpuscular volume，MCV）小于 80 fL，平均红细胞血红蛋白量（mean corpuscular hemoglobin，MCH）小于 27 pg，平均红细胞血红蛋白浓度（mean corpuscular hemoglobin concentration，MCHC）小于 32%。血涂片中可见红细胞体积小而中央淡染区扩大。网织红细胞计数正常或轻度增多，白细胞和血小板计数多为正常。

2. 骨髓象　骨髓增生活跃或明显活跃，以红系增生为主，而红系中以中、晚幼红细胞增生为主。幼红细胞体积小、边缘不规则、核染色质致密、胞浆少。骨髓涂片用亚铁氰化钾染色（普鲁士蓝反应）后，骨髓小粒可染铁消失；幼红细胞内铁小粒减少或消失，铁粒幼红细胞少于 15%。

3. 铁代谢　包括血清铁、血清总铁结合力和血清铁饱和度等。血清铁低于 8.95 μmol/L；总铁结合力增加，大于 64.44 μmol/L；转铁蛋白饱和度降低，小于 15%；血清铁蛋白低于 12 μg/L。

4. 红细胞内卟啉代谢　游离原卟啉（free erythrocyte protoporphyrin，FEP）大于 0.9 μmol/L（全血），锌原卟啉（zinc protoporphyrin，ZPP）大于 0.96 μmol/L（全血），FEP 与血红蛋白比值大于 4.5 μg/g。

常用治疗药物

一、口服铁剂

一般缺铁性贫血患者在去除病因的同时应给予口服铁剂进行治疗。口服铁剂应餐后服用，此时胃肠道反应小且易耐受。一般口服后 5 天外周血网织红细胞开始增多，7～10 天网织红细胞达到高峰，2 周后血红蛋白浓度上升，约 2 个月恢复正常。铁剂治疗应在血红蛋白恢复正常后至少持续4个月，待储存铁指标正常后停药。铁剂可刺激胃肠道引起上腹不适、恶心、呕吐、腹泻等不良反应，此外还可引起便秘。

琥珀酸亚铁

【药理作用】琥珀酸亚铁提供二价铁离子(Fe^{2+})，作为血红蛋白合成的必需原料，直接参与血红蛋白的生物合成。琥珀酸亚铁在肠道以完整分子形式被吸收，避免游离铁离子对胃肠黏膜的直接刺激。

【适应证】缺铁性贫血：适用于铁摄入不足、吸收障碍或丢失过多(如慢性失血)引起的贫血。预防缺铁：适用于孕妇、哺乳期妇女及铁需求增加的人群。

【给药方案】成人：300～600 mg/d，分2～3次口服，具体剂量根据贫血程度调整。儿童：剂量按体重计算，通常为每日3～6 mg/kg，分次服用。疗程：治疗贫血需持续3～6个月，直至血红蛋白恢复正常并补足铁储备。

【不良反应及注意事项】胃肠道反应：可能引起恶心、便秘等，建议饭后服用以减轻不适。禁忌证：非缺铁性贫血、铁过载疾病(如血色病)患者禁用。监测：定期检查血红蛋白和血清铁蛋白水平，避免过量导致铁中毒。特殊人群用药：孕妇和哺乳期妇女应在医生指导下使用。

硫酸亚铁

【药理作用】硫酸亚铁为无机铁，在胃酸环境中解离为Fe^{2+}，在十二指肠及空肠上段被主动吸收。

【适应证】缺铁性贫血：适用于铁摄入不足、吸收障碍或丢失过多(如慢性失血)引起的贫血。预防缺铁：适用于孕妇、哺乳期妇女及铁需求增加的人群。

【给药方案】成人：通常每日口服120～200 mg，分2～3次服用，具体剂量根据贫血程度调整。儿童：剂量按体重计算，通常为每日3～6 mg/kg，分次服用。疗程：治疗贫血需持续3～6个月，减量至治疗量的1/2直至血红蛋白恢复正常并补足铁储备。

【不良反应及注意事项】避免与抗酸药、四环素类抗生素同服，间隔至少2小时。

多糖铁复合物

【药理作用】多糖铁复合物提供三价铁(Fe^{3+})，在体内被还原为二价铁(Fe^{2+})后吸收，作为血红蛋白合成的原料。多糖铁复合物通过非离子扩散方式吸收，不受胃酸和食物影响，生物利用度高(30%～40%)。多糖铁复合物在胃肠道中稳定，不产生游离铁离子，显著减少胃肠道刺激。补充体内铁储备(如铁蛋白、含铁血黄素)，纠正长期缺铁状态。

【适应证】多糖铁复合物适用于缺铁性贫血的治疗，常见病因包括：月经过多、消化道溃疡/肿瘤出血、痔疮等慢性出血；营养不良、长期素食、婴幼儿喂养不当；胃大部切除术后、乳糜泻、慢性腹泻；妊娠期、哺乳期、儿童快速生长发育期。

【给药方案】成人：常规治疗，每次150～300 mg(以元素铁计)，每日1次；维持治疗，血红蛋白恢复正常后，继续用药3～6个月以补足储存铁。儿童：按元素铁计算，4～6 mg/(kg·d)，每日1次或分次服用。

【不良反应及注意事项】极少发生胃肠道反应（发生率<5%），偶见恶心、腹痛、便秘。出现黑便是正常现象（铁与硫化氢反应），无须停药。

二、注射铁剂

注射铁剂主要用于不耐受口服铁剂、胃肠道吸收障碍、大量失血、急需迅速补铁等缺铁性贫血患者。由于铁剂静脉给药不良反应多且严重，在临床上主要采用深部肌内注射。注射铁剂可引起局部不良反应如肌内注射部位严重疼痛；而全身不良反应，轻者出现面部潮红、头痛、头晕，重者出现肌肉酸痛、腹痛、腹泻、发热等症状，甚至出现过敏性休克。

右旋糖酐铁

【药理作用】右旋糖酐铁提供三价铁（Fe^{3+}），在体内被还原为二价铁（Fe^{2+}），参与血红蛋白合成。直接通过静脉或肌内注射给药，避免胃肠道吸收障碍，迅速提高血清铁水平。补充体内铁储备（如铁蛋白、含铁血黄素），纠正长期缺铁状态。

【适应证】胃肠道吸收障碍者（如胃大部切除术后、炎症性肠病）；口服铁剂引起严重胃肠道反应者（如恶心、呕吐、便秘）；严重贫血（血红蛋白<70 g/L）需迅速纠正者；妊娠晚期或术前需快速提升血红蛋白水平者；慢性失血无法控制者，如无法手术的消化道肿瘤、血管畸形等。

【给药方案】成人治疗量 50～100 mg(Fe)，每 1～3 天 1 次。儿童体重超过 6 kg 者，25 mg(Fe)，1 次/d；儿童体重 6 kg 以下者，12.5 mg(Fe)，1 次/d。注射用铁的总需求量(mg)=(需达到的血红蛋白浓度-患者的血红蛋白浓度)×0.33×体重(kg)。

【不良反应及注意事项】注射后可产生局部疼痛及色素沉着。急性过敏反应表现为呼吸困难、潮红、胸痛和低血压等。

蔗糖铁

【药理作用】蔗糖铁通过静脉给药直接进入血液循环，绕过胃肠道吸收环节，可迅速补充铁元素。蔗糖铁中的铁（Fe^{3+}）被网状内皮系统摄取后释放，用于血红蛋白合成及储存铁恢复。可提高血红蛋白水平，改善组织缺氧症状（如乏力、头晕等）。

【适应证】胃肠道吸收障碍者（如胃大部切除术后、炎症性肠病）；口服铁剂引起严重胃肠道反应者（如恶心、呕吐、便秘）；严重缺铁性贫血（如血红蛋白<70 g/L）或术前、产后需快速纠正贫血者；慢性肾病患者合并缺铁性贫血，尤其是透析患者。

【给药方案】静脉滴注或缓慢注射，只能与 0.9%氯化钠注射液混合使用，不能与其他治疗药品混合使用。推荐先使用小剂量测试，成人 20～50 mg (Fe)，儿童体重超过 14 kg 者 20 mg(Fe)，儿童体重 14 kg 以下者 1.5 mg/kg(Fe)。若给药 15 分钟后未出现不良反应，继续给予余下药液。滴注速度：100 mg(Fe)滴注至少 15 分钟；200 mg(Fe)滴注至少 30 分钟；300 mg(Fe)滴注至少 1.5 小时。

【不良反应及注意事项】注射后偶见头痛、恶心、低血压、注射部位疼痛。避光保存，稀释后立即使用（12 小时内用完）。

【药物相互作用】避免与口服铁剂联用（增加铁过载风险），与血管紧张素转换酶抑制剂联用可能增加过敏反应风险。

山梨醇铁

【药理作用】山梨醇铁为三价铁(Fe^{3+})与山梨醇的复合物，注射后可直接被单核-巨噬细胞系统摄取并转化为二价铁(Fe^{2+})，迅速补充铁储备。铁元素直接参与血红蛋白合成，纠正缺铁性贫血。补充铁蛋白和含铁血黄素，恢复体内铁储备。

【适应证】胃肠道吸收障碍者(如胃大部切除术后、炎症性肠病)；口服铁剂引起严重胃肠道反应者(如恶心、呕吐、便秘)；严重缺铁性贫血(如血红蛋白<70 g/L)或术前、产后需快速纠正贫血者；无法通过口服铁剂满足铁需求者(如月经过多、消化道出血)。

【给药方案】成人治疗量 50～100 mg(Fe)，每 1～3 天 1 次。儿童体重超过 6 kg 者，25 mg(Fe)，1 次/d；儿童体重 6 kg 以下者，12.5 mg(Fe)，1 次/d。深部肌内注射：每次不超过 100 mg，每日或隔日 1 次；静脉注射：需稀释后缓慢注射(每分钟不超过 1 mL)，或加入生理盐水中静脉滴注。根据总剂量和患者耐受性分次给药，直至补足所需铁量。

【不良反应及注意事项】肌内注射部位易出现疼痛、硬结、色素沉着。全身偶见头痛、头晕、恶心、发热、关节痛等。过敏反应罕见，但严重，表现为呼吸困难、低血压、休克等。

药物治疗管理

1. 疗效监测

(1) 铁剂治疗后：血红蛋白上升 15 g/L 以上作为有效标准，上升 20 g/L 以上更为可靠。

(2) 治愈标准：需完全符合下述四条指标。①临床症状完全消失；②血红蛋白恢复正常，即男性>120 g/L、女性>110 g/L、孕妇>100 g/L；③前述诊断缺铁的指标均恢复正常，特别是反映储存铁和红细胞内铁的指标，即血清铁蛋白≥50 μg/L、FEP<0.9 μmol/L(50 μg/dL)(全血)、ZPP<0.96 μmol/L(60 μg/dL)(全血)、血清可溶性转铁蛋白受体≤2.25 mg/L；④缺铁的病因消除。

(3) 铁剂治疗有效者：血红蛋白恢复正常后仍需治疗一阶段，以补充储存铁。停用铁剂的标准建议参照上述第三条指标。

2. 药学监护及用药教育　本疾病除积极寻找、去除原发病外，主要的治疗方法为口服或注射铁剂。

口服铁剂常可刺激胃肠道出现上腹不适、恶心、呕吐等症状，此外还可引起便秘，并排黑便，可能干扰消化道出血的诊断。为了减少口服铁剂对胃肠道的刺激，可于进餐时或餐后服用。食用鱼、肉及橘子汁可促进铁剂吸收；忌与茶同服。钙盐及镁盐亦可抑制铁的吸收，应避免同时服用。

注射铁剂可引起肌内注射部位严重疼痛或全身不良反应，如面部潮红、头痛、头晕、寒战、发热等症状，少数甚至出现过敏性休克的表现，静脉给药不良反应居多且严重，故注射铁剂必须严格掌握应用指征及剂量。

注射铁剂药液的滴注速度要求：100 mg 铁至少滴注 15 分钟；200 mg 至少滴注 30 分钟；300 mg 至少滴注 1.5 小时；400 mg 至少滴注 2.5 小时；500 mg 至少滴注 3.5 小时。每次给药时应先缓慢滴注至少 15 分钟，如无不良反应发生，可将剩余剂量提高滴速至滴注完毕。由于其分子较大，需由淋巴管吸收再入血液，所以注射后血药浓度提升较慢，24～48 小时才能达峰，故其疗效不可在给药后立即判定。

静脉用铁剂原则上可采用静脉滴注或缓慢静脉注射两种方式给药，也可不经稀释肌内注射。静脉滴注出现低血压的风险较小，应优先采用。有哮喘、过敏反应和炎症的患者需肠胃外给药治疗时，应首先选择肌内注射的方式用药。如出现急性过敏反应，可用 1∶1 000 注射用肾上腺素溶液及抗组胺剂和/或皮质激素治疗。

治疗药物应用原则

1. 病因治疗　缺铁性贫血的病因诊断是其治疗的前提，查明患者贫血病因，根据不同病因采取不同的治疗手段。对于婴幼儿、青少年和妊娠妇女因摄入不足引起的缺铁性贫血，应注意改善饮食并补充含铁丰富的食物，如动物肝脏、肉类、蛋类及绿色蔬菜等。所有病例均应详细询问有无慢性失血的病情。对于胃、十二指肠溃疡伴有慢性失血或胃癌术后残胃癌所致的缺铁性贫血，应多次检查大便潜血，做胃肠道 X 线或内镜检查，必要时手术根治。月经过多引起的缺铁性贫血应调理月经。经有效的病因治疗后，补充铁剂可纠正贫血。

2. 药物治疗　目的在于恢复血红蛋白并补充储存铁，而口服铁剂为治疗缺铁性贫血的首选，但贫血病因查明之前不能用铁剂或其他补血药物治疗，以免干扰诊断。贫血患者血常规恢复正常后，仍需继续服用铁剂 4～6 个月，以补足铁贮存量。若口服铁剂不能耐受或者吸收障碍等，可采用注射铁剂进行治疗。

用药注意事项

缺铁性贫血是可以预防的，尤其是针对易感人群。对婴幼儿应及时添加富含铁的食品，如蛋类、动物肝脏等；对青少年应纠正偏食；对孕妇、哺乳期妇女可补充铁剂；对月经期妇女应防治月经过多；并做好肿瘤疾病和慢性出血性疾病患者的防治。

口服铁剂不宜与含有大量鞣酸的饮品如浓茶、咖啡等一起服用，防止铁剂与鞣酸络合形成不溶性的铁质沉淀，而妨碍铁的吸收。鱼类、肉类和维生素 C 可促进铁剂的吸收，而谷类、奶类会阻碍铁剂的吸收。需注意药物对铁剂吸收的不良影响，如四环素类抗生素能与铁剂生成不溶性络合物，不利于吸收。铁剂不宜与抗酸药、三硅酸镁和碳酸氢钠同时服用，以免减少吸收。

岗位对接

患者，女，52 岁，因反复头晕、活动后气促 4 个月就诊。既往有类风湿关节炎病史，长期自行服用双氯芬酸钠止痛（平均每日 1 片）。近半年间断出现黑便，未重视。查体见面色苍白，指甲脆裂呈匙状，心率 102 次/min。实验室检查提示血红蛋白 72 g/L，MCV 68 fL，血清铁蛋白 9 μg/L，转铁蛋白饱和度 14%，粪便隐血强阳性。胃镜检查确诊为胃角溃疡（活动期 A2），幽门螺杆菌检测阳性。

结合本节所学内容，你会建议患者服用何种药物？并简述给药方案和注意事项。

第二节 巨幼细胞贫血

案例讨论

患者,女,45岁,因乏力、食欲减退、皮肤苍白3个月就诊。患者近3个月来感到明显乏力,食欲减退,体重下降约5 kg,皮肤苍白,偶有头晕。既往无特殊病史,无药物过敏史。查体:体温36.5 ℃,脉搏88次/min,呼吸20次/min,血压110/70 mmHg。皮肤黏膜苍白,舌面光滑,舌乳头萎缩。心肺听诊无异常,腹部平软,肝脾未触及。实验室检查:血红蛋白78 g/L,MCV 110 fL,血清维生素 B_{12} 水平150 pg/mL(正常值200～900 pg/mL),叶酸水平正常。

1. 该患者最可能的诊断是什么?
2. 该患者的治疗方案是什么?

巨幼细胞贫血(megaloblastic anemia, MA)是由人体内的遗传物质脱氧核糖核酸(DNA)合成障碍所引起的贫血,以外周血中MCV和MCH高于正常,且骨髓中出现大量形态和功能异常的巨幼红细胞和巨幼粒细胞为主要特点。

疾病概述

巨幼细胞贫血主要是由体内缺乏叶酸或维生素 B_{12} 所致,亦可由遗传性或药物等获得性DNA合成障碍引起。叶酸和维生素 B_{12} 都是DNA合成过程中的重要辅酶,如果缺乏,会导致DNA合成障碍。细胞核中的DNA合成速度减慢,而胞质内的RNA仍继续成熟,使得RNA与DNA的比例失调,从而造成细胞核浆发育不平衡,即细胞胞浆体积大而细胞核发育滞后于胞质,呈巨幼变。骨髓中红系、粒系和巨核系细胞均可发生巨幼变。巨幼细胞分化成熟异常,大部分在骨髓中过早死亡,形成红细胞无效生成,引起贫血。此外,缺乏维生素 B_{12} 可影响神经髓鞘的形成,引起神经系统症状。而干扰核苷酸合成的抗肿瘤药也可以引发巨幼细胞贫血。

叶酸缺乏的原因包括:①摄入减少,为叶酸缺乏的主要原因。由于食物加工不当,如烹调时间过长或温度过高从而破坏叶酸,或偏食等原因造成叶酸摄入减少。②需要量增加。婴幼儿、青少年、妊娠和哺乳期妇女的叶酸需要量增加;甲状腺功能亢进、恶性肿瘤等疾病也可使叶酸需要量增加。③吸收障碍。慢性腹泻、慢性肠炎等胃肠道疾病及某些药物都会影响叶酸的吸收。④利用障碍。甲氨蝶呤、甲氧苄啶等二氢叶酸还原酶抑制剂可干扰叶酸的利用。⑤排出增加。酗酒、透析等增加叶酸的排出。引起维生素 B_{12} 缺乏的原因有:①摄入减少。②吸收障碍,为维生素 B_{12} 缺乏的主要原因,包括内因子缺乏,如胃全部或大部切除、胃黏膜腐蚀破坏等;胃酸和胃蛋白酶缺乏;肠道疾病;药物影响,如对氨基水杨酸、秋水仙碱等的使用;寄生虫和细菌等。③利用障碍。

临床上,巨幼细胞贫血主要分为:①营养性巨幼细胞贫血,以叶酸缺乏为主。在我国西北地区较为多见,此外多见于山西、陕西、河南。患者饮食大多以谷类食物为主,而新鲜蔬菜、水果、肉类进食较少,且饮食和烹调习惯不良,常伴有复合性营养不良表现。②恶性贫血，由原因不明的胃黏膜萎缩导致内因子分泌障碍，维生素 B_{12} 缺乏所引起。该疾病与民族和遗传有关，多见于北欧。患者神经系统症状出现较早且较为严重。③药物性巨幼细胞贫血，多由可影响叶酸吸收或代谢的药物引起。

诊断要点

贫血起病隐匿缓慢，特别是维生素 B_{12} 缺乏者常需数月，而叶酸由于体内储存量少，可较快出现缺乏，如某些接触氧化亚氮者、ICU 病房患者或血液透析的患者，以及妊娠妇女可在短期内出现缺乏。临床上一般表现为中度至重度贫血，除贫血症状如面色苍白、乏力、疲倦、头晕、活动后气短、心悸外，严重贫血者可同时出现白细胞和血小板减少，反复感染和出血倾向。少数患者可出现轻度黄疸。除此之外，患者可有胃肠道症状和神经系统等非血液学临床表现。胃肠道症状主要包括食欲不振、恶心、腹胀、腹泻、便秘及舌炎等。其中以舌炎最为突出，表现为舌苔光滑、舌乳头萎缩、舌面呈“牛肉样舌”，可伴有舌痛。维生素 B_{12} 缺乏，特别是恶性贫血的患者常伴有神经系统症状。因脊髓侧束和后束有亚急性联合变性，可出现手足对称性麻木、深感觉障碍、共济失调或步态不稳、行走困难等表现。患者味觉、嗅觉减弱，视力下降，严重者可有大、小便失禁。维生素 B_{12} 缺乏者有精神异常、无欲、抑郁、失眠、记忆力下降、谵妄、幻觉、妄想甚至精神错乱等症状。部分巨幼细胞贫血患者的神经系统症状可发生于贫血之前。

巨幼细胞贫血应根据患者营养史或特殊用药史、贫血表现、消化道及神经系统症状、体征，结合特征性血常规和骨髓象，测定血清叶酸及维生素 B_{12} 水平等作出诊断。若无条件测定叶酸及维生素 B_{12} 水平，可给予诊断性治疗。补充叶酸及维生素 B_{12} 治疗 1 周左右网织红细胞上升者，应考虑诊断为叶酸或维生素 B_{12} 缺乏。

巨幼细胞贫血常以消化道症状为首发症状，故易误诊为胃病、慢性胃肠炎、肠梗阻、肠结核等，可通过血常规和骨髓象检查与这些疾病进行鉴别。此外，在临床上还需注意与下列造血系统肿瘤性疾病相鉴别，如急性非淋巴细胞白血病 M_2 型、红血病、骨髓增生异常综合征。上述疾病患者骨髓均可见幼红细胞巨幼样改变等病态造血现象，但叶酸或维生素 B_{12} 水平不低，且补充治疗无效。

辅助检查

1. 血常规　呈大细胞性贫血。成年男性血红蛋白＜120 g/L，成年女性（非妊娠期）血红蛋白＜110 g/L，孕妇血红蛋白＜100 g/L。MCV、MCH 均增高（MCV＞100 fL，MCH＞32 pg），MCHC 正常。血涂片中可见红细胞大小不等、中央淡染区消失，有大椭圆形红细胞、点彩红细胞等；中性粒细胞核分叶过多（5 叶核以上的中性粒细胞超过 5%或出现 6 叶以上的细胞核）为特征性表现，是重要诊断标准；亦可见巨杆状核粒细胞，网织红细胞计数可正常，严重者全血细胞减少。

2. 骨髓象　骨髓增生活跃或明显活跃，以红系增生显著；骨髓铁染色常增多。造血细胞出现巨幼变，以红系细胞最为显著，可见各阶段巨幼红细胞，胞体大、细胞核大、细胞体积增大；核染色质呈细颗粒状、疏松分散，形成一种特殊的间隙；胞质较胞核成熟，呈“核幼浆老”。粒系可见巨中、晚幼粒细胞，巨杆状核粒细胞，成熟粒细胞分叶过多。巨核细胞体积增大，分叶过多。

3. 血清维生素 B_{12}、叶酸及红细胞叶酸含量 血清维生素 B_{12} 缺乏，低于 74 pmol/L（100 ng/mL）；血清叶酸缺乏，低于 6.8 nmol/L（3 ng/mL）；红细胞叶酸低于 227 nmol/L（100 ng/mL）。

4. 其他检查 胃酸降低、恶性贫血时内因子抗体及 Schilling 试验（测定放射性核素标记的维生素 B_{12} 吸收情况）阳性；维生素 B_{12} 缺乏时伴尿高半胱氨酸 24 小时排泄量增加；血清间接胆红素稍有增高。

常用治疗药物

叶酸

【药理作用】叶酸在体内转化为活性形式四氢叶酸，作为一碳单位的载体，参与嘌呤和胸苷酸的合成，直接影响 DNA 复制和细胞分裂。补充叶酸可恢复红细胞正常发育，纠正巨幼细胞贫血中的巨幼变现象（红细胞体积增大、核发育滞后）。叶酸与维生素 B_{12} 共同参与甲基化反应，维持正常造血功能。

【适应证】叶酸主要用于治疗叶酸缺乏性巨幼细胞贫血。

【给药方案】成人剂量：常规治疗，口服叶酸片（5 mg/片），每次 5～10 mg，每日 3 次；维持治疗，贫血纠正后，每日 5 mg，持续 3～6 个月。儿童剂量：每日 5～15 mg，分 2～3 次口服（根据年龄和体重调整）。特殊人群用药：孕妇，预防性补充叶酸（每日 0.4～0.8 mg），治疗剂量为每日 5 mg；吸收障碍者，可肌内注射叶酸（每日 5～10 mg），直至贫血纠正后改为口服。

【不良反应及注意事项】叶酸安全性高，常规剂量无明显副作用。大剂量长期使用可能掩盖维生素 B_{12} 缺乏（导致神经系统损害）。

维生素 B_{12}

【药理作用】维生素 B_{12} 作为辅酶，参与甲基转移反应，促进四氢叶酸的再生。四氢叶酸是 DNA 合成的重要辅酶，缺乏时 DNA 合成受阻，导致红细胞成熟障碍，形成巨幼红细胞。补充维生素 B_{12} 可恢复 DNA 合成，促进红细胞正常分化和成熟，改善巨幼细胞贫血。维生素 B_{12} 参与髓鞘合成，缺乏时可导致神经脱髓鞘病变（如亚急性联合变性）。补充维生素 B_{12} 可改善神经功能。

【适应证】由维生素 B_{12} 缺乏引起的巨幼细胞贫血；维生素 B_{12} 缺乏导致的神经系统病变，如周围神经炎、亚急性联合变性（脊髓后索和侧索病变）。

【给药方案】维生素 B_{12} 片每日 20～100 μg，或隔日 50～200 μg，口服，分次服用；甲钴胺片 0.5 mg 口服，每日 3 次；维生素 B_{12} 注射液每日 0.025～0.1 mg 或隔日 0.05～0.2 mg，肌内注射；甲钴胺注射液 0.5 mg/次，肌内注射或静脉给药，每周 3 次，维持治疗量为每隔 1～3 个月给予 0.5 mg。

【不良反应及注意事项】注射部位反应：疼痛、硬结（可更换注射部位）。过敏反应：罕见，表现为皮疹、瘙痒，严重者出现过敏性休克。低钾血症：大量红细胞生成可能导致血钾下降，需监测电解质。

维生素C

【药理作用】维生素C可以促进叶酸代谢，将无活性的叶酸（二氢叶酸）还原为有活性的四氢叶酸，参与DNA合成，促进红细胞成熟。维生素C将三价铁（Fe^{3+}）还原为二价铁（Fe^{2+}），提高铁的生物利用度，间接改善贫血。同时具有一定的抗氧化作用，可以保护红细胞膜免受氧化损伤，延长红细胞寿命。

【适应证】维生素C与叶酸、维生素B_{12}联用，增强疗效，尤其适用于以叶酸缺乏为主的巨幼细胞贫血。

【给药方案】维生素C片100 mg口服，每日1次；维生素C注射液100～250 mg肌内注射或静脉注射。

【不良反应及注意事项】胃肠道刺激：大剂量可能引起恶心、腹泻。泌尿系统结石：长期大剂量（>1 g/d）可能增加草酸盐结石风险。停药反应：长期大剂量后突然停药可能导致反跳性坏血病。

药物治疗管理

1. 疗效监测

（1）有效：①贫血及消化道症状消失；②血常规示血红蛋白恢复正常，白细胞$>4\times10^9$/L，粒细胞核分叶过多及核肿胀等现象消失，血小板在100×10^9/L左右；③骨髓象示粒细胞核肿胀、巨型变及红系巨型变消失，巨核细胞形态正常。

（2）部分有效：①临床症状明显改善；②血红蛋白增加30 g/L以上；③骨髓中粒、红系的巨型变消失。

（3）无效：经过治疗后患者的临床表现、血常规、骨髓象均无改变。

2. 药学监护及用药教育 治疗巨幼细胞贫血，在贫血恢复的过程中大量血钾进入新生成的细胞内，会突然出现低钾血症，因此在治疗起始的48小时宜监测血清钾离子以防止低钾血症。对老年患者和有心血管疾病、纳差及同时应用排钾利尿药等药物的患者应特别注意及时补充钾盐。

维生素B_{12}缺乏的患者可有神经系统症状，口服叶酸可以迅速改善巨幼细胞贫血，但不能阻止这种因维生素B_{12}缺乏而致的神经损害（如脊髓亚急性联合变性）的进展。因为叶酸参与DNA的合成过程依赖于维生素B_{12}的主要成分甲钴胺，如持续大剂量服用叶酸将加重维生素B_{12}的缺乏，可使血清维生素B_{12}的含量进一步降低，反而使神经损害向不可逆的方向发展。

维生素B_{12}不宜与维生素B、维生素C、维生素K等溶液混合给药。氯霉素、氨基糖苷类抗生素、苯巴比妥、苯妥英钠等药物可抑制维生素B_{12}在肠道的吸收。

维生素B_{12}可致过敏反应，甚至过敏性休克，不宜滥用。有条件时，用药过程中应监测血中维生素B_{12}的浓度。痛风患者使用维生素B_{12}可能发生高尿酸血症。

口服叶酸者，若胃肠道疾病使其难以吸收，可肌内注射叶酸或四氢叶酸钙。维生素C可促进叶酸转化成有生理活性的四氢叶酸，并提高四氢叶酸及其衍生物的稳定性，故叶酸治疗时可加用维生素C。甲氨蝶呤、乙胺嘧啶及甲氧苄啶等药物为二氢叶酸还原酶抑制剂，可影响叶酸的吸收和利用。

治疗药物应用原则

1. 病因治疗 查明原发病因并采取相应的治疗措施。应普及营养知识教育，改善患者的营养状态，纠正不良饮食习惯和烹饪习惯。婴幼儿要及时添加辅食，孕妇要多进食新鲜蔬菜、水果和动物蛋白，或停用影响维生素 B_{12} 吸收的药物。有原发病（如胃肠道疾病、自身免疫疾病等）的巨幼细胞贫血，应积极治疗原发病；用药后继发的巨幼细胞贫血，应酌情停药。老年人发生巨幼细胞贫血要考虑存在肿瘤的可能，如胃癌或者结肠癌。

2. 药物治疗 以补充治疗为主，根据“缺啥补啥”的原则，补充叶酸或维生素 B_{12} 直至补足应有的贮存量。但在骨髓检测结果未明确前不宜给予叶酸或维生素 B_{12} 进行治疗，以免治疗后 24 小时骨髓细胞的巨型变消失，不利于诊断。同时，应诊断巨幼细胞贫血是由叶酸还是维生素 B_{12} 缺乏所致，以便针对性地合理用药。维生素 B_{12} 缺乏患者禁单用叶酸治疗，否则会加重神经系统的损害。当叶酸和维生素 B_{12} 联合应用时，应注意叶酸会消耗更多的维生素 B_{12}，使神经系统症状更为严重。

3. 辅助治疗 上述治疗后若贫血改善不良，需注意患者是否合并缺铁；重症病例因大量红细胞新生，也可出现相对性缺铁，都要及时补充铁剂。重症患者由于细胞恢复迅速，血浆中钾离子过多转入红细胞而导致血钾突然降低，故应及时补钾，特别是老年患者及原有心血管病者。

用药注意事项

巨幼细胞贫血的治疗首先要针对病因进行治疗，辅以补充治疗。口服叶酸制剂主要在空肠近端吸收，在二氢叶酸还原酶的作用下形成有活性的 N_5 -甲基四氢叶酸，其在维生素 B_{12} 的作用下进行甲基转移反应形成四氢叶酸，然后进入细胞参与重要的代谢过程，特别是 DNA 的合成，进而治疗巨幼细胞贫血。吸收不良者口服叶酸的剂量不宜过大，通常 1～2 个月血常规和骨髓象可恢复正常，纠正后不需要维持治疗。若胃肠道疾病使口服制剂难以吸收，可肌内注射叶酸或亚叶酸钙，以及维生素 B_{12} 直至血红蛋白恢复正常；恶性贫血或胃全部切除者需终身采用注射维持治疗；维生素 B_{12} 缺乏伴有神经症状者对治疗的反应不一，有时需大剂量长疗程治疗，凡神经系统症状持续超过 1 年难以恢复者、恶性贫血者、胃切除者、先天性内因子缺陷者需终身维持治疗；对于单纯维生素 B_{12} 缺乏的患者不宜单用叶酸治疗，否则会加重维生素 B_{12} 缺乏，应特别警惕神经系统症状发生或加重。同时可加强营养知识教育，纠正偏食及不正确的烹调习惯。对高危人群可给予适当的干预措施，如口服小剂量叶酸或维生素 B_{12} 进行预防。而应用干扰核苷酸合成药物治疗的患者应同时补充叶酸和维生素 B_{12}。

维生素 C 可促进叶酸转化为有生理活性的四氢叶酸，并提高四氢叶酸及其衍生物的稳定性，故叶酸补充治疗时可联用维生素 C，0.2 g/次，3 次/d。而维生素 B_{12} 不宜与维生素 B、维生素 C 或维生素 K 等溶液混合给药。苯巴比妥、苯妥英钠、氨基糖苷类抗生素等药物可抑制维生素 B_{12} 在肠道的吸收，故不宜混用。

岗位对接

患者，女，25 岁，身高 160 cm，体重 45 kg。中期妊娠，营养不良，7 年酗酒史，由于早孕反应恶心、呕吐、畏食，近期体重明显下降 8 kg。主要症状为劳累性呼吸困难、心悸、腹泻。无既往用药史，无药物及食物过敏史。无神经精神症状。实验室检查结果：血细胞比容 5.5%，MCV 112 fL，MCH 34 pg，红细胞 11.2×10^{12}/L，叶酸 3.0 ng/mL，血清维生素 B_{12} 50 ng/mL，网织红细胞 1%，血小板 75×10^{9}/L，白细胞 0.2×10^{9}/L。

结合本节所学内容，你会建议患者服用何种药物？并简述给药方案和注意事项。

第三节 再生障碍性贫血

案例讨论

患者，女，22 岁。主诉：乏力、头晕、皮肤瘀点 2 个月。无既往史。查体：面色苍白，皮肤散在瘀点，肝脾未触及。实验室检查：血红蛋白 75 g/L、白细胞 2.2×10^{9}/L、血小板 35×10^{9}/L、网织红细胞 0.4%。骨髓象：增生减低，粒系、红系、巨核系均减少。

1. 该患者的初步诊断是什么？
2. 诊断该疾病的临床指征是什么？

再生障碍性贫血(aplastic anemia，AA，简称再障)，是由各种原因造成的骨髓造血功能减弱或衰竭，主要表现为全血细胞减少和贫血、出血、感染等。再障可发生于各年龄段，青壮年发病率较高，男性多于女性。在我国，再障发病率不高，约为 7.4/100 万人口。

疾病概述

再障发病原因不明确，半数以上患者无明确病因，称为原发性再障；另一部分患者可找到明确病因，为继发性再障。再障可能的发病原因有：①病毒感染。如肝炎病毒、EB 病毒、人类免疫缺陷病毒(human immunodeficiency virus，HIV)。其中又以肝炎病毒最为常见，继发于乙型或丙型肝炎病毒感染，称为病毒性肝炎相关性再障。②化学因素。药物是引起再障的最常见因素。药物性再障有两种类型。一类与药物剂量有关，即药物达到一定剂量时会引起骨髓抑制，而这种抑制作用一般是可逆的，如各类抗肿瘤药物。另一类与药物剂量关系不大，多系药物的过敏反应，与患者的个体敏感性有关，仅个别患者发生，常导致持续性再障且很难预防。③物理因素。骨髓是放射线敏感组织，高能量射线如 X 射线、γ 射线、中子射线等可阻碍细胞 DNA 复制，造成造血干细胞减少，损害骨髓造血微环境。④免疫因素。再障的发生与自身免疫紊乱有关。⑤阵发性睡眠性血红蛋白尿(paroxysmal nocturnal hemoglobinuria，PNH)。PNH 和再障关系十分密切。

再障的发病机制极为复杂，目前主要认为与以下三方面有关。①造血干细胞缺乏或缺陷是再障的主要发病机制。动物实验及再障患者骨髓细胞体外培养均发现存在造血干细胞缺乏或缺陷。再障患者骨髓 $CD34^{+}$ 细胞较正常人明显减少；造血干细胞集落形成能力显著降低。②造血微环境支持功能异常。造血微环境包括基质细胞及其分泌的细胞因子，起支持造血细胞增殖及促进各种细胞生长发育的作用。研究提示造血微环境支持功能异常在再障发病中可能具有作用。③免疫功能异常。近年来，研究证实免疫功能特别是细胞免疫异常为再障的主要发病机制。再障患者外周血及骨髓淋巴细胞比例增高，T 细胞亚群失衡。T 细胞功能异常亢进、淋巴因子介导的造血干细胞过度凋亡和细胞毒性 T 细胞的直接杀伤作用，可引起骨髓衰竭。多数患者使用免疫治疗有效。

诊断要点

根据患者的病情、血常规、骨髓象及预后，可分为重型再障(SAA)和非重型再障(NSAA)。SAA 起病急，进展迅速，病情严重，症状包括贫血、出血和感染：①贫血。发病初期贫血症状常不明显，但随着病程进展，苍白、乏力、头昏、心悸和气短等贫血症状进行性加重。②出血。患者几乎均有出血倾向，且出血部位广泛。轻者皮肤可有出血点或大片瘀斑，口腔黏膜、鼻腔、牙龈等出血。重者出现内脏出血，主要表现为消化道出血、血尿、眼底出血(常伴有视力障碍)和颅内出血，后者常危及患者生命。③感染。以呼吸道感染最为常见，其次为消化道、泌尿生殖道及皮肤、黏膜感染等，常合并败血症。致病菌以大肠埃希菌、铜绿假单胞菌、金黄色葡萄球菌多见。多数患者有发热现象，体温高于 39 ℃。出血和感染发热为首发及主要表现，且两者相互影响，使病情恶化。NSAA 起病和进展缓慢，以贫血为首发和主要表现。出血症状一般较轻，多为皮肤、黏膜、牙龈等体表出血，内脏出血较为少见。病程中可有轻度感染、发热，多以呼吸道感染为主，较易控制。若治疗得当，不少患者可获得长期缓解以至痊愈，但少数患者因骨髓衰竭加重而转变为 SAA。

典型再障病例临床诊断标准如下：①全血细胞减少，网织红细胞绝对值减少，淋巴细胞比例增高；②一般无肝、脾肿大；③骨髓检查显示至少一个部位增生降低或重度降低，造血细胞减少，非造血细胞比例增高，骨髓小粒空虚。有条件者应做骨髓活检，可见造血组织均匀减少；④能排除其他引起全血细胞减少的疾病；⑤一般抗贫血药物治疗无效。SAA 的血常规应具备下述三项中的两项：①网织红细胞绝对值$<15\times10^9/L$；②中性粒细胞$<0.5\times10^9/L$；③血小板$<20\times10^9/L$。骨髓增生广泛重度减低。NSAA 指达不到 SAA 诊断标准的再障。

再障在临床上需注意与其他全血细胞减少的疾病相鉴别，如 PNH。典型患者有血红蛋白尿发作，易鉴别。非典型患者无血红蛋白尿发作，易被误诊为再障。可通过酸溶血试验(Ham 试验)、蛇毒因子溶血试验(CoF 试验)或流式细胞仪检测骨髓或外周血细胞膜 CD55、CD59 表达等方法进行鉴别。其他全血细胞减少疾病还包括骨髓增生异常综合征、急性造血功能停滞、急性白血病等。可借助于观察病态造血、骨髓活检、造血干细胞培养、溶血试验、染色体、癌基因、核素骨髓扫描等检查加以鉴别。

辅助检查

1. 血常规 呈全血细胞减少，少数病例早期可仅有一系或二系细胞减少。贫血多为正细胞正色素性贫血，少数呈轻度大红细胞。红细胞轻度大小不一，但无明显畸形及多染现象，一般无幼红细胞出现，网织红细胞显著减少。中性粒细胞、嗜酸性粒细胞、单核细胞、淋巴细胞绝对值减少，其中中性粒细胞减少尤为明显。血小板计数减少，且形态较小，可致出血时间延长。SAA 可见网织红细胞绝对值$<15\times10^9/L$，中性粒细胞$<0.5\times10^9/L$，血小板$<20\times10^9/L$。

2. 骨髓象 呈多部位增生减低或重度减低，粒、红系及巨核细胞明显减少且形态大致正常。淋巴细胞、网状细胞和浆细胞等非造血细胞显著增多。骨髓小粒镜检无造血细胞，呈空虚状，可见较多脂肪滴。

3. 骨髓活组织检查和放射性核素骨髓扫描　骨髓活组织检查可见造血组织均匀减少而脂肪组织增多。放射性核素硫化锝或氯化铟全身骨髓 γ 照相可反映全身功能性骨髓的分布，再障时正常骨髓部位的放射性摄取降低甚至消失，因此可以间接反映造血组织减少的程度和部位。

4. 其他检查　造血干细胞体外培养可见细胞集落数明显减少；$CD4^+$ 细胞与 $CD8^+$ 细胞比值降低；Th1 与 Th2 型细胞比值增高；成熟中性粒细胞碱性磷酸酶活性增强；溶血检查为阴性。

常用治疗药物

一、免疫抑制剂

无法进行造血干细胞移植的 SAA 患者，首选免疫抑制剂进行治疗。免疫治疗前需控制患者出血及感染。

抗胸腺细胞球蛋白(ATG)

【药理作用】ATG 是从马或兔血清中提取的多克隆抗体，能够与 T 细胞表面抗原结合，通过补体依赖性细胞毒作用和调理作用，清除活化的 T 细胞，抑制 T 细胞介导的免疫反应。抑制 T 细胞对造血干细胞的攻击，解除免疫系统对骨髓的抑制；促进残存造血干细胞的增殖与分化，恢复骨髓造血功能。诱导免疫耐受，调节 Th1/Th2 细胞平衡，减少促炎因子（如 IFN－γ、TNF－α）的释放。

【适应证】SAA、极重型再障（VSAA）。

【给药方案】ATG 由被免疫的猪或兔血清提取制备。目前国内市场用于再障治疗的 ATG 主要有：猪 ATG，剂量为 20～30 mg/(kg・d)；兔 ATG（即复宁），剂量为 2.5～5 mg/(kg・d)，连用 5 天。用药前需做过敏试验，先将猪 ATG 25 mg 或兔 ATG 2.5 mg 加到 100 mL 生理盐水中静脉滴注超过 1 小时进行静脉试验，观察是否有严重全身反应或过敏反应。静脉滴注 ATG 不宜过快，每日剂量应输注 12～18 小时。用药前需使用糖皮质激素和抗组胺药物以防止过敏反应。出现血清病患者静脉应用糖皮质激素冲击治疗。ATG 有抗血小板活性，再障患者应用 ATG 需要密切监测，保证足够的血小板计数，一般高于 $20\times10^9/L$。

【不良反应及注意事项】常见发热、寒战、皮疹，偶见低血压、呼吸困难。血清病发生于用药后 7～14 天，表现为发热、关节痛、皮疹、淋巴结肿大；可使用糖皮质激素（如泼尼松）缓解症状。长期免疫抑制可能导致细菌、病毒（如巨细胞病毒）、真菌感染，需密切监测并预防性使用抗生素/抗真菌药物。ATG 可能进一步降低血小板计数，增加出血风险。

抗淋巴细胞球蛋白(ALG)

【药理作用】ALG 通过结合并清除患者体内的 T 细胞，抑制其免疫活性，从而阻断 T 细胞对造血干细胞的攻击。减少 T 细胞分泌的造血负调控因子（如 IFN－γ、TNF－α），改善骨髓微环境。解除免疫介导的造血抑制后，残存的造血干细胞得以增殖分化，恢复造血功能。

诱导免疫耐受，重建正常的免疫稳态。

【适应证】SAA、VSAA。

【给药方案】ALG由被免疫的马或兔血清提取制备。肌内注射：马ALG，剂量为4～20 mg/(kg·d)；兔ALG，剂量为0.5～1 mg/(kg·d)，连用15天。静脉滴注：马ALG，剂量为7～20 mg/(kg·d)，稀释于50～100 mL 0.9%氯化钠注射液中，4～6小时滴完。

【不良反应及注意事项】肌内注射ALG可引起局部疼痛、红肿、发热、荨麻疹等，甚至有过敏性休克；静脉滴注也可有短时高热(38～40 ℃持续3小时)、发冷，有时伴有关节痛和气短。

环孢素(Cs)

【药理作用】Cs是一种免疫抑制剂，通过抑制T细胞活性，减少细胞因子(如IL-2)的产生，从而抑制免疫系统对造血干细胞的攻击，促进骨髓造血功能的恢复。

【适应证】再障，尤其是中重度或极重度患者。

【给药方案】口服，剂量6 mg/(kg·d)左右，疗程一般长于1年。Cs治疗再障的具体血药浓度并不明确，治疗窗比较宽，需要参照患者的血药浓度、造血功能、T细胞免疫恢复情况、药物不良反应等进行个体化治疗，兼顾疗效和药物不良反应。可与ATG联合治疗，SAA患者单用ATG或Cs的有效率及无病生存率显著低于ATG联合Cs。

【不良反应及注意事项】包括肝肾功能损害、牙龈增生、胃肠道反应等。

二、促造血治疗药物

雄激素

【药理作用】雄激素进入体内，在体内生成5α-双氢睾酮和5β-双氢睾酮。前者可促使肾脏产生促红细胞生成素，巨噬细胞产生粒细胞巨噬细胞集落刺激因子；后者对造血干细胞具有直接刺激作用，促进其增殖和分化，刺激骨髓红系造血。雄激素是再障治疗的基础用药，其发挥作用需要患者仍有残余的造血干细胞，单独用于SAA则治疗无效。

【适应证】再障，尤其是NSAA患者或无法接受免疫抑制治疗者。

【给药方案】①司坦唑醇2 mg，3次/d；②十一酸睾酮40～80 mg，3次/d；③达那唑0.2 g，3次/d；④丙酸睾酮100 mg/d，肌内注射。

【不良反应及注意事项】雄激素有肝脏毒性，应定期检测肝功能和肝脏超声。对于女性患者，雄激素有男性化作用。应根据药物作用效果和不良反应调整剂量和疗程。

造血生长因子

【药理作用】造血生长因子通过直接刺激残余造血干细胞而促进骨髓恢复或者通过提高造血细胞功能，使患者延长生存期以等待其他治疗药物出现疗效。

【适应证】再障，适用于免疫抑制治疗无效或无法耐受的患者。

【给药方案】①重组人粒细胞集落刺激因子(rhG-CSF)，剂量为5 μg/(kg·d)。可刺激髓系造血前体细胞增生而使中性粒细胞增加，减少再障患者严重致命感染的发生率，但常需维持给药。使用过程中应每周监测血常规2次，特别是中性粒细胞数目的变化情况。②重组人促红细胞生成素(rhEPO)，常用50～100 U/(kg·d)，大剂量可提高部分再障患者的血红蛋白，但造血细胞因子价格昂贵，因此目前仅限于 SAA 免疫抑制剂治疗时的辅助用药。

【不良反应及注意事项】rhG－CSF：骨痛、发热、头痛、肌肉痛等。rhEPO：高血压、血栓、头痛等。

药物治疗管理

1. 疗效监测

(1) 基本治愈：贫血和出血症状消失，血红蛋白男性达 120 g/L、女性达 110 g/L，白细胞达 4×10^9/L，血小板达 100×10^9/L，随访 1 年以上未复发。

(2) 缓解：贫血和出血症状消失，血红蛋白男性达 120 g/L、女性达 100 g/L，白细胞达 3.5×10^9/L 左右，血小板也有一定程度的增加，随访 3 个月病情稳定或继续好转。

(3) 明显好转：贫血和出血症状明显好转，血红蛋白较治疗前 1 个月内常见值增长 30 g/L 以上，并能维持 3 个月。

判定以上三项疗效标准者均应 3 个月内不输血。

(4) 无效：经充分治疗后症状、血常规未见明显好转。

2. 药学监护及用药教育

(1) 雄激素：常见的副作用有雄性化作用，女性出现多毛、闭经、阴蒂肥大、乳房缩小，男性则出现性欲亢进，并有一定程度的水钠潴留作用；另具一定的肝毒性。孕妇、哺乳期妇女禁用，已确诊或怀疑为前列腺癌或乳腺癌的男性禁用；青春期前男孩应慎用雄激素，以避免骨骺早闭及性早熟。因雄激素可能偶尔会诱发液体潴留，如患者患有隐性或显性心脏衰竭、肾功能不全、高血压、癫痫、偏头痛，应定期复查。十一酸睾酮必须在用餐时服用，以产生适当的血浆睾酮水平。糖尿病患者用雄激素治疗可能会导致胰岛素敏感性增加。

(2) Cs：不良反应通常与剂量相关，降低剂量即可减轻。不良反应的类型通常在所有适应证的患者中相同，但严重程度和发生频率存在个体差异。主要副作用为肾毒性，另外还有消化道反应、多毛症、总胆红素血症和末梢感觉异常等，用药期间需检测血药浓度，有未控制的感染的患者避免使用。高血压者如充分治疗后仍控制不佳，则 Cs 应减量或停药。该药物与多种药物、食物存在有临床意义的相互作用，故应在医生、药师的密切监护下使用，并定期随访，监测血药浓度。

(3) ATG：不良反应有发热、寒战、血小板减少、关节疼痛、血栓性静脉炎等。用药前需要做过敏试验，静脉滴注速度不宜过快，静脉滴注时间不得少于 4 小时，应选用大静脉滴注。每日剂量应维持静脉滴注 12～16 小时，用药过程中使用糖皮质激素防止过敏反应和血清病。用药过量(一日大于 5 mg/kg)会导致白细胞及血小板减少。长期使用(超过 3 周)会导致严重感染，并有增加淋巴瘤发生的危险。

治疗药物应用原则

再障应视为内科急症，尤其是 SAA，必须立即采取积极的治疗措施。

1. 保护措施预防感染 重视个人卫生，尤其应保持皮肤和口腔的清洁，注意饮食和环境卫生。SAA 患者需要保护性隔离；避免出血，防止外伤和剧烈活动；避免使用对骨髓有损伤作用和抑制血小板功能的药物；与患者积极沟通，必要时进行心理护理。

2. 支持治疗 对症治疗，主要目的是纠正患者贫血，控制出血和感染，避免病情恶化。

(1) 纠正贫血:通常认为血红蛋白<60 g/L,且患者对贫血耐受较差时,可输注红细胞。即使再障患者白细胞和/或血小板数减少,也应该输浓缩红细胞,而不是输全血。

(2) 控制出血:可用酚磺乙胺(止血敏)和氨基己酸(泌尿生殖系统出血患者禁用)。对于血小板减少引发的严重出血,如胃肠道出血、血尿或伴有头痛、呕吐、颅内压增高等症状的颅内出血,应即刻输注浓缩血小板。产生抗血小板抗体,导致无效输注者应输注人类白细胞抗原配型相合的血小板。

(3) 控制感染:及时采用经验性广谱抗生素进行治疗,一般推荐联合使用,如β-内酰胺类+氨基糖苷类。同时做细菌培养和药敏试验,药敏试验有结果后应换用敏感抗生素进行治疗。抗菌药物的选择还应参考患者的感染史和抗生素应用情况。长期使用广谱抗生素可诱发二次感染和肠道菌群失调。真菌感染可用两性霉素B等抗真菌药物。

(4) 护肝治疗:再障常合并肝功能损害,应酌情选用护肝药物。

3. 药物治疗 再障在治疗前应首先确定是SAA还是NSAA。SAA的治疗以ATG、ALG、Cs、肾上腺皮质激素及细胞因子等药物为主。NSAA的治疗一般采用雄激素、中药、Cs等药物。

4. 造血干细胞移植 造血干细胞移植为治疗干细胞缺陷引起再障的最佳疗法,且能达到根治的目的。对于20周岁以下且由干细胞缺陷引发的再障患者,首选造血干细胞移植。对于40周岁以下、无感染及其他并发症且有合适供体的SAA患者,可考虑造血干细胞移植。应注意移植前必须控制出血及感染,在未控制出血或感染情况下进行移植风险很大。

用药注意事项

再障患者一般采用雄激素治疗,临床疗效可达80%左右,若病情相对较重或治疗半年以上无效,可加用Cs进一步提高疗效。雄激素是一种蛋白同化激素,具有促进蛋白质合成、抑制蛋白质分解、降低血胆固醇和甘油三酯、促使钙磷沉积和减轻骨髓抑制等作用,可促进造血治疗。用药期间应定期进行凝血功能、血清铁、铁结合力、血细胞比容、血红蛋白、血脂、肝功能的检查。对于青年男性患者,应定期检查睾丸大小及精子数量。青春期前的男性需每6个月做一次X线骨龄检查。

虽然有些再障病例发病原因不明,但很多病例是由化学物质、服药或接触放射性物质所致,因此应采取预防措施。再障治疗应注意早期治疗、坚持治疗和维持治疗。此外,联合治疗,如ALG/ATG和Cs联合治疗、Cs和雄激素联合治疗等可提高SAA的治疗效果。欧洲血液和骨髓移植组采用ALG、Cs、甲泼尼龙和rhG-CSF联合治疗,对SAA有效率已提高到82%。

中医治疗再障以补肾为本,兼益气活血。常用中药为鹿角胶、仙茅、淫羊藿、黄芪、地黄、首乌、当归、肉苁蓉、巴戟天、补骨脂、菟丝子、枸杞子、阿胶等。六味地黄丸、当归首乌汤、十四味建中汤、右归饮、黄连解毒汤等中药方剂可用于治疗再障。

岗位对接

患者,男,66岁。2010年年初因着凉出现腹泻,口服氯霉素治疗后腹泻停止,而后逐渐出现全身乏力,自觉感冒,口服去痛片、对乙酰氨基酚治疗,症状未见好转,并且发现面色逐渐苍白，检查发现全血细胞减少，骨髓穿刺检查后诊断为“再生障碍性贫血”，给予对症治疗，病情稳定后出院。起初口服中药治疗，病情基本稳定，今年来因感冒、发热反复入院治疗，输血多次，间断口服青霉素V钾片抗感染治疗。2012年开始应用司坦唑醇治疗(4 mg/次口服，每日3次)，同时口服其他辅助药物治疗，偶有齿龈出血、眼结膜出血、皮肤出血点。曾多次给予红细胞悬液输注，近日自觉头晕症状加重入院。辅助检查：白细胞 1.4×10^9/L，中性粒细胞百分比49.6%，血红蛋白29 g/L，红细胞 0.88×10^{12}/L，血细胞比容8.7%，血小板 1×10^9/L，红细胞沉降率150 mm/h。

结合本节所学内容，你会建议患者服用何种药物？并简述给药方案和注意事项。

目标检测

1. 缺铁性贫血的主要病因是　（　　）
A. 维生素 B_{12} 缺乏　B. 叶酸缺乏
C. 铁摄入不足或丢失过多　D. 骨髓造血功能障碍

2. 缺铁性贫血患者最常见的症状是　（　　）
A. 皮肤黄疸　B. 心悸、乏力　C. 关节疼痛　D. 视物模糊

3. 治疗缺铁性贫血的首选药物是　（　　）
A. 维生素 B_{12}　B. 叶酸
C. 硫酸亚铁　D. 促红细胞生成素

4. 口服铁剂治疗缺铁性贫血时，最佳的服用时间是　（　　）
A. 餐前1小时　B. 餐后1小时　C. 餐中　D. 睡前

5. 口服铁剂时，以下食物会抑制铁的吸收的是　（　　）
A. 橙汁　B. 牛奶　C. 瘦肉　D. 菠菜

6. 缺铁性贫血患者补充铁剂后，血红蛋白开始上升的时间通常是　（　　）
A. 1～2天　B. 1～2周
C. 1～2个月　D. 3～6个月

7. 以下情况不适合口服铁剂治疗的是　（　　）
A. 轻度缺铁性贫血　B. 胃肠道疾病导致铁吸收障碍
C. 妊娠期缺铁性贫血　D. 慢性失血导致的缺铁性贫血

8. 静脉注射铁剂的适应证不包括　（　　）
A. 口服铁剂无效　B. 胃肠道疾病导致铁吸收障碍
C. 需要快速纠正贫血　D. 轻度缺铁性贫血

9. 缺铁性贫血患者补充铁剂后，以下指标最先恢复正常的是　（　　）
A. 血红蛋白　B. 血清铁
C. 网织红细胞计数　D. 血清铁蛋白

10. 以下药物可以增强铁剂吸收的是　（　　）
A. 抗酸药　B. 维生素C
C. 钙剂　D. 四环素类抗生素

11. 巨幼细胞贫血的主要病因是 (　　)
A. 铁缺乏　B. 维生素 B_{12} 或叶酸缺乏
C. 慢性失血　D. 遗传性溶血

12. 维生素 B_{12} 缺乏导致的巨幼细胞贫血，最常见的病因是 (　　)
A. 饮食摄入不足　B. 胃大部切除术后　C. 肠道吸收障碍　D. 慢性肝病

13. 叶酸缺乏导致的巨幼细胞贫血，最常见的病因是 (　　)
A. 饮食摄入不足　B. 胃大部切除术后　C. 肠道吸收障碍　D. 慢性肝病

14. 巨幼细胞贫血的典型血液学特征是 (　　)
A. 小细胞低色素性贫血　B. 大细胞性贫血
C. 正细胞正色素性贫血　D. 溶血性贫血

15. 治疗维生素 B_{12} 缺乏导致的巨幼细胞贫血，首选药物是 (　　)
A. 口服铁剂　B. 肌内注射维生素 B_{12}
C. 口服叶酸　D. 输血

16. 治疗叶酸缺乏导致的巨幼细胞贫血，首选药物是 (　　)
A. 口服铁剂　B. 肌内注射维生素 B_{12}
C. 口服叶酸　D. 输血

17. 在治疗巨幼细胞贫血时，补充叶酸的同时应注意补充 (　　)
A. 铁剂　B. 维生素 B_{12}　C. 维生素 C　D. 维生素 D

18. 巨幼细胞贫血患者出现神经系统症状，最常见的原因是 (　　)
A. 铁缺乏　B. 维生素 B_{12} 缺乏　C. 叶酸缺乏　D. 慢性失血

19. 巨幼细胞贫血患者在接受维生素 B_{12} 治疗后，最先改善的指标是 (　　)
A. 血红蛋白水平　B. 网织红细胞计数　C. 血小板计数　D. 白细胞计数

20. 巨幼细胞贫血患者在治疗过程中，应定期监测的指标是 (　　)
A. 血清铁水平　B. 血清维生素 B_{12} 和叶酸水平
C. 血清钙水平　D. 血清钾水平

21. 再障的主要病理特征是 (　　)
A. 骨髓增生极度活跃　B. 骨髓造血功能衰竭
C. 外周血红细胞破坏增加　D. 铁代谢障碍

22. 再障的典型血常规表现是 (　　)
A. 全血细胞减少　B. 仅红细胞减少　C. 仅白细胞减少　D. 仅血小板减少

23. 再障的诊断“金标准”是 (　　)
A. 血常规检查　B. 骨髓活检
C. 血清铁蛋白测定　D. 网织红细胞计数

24. 再障的常见病因不包括 (　　)
A. 药物或化学物质　B. 病毒感染　C. 自身免疫异常　D. 铁缺乏

25. 治疗 SAA 的首选方法是 (　　)
A. 输血支持治疗　B. 免疫抑制治疗　C. 铁剂补充　D. 脾切除术

26. 再障患者接受免疫抑制治疗时，常用的药物是 (　　)
A. Cs　B. 铁剂　C. 维生素 B_{12}　D. 叶酸

27. 再障患者输血治疗时，最需要警惕的并发症是　（　）
A. 感染　B. 铁过载　C. 过敏反应　D. 溶血反应

28. 再障患者使用 Cs 治疗时，需要监测的指标是　（　）
A. 血药浓度　B. 血清铁水平　C. 网织红细胞计数　D. 血小板计数

29. 再障患者出现感染时，首选的治疗措施是　（　）
A. 立即使用广谱抗生素　B. 增加免疫抑制剂用量
C. 输注血小板　D. 输注红细胞

30. 再障患者使用 ATG 治疗时，常见的不良反应是　（　）
A. 过敏反应　B. 铁过载　C. 溶血　D. 骨髓增生

31. 再障患者长期输血治疗可能导致　（　）
A. 铁过载　B. 维生素 B_{12} 缺乏　C. 叶酸缺乏　D. 低钙血症

32. 再障患者使用促造血生长因子（如促红细胞生成素、G－CSF）的目的是　（　）
A. 刺激骨髓造血　B. 抑制免疫反应　C. 减少输血需求　D. 改善铁代谢

33. 再障患者使用雄激素治疗的机制是　（　）
A. 刺激骨髓造血　B. 抑制免疫反应　C. 改善铁代谢　D. 减少输血需求

第十三章 临床常见中毒物质与解救

学习目标

1. 掌握有机磷酸酯类、镇静催眠药、金属和类金属等物质中毒的临床表现及特异的解救药物。

2. 熟悉临床常见中毒物质的一般救治原则。

3. 了解有机磷酸酯类、镇静催眠药、金属和类金属等物质中毒的机制。

4. 通过学习本章内容，树立关爱生命、关注健康、乐于奉献的思想理念。

外部有害化学物质进入人体后，通过与机体组织发生相互作用，可能造成短期或长期的健康损伤，称为中毒。根据物质来源差异，致病毒物可分为四大类：农业生产中使用的杀虫剂与除草剂、工业生产过程产生的有毒化合物、药物不当使用以及天然存在的有毒动植物成分。中毒的临床结局取决于机体实际接触的毒物剂量、毒物在体内的代谢时间窗，以及医疗系统对中毒事件的识别速度与干预措施的时效性。

第一节 一般救治原则

根据毒物作用持续时间差异，临床中毒类型主要划分为急性与慢性两大类。急性中毒指机体在短期内接触大量毒性物质引发的病理状态，具有起病急骤、症状剧烈、病程进展快等特点，若未及时采取有效治疗措施，可能危及生命。慢性中毒则源于长期暴露于低剂量毒性环境，常见于职业性接触或特定地域性疾病。

在中毒应急处置方面，首要措施是迅速将患者转移至安全区域并切断毒物接触途径。临床救治遵循系统性原则：① 立即停止毒物接触；② 清除体表或消化道尚未吸收的毒物；③ 通过利尿、血液净化等手段促进已吸收毒物的代谢排出；④ 针对特定毒物选用对应解毒剂进行中和；⑤ 配合生命体征监测、器官功能支持等综合治疗手段，维持患者生理机能。

一、立即停止毒物接触

毒物由呼吸道或皮肤侵入时，要立即将患者撤离中毒现场。脱去污染的衣服，用肥皂水和大量温水清洗皮肤和毛发，一般可不用药物中和。如毒物溅入眼内，应立即用清水彻底冲洗，局部一般不用化学拮抗药清除未吸收的毒物。

二、清除尚未吸收的毒物

1. 体表毒物清除 体表沾染毒物时应立即脱去已污染的衣服，用流动的生理盐水或清水彻底冲洗皮肤及毛发，对可能经皮肤吸收中毒或引起化学性烧伤的毒物更要充分冲洗，可考虑选择适当中和剂进行中和处理。若毒物遇水能发生化学反应，应注意先用干布抹去沾染的毒物后再用清水冲洗。冲洗过程尽量避免使用热水，以免增加毒物的吸收。对于眼部沾染的毒物，要优先彻底冲洗，首次应用流动的生理盐水或清水冲洗至少 15 分钟，必要时反复冲洗；在冲洗过程中嘱患者做眨眼动作，有助于充分去除有毒物质。

2. 消化道中毒的催吐与洗胃　对意识清醒、神志清楚、中毒时间较短（一般在中毒后 1 小时内）且能够配合操作的患者采用机械、药物或物理方法进行催吐。催吐时避免呕吐物误入气管，必要时让患者头部低垂或转向一侧。存在下列情况的患者应禁止催吐：①存在严重意识障碍、抽搐、惊厥；②口服强酸、强碱等腐蚀性毒物，或汽油、煤油等石油蒸馏物中毒；③有休克、严重心脏病、肺水肿、主动脉瘤、食管胃底静脉曲张、消化性溃疡等基础疾病。需注意：口服阿片类药物、抗惊厥类药物、三环类抗抑郁药物等中毒者可能催吐效果不佳，因这些药物可抑制呕吐中枢。对于樟脑、士的宁等易致惊厥药物中毒者，采用催吐可诱发惊厥。故上述两种情况和合并妊娠的患者需慎用催吐。

经口中毒 6 小时内应洗胃，尤其是服毒后 1 小时内洗胃效果最好。根据中毒物质的不同，选用不同的洗胃液。常用洗胃液的作用与用途见表 13－1。但摄入毒物量较多，毒物为缓释制剂或结块，服毒后曾服用大量牛奶或蛋清，抗胆碱药、三环类抗抑郁药、水杨酸盐类药物等使胃排空时间延长的药物中毒者，不应受 6 小时的时间限制。洗胃可能导致吸入性肺炎、心律失常、胃肠道穿孔、消化道出血甚至心脏骤停等并发症，对于服毒量少、存在意识障碍或严重基础疾病的患者需权衡利弊后再决定是否进行洗胃。洗胃过程中密切监测患者的生命体征。

表 13－1　常用洗胃液的作用与用途

洗胃液	作用与用途
生理盐水	常用于中毒药物不明的急性中毒，用于硝酸银、砷化物等药物中毒
碳酸氢钠溶液（2%～5%）	中和酸性毒物，用于有机磷酸酯（敌敌畏、乐果等）、巴比妥类、苦杏仁苷类中毒
高锰酸钾溶液（1∶5 000～1∶10 000）	氧化剂，能氧化破坏生物碱等有机物，常用于巴比妥类、阿片类、奎宁、烟碱、毒扁豆碱及砷化物、氰化物、有机磷等中毒
活性炭混悬液（0.2%～0.5%）	强效吸附剂，能阻止毒物吸收，用于无机及有机毒物中毒
鞣酸溶液（3%～5%）	沉淀剂，能使士的宁、阿扑吗啡、强心苷类等有机物及铅、铝等重金属沉淀
鸡蛋白	能吸附砷、沉淀汞，用于砷、汞等中毒
牛奶与水等量混合	缓解氯酸盐、硫酸铜等化学物质对胃肠道的刺激
氧化镁溶液（4%）	中和酸性物质，用于阿司匹林、硫酸中毒
淀粉溶液（10%）	与碘结合生成蓝色化合物，减少毒性，用于碘中毒
硫酸铜溶液（0.2%～0.5%）	与磷结合生成不溶性磷化铜，用于无机磷中毒

3. 吸入性中毒的处置　发生吸入性中毒时立即将中毒者撤离中毒现场，转移到空气新鲜的地方，保持呼吸道通畅，必要时解开衣扣，确保呼吸顺畅。如果中毒者呼吸困难或停止

呼吸，应立即进行人工呼吸或心肺复苏，并给予氧气吸入。在有条件的情况下，给予高浓度氧气或高压氧治疗，以加速毒物的排出。同时密切观察中毒者的生命体征如神志、体温、脉搏、血压和呼吸情况，及时发现并处理并发症。

4. 导泻或灌肠 口服中毒患者在洗胃和/或灌入吸附剂后可使用导泻药物清除肠道中的毒物，不推荐单独使用导泻药物。常用的导泻药物包括硫酸镁、硫酸钠、甘露醇、山梨醇和复方聚乙二醇电解质散等(表 13-2)。导泻禁用于腐蚀性物质中毒、肠梗阻或穿孔、血容量性低血压、对导泻药物过敏、急性炎症性肠病以及近期进行过肠道手术的患者，慎用于老年、婴幼儿、肾功能不全和肝性昏迷等患者。油剂药不能用于脂溶性毒物导泻，以免增加吸收。当毒物已引起严重腹泻时不再进行导泻。对于口服重金属中毒、缓释药物或肠溶药物中毒以及消化道藏毒品者，可行全肠灌洗，通过经口或胃管快速注入大量聚乙二醇溶液，产生液性粪便促进毒物排出。经导泻或全肠灌洗仍无排便者，可以考虑灌肠。

表 13-2 常用导泻药物的用法与注意事项

导泻药物	用法	注意事项
硫酸镁	每次口服 5～20 g，同时饮 100～400 mL 水，也可用水溶解后服用	本品慎用于合并胃肠麻痹、消化道溃疡或破损、肾功能减退和抑制肠蠕动药物中毒患者，因可增加镁的吸收，形成高血镁，对神经系统、心血管系统产生抑制；也不宜用于苯巴比妥等中枢抑制性药物中毒患者，以免加重对中枢的抑制作用
硫酸钠	每次口服 5～20 g，溶于 250 mL 水中。如 12 小时未排便，可追加服用 1～2 次	本品慎用于年老体弱者，充血性心力衰竭者，水肿者，合并严重心、脑、肺、肾疾病患者，以及妊娠或月经期妇女。因其能与钡离子形成不溶性硫酸钡，在阻断钡离子毒性作用的同时形成大量硫酸钡沉淀而导致肾小管阻塞、坏死，甚至肾衰竭，在治疗钡中毒时应同时给予氯化钾和大量补液
甘露醇	成人：20%甘露醇 250～500 mL；儿童：10%甘露醇 80～100 mL，常于服用后 1 小时起效	本品不良反应较少见，但也有导致剧烈腹痛、肠梗阻、肠穿孔、低钠性脑病甚至猝死等严重不良反应的报告。过量服用可导致胃肠胀气
山梨醇	成人：25%山梨醇 250 mL；儿童：按 2 mg/kg 体重用药，常于服用后 1 小时起效	同甘露醇
复方聚乙二醇电解质散	每 15～20 kg 体重需 1 L 溶液，平均总剂量为 3～4 L	常见不良反应有恶心、腹胀、呕吐、腹泻。禁用于肠梗阻、肠穿孔、中毒性肠炎、中毒性巨结肠、消化道出血和有严重过敏史者

三、加速毒物的排泄

采用补液利尿、血液净化和氧疗/高压氧治疗促进毒物排出。

补液可通过扩充血容量及增加尿量达到促进毒物排泄的目的，多用于以原型从肾脏排出的毒物中毒，合并心、肺、肾功能不全者慎用。同时可通过改变尿液 pH，促进毒物的离子化，从而增加其排泄，如水杨酸、苯巴比妥等弱酸性化合物中毒时，给予碳酸氢钠静脉滴注使尿液 pH＞8.0；弱碱性毒物如苯丙胺、士的宁、苯环己哌啶等中毒时，可用维生素 C 静脉滴注使尿液 pH＜5.0。补液利尿法需注意监测电解质，警惕发生低钾、低钙血症，并应避免用于急性肾衰竭患者。

血液净化包括血液透析、血液滤过、血液灌流、血浆置换，可用于中毒剂量大，毒物毒性强，摄入毒物成分不明，病情迅速进展，合并内环境紊乱或脏器功能障碍，以及毒物进入体内有延迟效应的患者。可结合毒物分子量大小、溶解度、半衰期、分布容积、蛋白结合率、内源性清除率、药动学及临床经验等因素，综合决定是否进行血液净化治疗及选择模式。

氧疗和高压氧治疗通过增加血氧含量及张力，提高组织内氧含量和储氧量，置换出体内有害气体，使失去活力的血红蛋白、细胞色素氧化酶等恢复活性，从而加速毒物的代谢和排泄；通过增加血氧弥散及组织内氧的有效弥散距离，改善组织微循环，促进细胞有氧代谢，从而减轻中毒对机体的损害。

四、使用特异性解毒药

尽早足量使用特异性解毒药，选择正确的给药方法，使特异性解毒药在最短的时间发挥最好的疗效；注意解毒药的配伍，充分发挥解毒药的联合作用，如有机磷酸酯中毒时阿托品与胆碱酯酶复活剂的合用。临床常用特异性解毒药的作用特点及用途见表 13－3。

表 13－3　常用特异性解毒药

特异性解毒药	作用特点	用途
纳洛酮	主要用于阿片类药物中毒的诊断和治疗，几乎无药理活性，也可用于急性乙醇中毒	用于阿片类药物中毒的诊断和治疗
氟马西尼	苯二氮䓬类类似物，具有逆转苯二氮䓬类药物所致中枢镇静作用；内在活性小，可竞争性结合苯二氮䓬受体，从而逆转苯二氮䓬类诱导性镇静状态	用于苯二氮䓬类药物中毒
阿托品	非选择性 M 胆碱受体拮抗剂，造成抗胆碱效应：可致腺体分泌减少、瞳孔扩大、心率增快、胃肠道及膀胱平滑肌抑制，大剂量出现躁动、谵妄、幻觉等中枢表现，严重者昏迷	用于解救有机磷酸酯类中毒
盐酸戊乙奎醚	同时拮抗 N_1（自主神经节）和 N_2（神经肌肉接头）受体，全面对抗有机磷中毒引起的毒蕈碱样（M 样）和烟碱样（N 样）症状，如支气管痉挛、肌颤和呼吸麻痹；此外，该药能透过血脑屏障，阻断中枢胆碱能受体，缓解中枢神经系统症状（如惊厥、意识障碍），并产生镇静效果，凭借高度选择性、长效作用及安全性，其已成为有机磷中毒救治的首选药物	用于解救有机磷酸酯类中毒
氯解磷定	肟类化合物，其季铵基团可直接与胆碱酯酶的磷酸化基团结合而后共同脱离胆碱酯酶，使胆碱酯酶恢复原态及活性。但对被有机磷杀虫剂抑制超过 36 小时已“老化”的胆碱酯酶的复活作用效果差。对烟碱样症状作用明显，而对毒蕈碱样症状作用较弱，对中枢症状作用不明显	用于解救有机磷酸酯类中毒

续表

特异性解毒药	作用特点	用途
维生素 K_1	维生素 K_1 通过促进凝血因子（如凝血酶原，凝血因子Ⅱ、Ⅸ、Ⅹ等）的合成，恢复正常的凝血功能，从而对抗抗凝血类杀鼠剂和抗凝血药的毒性作用	用于抗凝血类杀鼠剂和抗凝血药中毒
盐酸烯丙吗啡	通过与阿片受体竞争性结合，阻断阿片样物质与受体的结合，从而拮抗阿片类药物的中枢抑制作用，恢复呼吸功能，缓解昏迷等症状	用于吗啡、哌替啶急性中毒
二巯丙醇	与重金属离子形成稳定的无毒络合物，这些络合物通过尿液排出体外，从而解除重金属对机体的毒性作用	用于砷、金、汞、铋及酒石酸锑钾中毒
二巯丁二钠	与重金属离子形成稳定的硫化物复合物，这些复合物不溶于水，通过尿液排出体外，从而降低重金属的毒性	用于砷、锑、汞、铅中毒
依地酸钙钠	与体内游离态的重金属离子形成稳定的复合物，促进这些金属离子通过肾脏排出体外，从而减少其在体内的蓄积和毒性	用于铅、铜、锰、镉等中毒，铅中毒疗效好
青霉胺	与铜、汞、铅等金属离子结合，形成低毒或无毒的络合物，这些络合物通过尿液排出体外。对于铜中毒，青霉胺能显著增加尿铜的排出量，疗效优于其他解毒剂。对于铅中毒，虽然其效果不如依地酸钙钠，但仍有较强的解毒作用	用于汞、铜、铅中毒，治疗肝豆状核变性病
亚甲蓝	亚甲蓝分子结构与氰离子（CN^-）相似，可以竞争性地结合氰离子受体，阻断氰离子与细胞膜上的氰离子受体蛋白结合，从而减轻或消除氰化物引起的心肌收缩力减弱、呼吸困难等症状	用于氰化物、亚硝酸盐中毒
硫代硫酸钠	与氰化物结合形成硫氰酸盐，该化合物通过尿液排出体外；与多种金属离子（如砷、汞、铅、铋等）形成低毒或无毒的硫化物，从而降低金属毒性	用于氰化物中毒，也用于砷、汞、铅、铋、碘中毒
亚硝酸钠	与血红蛋白结合形成高铁血红蛋白（MetHb）。高铁血红蛋白能够与血液中的氰离子竞争性结合，从而解除氰化物对细胞色素氧化酶的抑制作用，恢复酶的活性	用于氰化物中毒

五、支持治疗

通过积极的对症支持治疗抢救危重患者，为重要器官功能恢复创造条件。具体措施：①保持呼吸道通畅，必要时气管插管、呼吸支持；②补充循环血容量，使用血管活性药和正性肌力药；③输液或鼻饲供给营养；④应用巴比妥类、地西泮等药物抗惊厥治疗；⑤选用适当抗生素防治感染；⑥对脑水肿、肺水肿、呼吸衰竭、休克、心律失常、肾衰竭、电解质及酸碱平衡紊乱等情况给予积极救治。

第二节 有机磷酸酯类中毒与解救

案例讨论

患者，男，45岁，农民。家属代诉患者2小时前在田间喷洒农药(具体农药名称不详)后出现头晕、恶心、呕吐，随后逐渐意识模糊，四肢无力，被紧急送往急诊科。既往史：无特殊疾病，否认高血压、糖尿病病史。查体：体温36.8 ℃，心率52次/min，呼吸24次/min(浅快)，血压90/60 mmHg。意识模糊，双侧瞳孔针尖样缩小(直径1 mm)，全身大汗，口唇发绀，口腔大量分泌物。听诊双肺湿啰音，心率缓慢，四肢肌束颤动，腱反射减弱。

1. 有机磷酸酯中毒的解救原则是什么？
2. 如何选用有机磷酸酯中毒时的治疗药物？

据世界卫生组织估计，全球每年有数百万人发生急性有机磷酸酯中毒，其中约20万人死亡。我国每年发生的中毒病例中急性有机磷酸酯中毒占20%～30%，其起病急、病情复杂，严重者可出现呼吸衰竭、多脏器功能损伤等严重并发症，病死率可达3%～40%，而早期及时、规范的救治可以明显降低死亡风险。

常见的有机磷酸酯有对硫磷、敌敌畏、敌百虫、乐果等，是目前应用广泛的农药，绝大多数为杀虫剂。有机磷酸酯类通过不可逆抑制胆碱酯酶引发中毒，职业暴露以呼吸道和皮肤吸收为主，非职业暴露中毒多为误服。其毒性机制复杂，涉及急性胆碱能危象和慢性神经损伤。预防需结合工程防护、个体措施及严格监管，救治关键在于早期解毒和综合支持治疗。

疾病概述

有机磷酸酯的结构近似于乙酰胆碱，进入人体后与胆碱酯酶结合形成磷酰化胆碱酯酶，使其失去分解乙酰胆碱的能力，造成胆碱能神经的化学递质乙酰胆碱积聚，激动M、N胆碱受体，出现一系列胆碱能神经兴奋症状。

有机磷酸酯类中毒分为急性中毒和慢性中毒两种。急性中毒：轻度中毒以M样症状为主，中度中毒同时出现M样、N样症状，重度中毒除M样、N样症状加剧外，还可出现明显的中枢神经系统症状。急性中毒的临床表现见表13-4。由脑干乙酰胆碱过度蓄积引起呼吸中枢麻痹及外周血管扩张与心肌抑制引起的循环衰竭是急性中毒的主要直接死因。此外，烟碱受体持续去极化的呼吸肌麻痹和迟发性中间综合征(24～96小时后出现的肌无力)是重症患者预后不良的独立危险因素。慢性中毒多发生在长期低剂量暴露者(如农药生产工人)，主要表现为神经衰弱综合征(如头痛、失眠、记忆力减退)、自主神经失调(如多汗、瞳孔缩小)及偶发肌束颤动。

表13-4 有机磷酸酯类急性中毒的分级及临床表现

分级	胆碱酯酶活性	临床表现
轻度	50%～70%	以M样症状为主：包括头晕、头痛、恶心、呕吐、多汗、胸闷、视物模糊、瞳孔缩小、流涎等。患者意识清醒，无显著呼吸或运动障碍

续表

分级	胆碱酯酶活性	临床表现
中度	30%～50%	M样症状合并N样症状：腹痛、腹泻、支气管分泌物增多、呼吸困难（轻度肺水肿），肌纤维颤动（尤其是眼睑、面部及四肢）、肌束震颤、肌力减退、步态蹒跚。烦躁不安、共济失调，但意识尚清楚
重度	<30%	合并多系统衰竭及生命威胁症状：严重支气管痉挛、大量分泌物、肺水肿、发绀；全身肌肉强直性痉挛、呼吸肌麻痹（导致呼吸衰竭）；抽搐、谵妄、昏迷；引起脑水肿、休克、多器官功能衰竭等并发症

常用治疗药物

有机磷酸酯类中毒常用的解毒药有抗胆碱药和胆碱酯酶复活药。轻度中毒可单独应用抗胆碱药或胆碱酯酶复活药控制症状；中度、重度中毒则需抗胆碱药与胆碱酯酶复活药合用。

一、抗胆碱药

阿托品

【药理作用】抗乙酰胆碱药物，可阻断M胆碱能受体，对抗乙酰胆碱的毒蕈碱样作用，解除平滑肌痉挛，抑制支气管分泌，保持呼吸道通畅，防止发生肺水肿；可消除和减轻有机磷酸酯中毒的中枢神经系统症状，兴奋呼吸中枢，对抗呼吸中枢的抑制作用，拮抗有机磷中毒引起的血压升高和心律失常。但对 N_2 受体激动引起的骨骼肌震颤、呼吸肌麻痹等无效，也无复活胆碱酯酶的作用，因此须与对因治疗药——胆碱酯酶复活药合用。

【适应证】用于治疗胃肠绞痛、胆绞痛（效果不稳定）、肾绞痛及膀胱刺激症状。对胃肠痉挛性疼痛的缓解效果尤为显著，但对胆管和输尿管的解痉作用较弱。也可用于麻醉前给药、缓慢型心律失常、感染性休克、虹膜睫状体炎、眼底检查与验光、儿童近视防控、有机磷中毒、毒蕈碱中毒、锑剂中毒等。

【给药方案】轻度中毒时阿托品1～2 mg皮下注射，1～2小时给药一次，患者阿托品化后改为0.5 mg皮下注射，8小时一次；中度中毒时2～4 mg静脉注射，以后每30分钟1～2 mg静脉注射，阿托品化后改为0.5～1 mg皮下注射，每4～6小时一次；重度中毒时3～10 mg静脉注射，之后每10～30分钟给予2～5 mg静脉注射，阿托品化后改为0.5～1 mg皮下注射，每2～6小时1次。有条件者可采用微量泵持续静注阿托品，可避免间断静脉给药血药浓度的峰谷现象。

【不良反应及注意事项】常见不良反应有口干、口鼻咽喉干燥（发生率最高）、心率加快、心悸、血压波动、畏光、视物模糊、局部过敏反应、排尿困难或尿潴留（尤其老年患者）、腹胀、便秘，严重时导致麻痹性肠梗阻，胃食管反流风险增加。治疗有机磷酸酯中毒时应及时、足量、重复给药，直至阿托品化。阿托品化即临床出现瞳孔扩大、口干、皮肤干燥和颜面潮红、肺部湿啰音消失及心率加快。此时可根据病情减少剂量，维持治疗3～7天。有机磷酸酯类中毒患者对阿托品的耐受量明显提高，故此时用量比常规量要大，但不能认为剂量越大效果越好。阿托品用量过大可产生中毒，出现躁动、幻觉、谵妄、全身潮红、高热、心律失常甚至昏迷等。因此，在应用阿托品的过程中，一方面要给足剂量确保阿托品化，另一方面要严格鉴别阿托品中毒。

【药物相互作用】大剂量阿托品与吩噻嗪类抗精神病药（如氯丙嗪）或三环类抗抑郁药（如阿米替林）联用时，可增强中枢抗胆碱作用，表现为谵妄、幻觉等，同时增加青光眼和尿潴留风险。阿托品与β受体阻滞剂联用可能增加房室传导阻滞风险。阿托品与胆碱酯酶复活药（如解磷定类）联用可协同解毒，但需严格控制阿托品剂量以避免过量导致中毒。

盐酸戊乙奎醚

【药理作用】盐酸戊乙奎醚为新型选择性抗胆碱药，对外周 M 受体和中枢 M、N 受体均有作用，但选择性作用于 M_1、M_3 受体，而对位于心脏的 M_2 受体作用极弱，故对心率影响小，其对抗腺体分泌和平滑肌痉挛的作用比阿托品更强，支气管痉挛改善更明显。

【适应证】作为有机磷酸酯中毒的急救药物，须与胆碱酯酶复活药联用。其长效性和选择性可减少阿托品化过程中的心率加快风险。对中毒后期或胆碱酯酶“老化”患者，可单用维持阿托品化。

【给药方案】盐酸戊乙奎醚用量需求小，作用时间长，生物半衰期长，重复用药次数少。成人首剂用量：轻度中毒 1～2 mg，中度中毒 2～4 mg，重度中毒 4～6 mg。维持剂量：轻度中毒 1 mg/12 h；中度至重度中毒 1～2 mg/(8～12)h，其停药指征同阿托品化。

【不良反应及注意事项】常见不良反应有口干、面红、皮肤干燥、视物模糊（女性多见）、尿潴留（老年男性伴前列腺增生风险高）、谵妄（大剂量时）。判断阿托品化需以口干、皮肤干燥为指标，而非心率加快。老年患者需监测尿量、意识状态及生命体征。

【药物相互作用】与其他抗胆碱药（如阿托品）联用时需减量，以防过度抑制胆碱能功能。与氯解磷定联用可增强解毒效果，减少有机磷中毒的复发风险。

二、胆碱酯酶复活药

胆碱酯酶复活药是一类能使失活的胆碱酯酶恢复活性的药物，常用的有氯解磷定、碘解磷定和双复磷。胆碱酯酶复活药既可与磷酰化胆碱酯酶结合，生成磷酰化解磷定和胆碱酯酶的复合物，使胆碱酯酶游离出来，恢复其水解乙酰胆碱的活性，又可直接与游离的有机磷酸酯类结合，形成无毒的磷酰化解磷定，通过尿液排出，阻止有机磷酸酯继续抑制胆碱酯酶。胆碱酯酶复活药能够缓解由 N_2 受体激动引起的肌肉震颤和肌张力减退等症状。然而，对于已经“老化”的胆碱酯酶，酶复活药无效。该类药对中枢神经系统症状也有一定的改善作用，促使昏迷患者较快苏醒，但效果不如阿托品明显。

氯解磷定

【药理作用】氯解磷定分子中的肟基与有机磷化合物竞争结合胆碱酯酶的磷酸化基团，形成稳定的复合物，使酶恢复活性，从而加速乙酰胆碱的水解。与体内游离的有机磷结合，形成无毒化合物经肾脏排出。大剂量时可通过血脑屏障，缓解中枢神经系统中毒症状。肌内注射或静脉注射后血药浓度迅速达峰（2～3 小时），半衰期约 77 分钟，主要通过肾脏排泄，无蓄积。

【适应证】用于急性有机磷酸酯中毒的抢救。对内吸磷、马拉硫磷、对硫磷等急性中毒疗效好，对敌百虫、敌敌畏等中毒疗效差，对乐果中毒无效。

【给药方案】对于轻度中毒，采用 0.5～1.0 g 肌内注射，必要时每 2～4 小时重复。对于中度中毒，采用 1.0～2.0 g 肌内注射或静脉注射，每 1～2 小时重复给药 0.5 g。对于重度中毒，首次采用 2.0～3.0 g 静脉注射，0.5 小时后重复给药 1.0～1.5 g，之后每 1～2 小时给药 0.5 g，24 小时总量≤10 g。疗程推荐 3～5 天，严重病例延长。

【不良反应及注意事项】常见不良反应有恶心、呕吐、腹泻、眩晕、视物模糊、复视、动作不协调、心率加快、心电图 S-T 段压低、QT 间期延长、肌注部位疼痛。大剂量(50～100 mg/kg)可致癫痫样发作、呼吸抑制、昏迷。氯解磷定的复能作用强，毒性小，溶液性质较稳定，复活胆碱酯酶的作用比碘解磷定强大，且可静脉给药和肌内注射，不良反应也较少，特别适合农村基层使用及初步急救。

【药物相互作用】在碱性溶液中易分解失效，避免与碳酸氢钠等配伍。与维生素 B_1 联合使用可抑制肾小管排泄，延长氯解磷定半衰期，可能增加毒性风险。

碘解磷定

【药理作用】碘解磷定通过季铵基团与磷酰化胆碱酯酶的磷酰基结合，形成磷酰化解磷定复合物，使胆碱酯酶游离并恢复活性，从而恢复其水解乙酰胆碱的能力。这一作用在神经肌肉接头处最显著，可迅速缓解有机磷中毒引起的肌束颤动和骨骼肌麻痹。

【适应证】用于急性有机磷中毒的抢救。对某些有机磷酸酯(如内吸磷、对硫磷、马拉硫磷)中毒疗效显著，但对敌敌畏、敌百虫中毒效果较差，对乐果、甲氟磷等中毒几乎无效。

【给药方案】轻度中毒：首次剂量 0.4 g 静脉注射，必要时重复。中度中毒：首次 0.8～1.2 g 静脉注射，每 2 小时重复给药 0.4～0.8 g，共 2～3 次。重度中毒：首次 1.0～1.2 g 静脉注射，30 分钟后无效可再给药 0.8～1.2 g，之后每小时给药 0.4 g 维持。需根据病情重复给药，疗程一般为 3～5 天，严重病例延长。

【不良反应及注意事项】注射过快可引起恶心、呕吐、眩晕、视物模糊、复视及心动过速、腮腺肿大、咽痛(因含碘成分)。大剂量可能抑制胆碱酯酶活性，导致呼吸抑制或癫痫发作。老年人需减量并减慢注射速度，肾功能不全者监测排泄情况。碘解磷定的复能作用较差，仅能静脉注射，临床次选。氯解磷定现已作为首选药逐渐取代了碘解磷定的应用。

【药物相互作用】与巴比妥类、苯二氮䓬类药物合用可增强其镇静作用。与β受体阻滞剂或钙通道阻滞剂联用时需警惕心率异常。

双复磷

【药理作用】双复磷属含氯双肟类化合物，通过其肟基与磷酰化胆碱酯酶的磷原子结合，形成复合物并释放游离的胆碱酯酶，恢复其水解乙酰胆碱的能力，从而缓解有机磷中毒症状。相较于氯解磷定和碘解磷定，其效价更高且作用更持久。

【适应证】有机磷酸酯中毒，适用于对硫磷、内吸磷、甲拌磷等中毒，尤其对重度中毒伴中枢症状(如昏迷、呼吸抑制)效果显著。对敌敌畏、敌百虫中毒的疗效优于碘解磷定，但对乐果、马拉硫磷中毒疗效有限。

【给药方案】双复磷的复能作用强，毒性较大，水溶性大，能静脉或肌内注射。主要用于重度中毒，采用 40～60 mg/kg 静脉滴注，分次给药。此药可通过血脑屏障，缓解中枢症状。

【不良反应及注意事项】注射过快可引起发热、口干、颜面潮红、口周/四肢麻木、眩晕、视物模糊，剂量过大可致神经肌肉传导阻滞、癫痫样发作、心律失常（如室性期前收缩、传导阻滞），严重时可致室颤。用药期间需监测心电图、肝功能和胆碱酯酶活性。妊娠期、哺乳期及甲状腺功能亢进症患者慎用。

【药物相互作用】与葡萄糖（pH>7）或氨茶碱联用时，可致双复磷分解失效，甚至生成剧毒氰化物，需严格避免配伍。禁止与碘解磷定、氯解磷定联用，以免增加毒性。与阿托品协同增效，但需调整剂量以避免阿托品过量（如心动过速）。与镇静剂合用，可能加重呼吸抑制，需谨慎联用。

治疗药物应用原则

在抢救有机磷酸酯急性中毒患者时，胆碱酯酶复活药一定要及早、持续应用。因为酶复活药仅对形成不久的磷酰化胆碱酯酶有效，若使用较晚，胆碱酯酶被磷酰化的时间过长，则酶蛋白的立体结构发生改变，导致酶的“老化”。而“老化”酶一旦形成，即使再用胆碱酯酶复活药也难以使其复活。故用药越早，效果越好。即使轻度中毒也应适量使用。

1. 早期应用原则　黄金时间窗：解毒剂（如氯解磷定、碘解磷定）应在中毒后 2～6 小时内使用，超过 24 小时疗效显著下降。阿托品需立即给药，阻断流涎、瞳孔缩小、支气管痉挛等毒蕈碱样症状。足量用药：根据中毒程度给予足量解毒剂，避免剂量不足导致症状反复，快速达到并维持阿托品化。

2. 联合用药原则　解磷定类＋抗胆碱药恢复胆碱酯酶活性，解除烟碱样症状（肌颤、肌无力）。阿托品阻断毒蕈碱样受体，控制腺体分泌和支气管痉挛，联用可协同增效，减少单药剂量及副作用（如阿托品用量可减少 20%～30%）。特殊情况联用：双复磷用于重度中毒伴中枢神经系统症状（如昏迷、惊厥），可穿透血脑屏障。苯二氮䓬类药物如地西泮静脉注射可控制中毒引起的抽搐。

3. 个体化调整原则　根据毒物种类调整：敌敌畏、乐果中毒时优先选择氯解磷定（碘解磷定效果差）。对氧磷、马拉硫磷中毒，碘解磷定效果更佳。动态监测与剂量调整：根据胆碱酯酶活性恢复情况调整剂量，直至目标活性恢复至 50%～70%。阿托品：根据症状反复情况增减剂量，避免不足或过量，警惕阿托品中毒现象如谵妄、高热、尿潴留。

4. 特殊人群用药原则　儿童使用解磷定类应按氯解磷定 15～30 mg/kg 体重计算；阿托品首剂 0.02～0.05 mg/kg，避免心动过速。老年患者应减少阿托品剂量（易诱发心律失常、尿潴留），优先选择肾毒性低的氯解磷定。对于孕妇，应权衡胎儿风险，阿托品可透过胎盘但必要时应使用；解磷定类相对安全（C 类用药）。

5. 维持治疗与停药原则　维持阿托品化：重度中毒需维持 48～72 小时，逐渐减量停药（每 6 小时减量 10%～20%）。突然停药可导致“反跳现象”（症状复发）。胆碱酯酶复活药疗程：轻、中度中毒为 3～5 天；重度中毒为 7 天或更久，直至胆碱酯酶活性稳定。

用药注意事项

（1）阿托品与胆碱酯酶复活药的用药需严格遵循禁忌证、个体化剂量及联合用药原则。

(2) 青光眼、前列腺肥大、高热、甲状腺功能亢进症患者禁用阿托品。

(3) 心脏病患者(尤其心动过速、心律失常)、脑损伤或颅内压升高、孕妇及哺乳期妇女和溃疡性结肠炎或肠梗阻患者慎用阿托品。

(4) 对碘(碘解磷定)过敏者,需改用氯解磷定,严重肝肾功能不全患者禁用解磷定类。

(5) 特殊人群(如儿童、孕妇)及复杂中毒需制定针对性方案,确保疗效与安全性。

(6) 针对乐果中毒时,酶复活药无效,需以阿托品为主。中毒后 24 小时以上的胆碱酯酶已"老化",酶复活药无效,需持续阿托品维持。

(7) 阿托品用药时重点监测"阿托品化",酶复活药强调早期足量使用,两者联用需注意剂量调整与配伍禁忌。

岗位对接

患者,女,18 岁,误服有机磷酸酯中毒入院。查体:体温 36.5 ℃,脉搏 140 次/min,呼吸 12 次/min(微弱),血压 90/60 mmHg,双侧肺湿啰音,烦躁不安,发绀,瞳孔缩小,口腔呼气带"蒜臭"味,四肢及躯干肌束颤动,大小便失禁。医生诊断为急性有机磷酸酯中毒。

请结合本节内容,简述该患者的治疗方案。

第三节 镇静催眠药中毒与解救

案例讨论

患者,女,38 岁,焦虑症病史 5 年,长期服用阿普唑仑(0.4 mg,睡前 1 片)控制失眠;无其他慢性病或药物过敏史。因家庭矛盾情绪崩溃,一次性吞服阿普唑仑 30 片(总剂量 12 mg),2 小时后被家属发现意识模糊并送医。呼吸 8 次/min(浅慢呼吸,血氧饱和度 85%),血压 90/60 mmHg,心率 52 次/min(窦性心动过缓)。瞳孔直径 2 mm,对光反射迟钝。四肢肌张力降低,腱反射消失。

苯二氮䓬类药物中毒的解救措施有哪些?

随着现代社会生活节奏加快和心理压力剧增,睡眠障碍已成为全球性健康问题,其发病率不仅持续攀升,且呈现显著低龄化倾向。作为临床常用的中枢神经系统抑制剂,镇静催眠药通过调节神经递质和离子通道实现多层次的生理干预,其应用场景已从传统的失眠治疗延伸至抗焦虑、抗惊厥及麻醉等领域。然而,药物存在剂量依赖性的多重效应与潜在的滥用风险,一次大剂量使用可引起急性中毒,长期滥用可产生耐受性和依赖性。

根据作用机制不同,镇静催眠药可分为苯二氮䓬类、巴比妥类、非巴比妥非苯二氮䓬类和吩噻嗪类四大类。根据半衰期长短不同,苯二氮䓬类可分为短效(如三唑仑、奥沙西泮)、中效(如劳拉西泮、替马西泮)和长效(如氯氮西泮、地西泮);巴比妥类可分为短效(如司可巴比妥、硫喷妥钠)、中效(如戊巴比妥、异戊巴比妥、布他比妥)和长效(如巴比妥、苯巴比妥)。非巴比妥非苯二氮䓬类包括水合氯醛、格鲁米特、甲喹酮、甲丙氨酯等。吩噻嗪类则包括氯丙嗪、硫利达嗪、奋乃静等。

一、苯二氮䓬类药物中毒

疾病概述

苯二氮䓬类药物与中枢神经系统不同部位的GABA受体复合物上的苯二氮䓬类结合位点结合，促进GABA与受体结合，增加氯离子通道开放频率，导致氯离子内流增加，神经元超极化，从而降低神经兴奋性。过量使用可致中枢严重抑制，发生中毒。本类药物中毒的轻度症状为嗜睡、头晕、言语含糊不清、反应迟钝、共济失调；中度中毒症状为意识模糊、腱反射减弱、尿潴留、低血压。重度中毒症状包括昏迷、呼吸抑制、瞳孔缩小、角膜反射消失等，如果出现应考虑同时服用了其他镇静催眠药或饮酒等因素。

常用治疗药物

中毒时除使用非特异性解毒药如吸附药(如活性炭)、导泻药(如硫酸钠)、利尿药(如呋塞米、甘露醇)外，还应根据中毒程度，选用特异性解毒药氟马西尼、纳洛酮及中枢兴奋药。

氟马西尼

【药理作用】氟马西尼是苯二氮䓬类受体的竞争性拮抗剂，通过阻断GABA受体复合体来逆转中毒效应，能快速逆转昏迷。

【适应证】氟马西尼是苯二氮䓬类药物中毒的特异性解毒药。

【给药方案】成人推荐初始剂量为0.3 mg；如在60秒内未达到所需的清醒程度，可重复使用直至患者清醒或达总量2 mg；若再度出现昏睡，可每小时静脉注射0.1～0.4 mg药物。滴注的速度应个体化，根据所要求的清醒程度进行调整。儿童推荐初始剂量为0.01 mg/kg体重静脉注射，时间不少于15秒，最大剂量为0.2 mg，必要时可在1分钟或数分钟后以0.005～0.01 mg/kg体重(单次最大剂量不超过0.2 mg)重复给药，最多4次，总量不应超过1 mg或0.05 mg/kg体重。

【不良反应及注意事项】常见不良反应有恶心、呕吐、面部潮红、焦虑、心悸。严重时可引起癫痫发作和戒断症状。快速注射可能引起血压升高或心率加快，冠心病患者慎用。

苯二氮䓬类中毒的解救除使用特异性解毒药以外，也可应用纳洛酮或中枢兴奋药进行救治。纳洛酮为特异性阿片受体拮抗剂，通过改善呼吸抑制和促进意识恢复来发挥辅助作用。用量为每次0.4～0.8 mg静脉注射，可根据病情间隔15分钟重复一次，但需注意其副作用和监测需求。对于深度昏迷或出现呼吸抑制时，可应用中枢兴奋药如盐酸哌甲酯(利他林)、贝美格等中枢兴奋药。盐酸哌甲酯40～100 mg肌内注射，必要时每0.5～1小时重复应用，直至苏醒。贝美格50 mg稀释后缓慢静滴，如有必要可缓慢静脉推注，直至呼吸改善或出现毒性反应(肌颤)，以上过程对患者需密切监测。

治疗药物应用原则

不同严重程度的苯二氮䓬类中毒处理措施不同，轻度中毒主要依靠支持性治疗，中度中毒需要使用氟马西尼解毒剂，重度中毒则需进行机械通气和血液净化治疗，并密切监测生命体征和对症支持治疗。

用药注意事项

(1) 在使用氟马西尼前,应排除其他可能导致意识障碍的原因,如低氧、缺血和电解质紊乱。

(2) 氟马西尼使用时需遵循严格的剂量和监测规范,以确保安全和有效。

(3) 使用氟马西尼时应密切监测患者的呼吸和心血管功能。

(4) 急性闭角型青光眼、严重呼吸功能不全者和对本类药物过敏者禁用。

(5) 镇静催眠药中毒使用导泻药时,不宜选用硫酸镁。

(6) 使用中枢兴奋药抢救时,应严格掌握用量,以免引起惊厥。

二、巴比妥类药物中毒

疾病概述

巴比妥类药物是一类中枢神经系统抑制剂,通过增强 GABA 的活性,延长氯离子通道开放时间,抑制神经元兴奋性,从而产生镇静、催眠、抗惊厥等作用。尽管曾广泛用于失眠、癫痫和麻醉,但因高成瘾性、呼吸抑制风险及药物相互作用等问题,现多被苯二氮䓬类等更安全的药物取代。巴比妥类药物过量或不当使用导致中枢神经系统过度抑制,呼吸衰竭是巴比妥类镇静催眠药中毒致死的主要原因。

巴比妥类药物中毒的临床表现及症状分级:轻度中毒表现为嗜睡、言语不清、感觉迟钝、定向力障碍、共济失调、运动失调、情绪不稳定、记忆力和判断力受损。中度中毒表现为沉睡、呼吸变慢或不规则、反射消失或减弱、血压进一步下降、脉速慢、肌肉张力下降。重度中毒表现为昏迷、呼吸抑制、严重低血压、休克、心脏停搏、肺水肿、肝功能损害等。

常用治疗药物

本类药物中毒无特异性解毒药,主要是对症处理。一般紧急处理步骤如下。

1. 洗胃 对于口服中毒的患者,应尽快进行洗胃。使用高锰酸钾溶液、生理盐水或清水进行洗胃,时间越早越好,即使超过 4 小时仍可进行。洗胃后可灌入活性炭悬液或通用解毒剂,并给予硫酸钠导泻。

2. 保持呼吸道通畅 确保呼吸道通畅,必要时进行气管插管或机械通气。对于呼吸抑制的患者,应立即给予氧气吸入,必要时进行人工呼吸。

3. 血液净化 在常规治疗无效或患者有严重并发症时,可考虑血液透析、血液灌流或腹膜透析。这些方法有助于清除体内未被吸收的巴比妥类药物及其代谢产物。

4. 维持生命体征 监测并维持患者的生命体征,包括心率、血压和体温。对于休克或脱水的患者,应立即输液、输血,并使用升压药物如多巴胺、去甲肾上腺素等。

5. 对症治疗 ①中枢神经系统兴奋剂:对于深度昏迷、呼吸循环衰竭或 48 小时内仍未清醒的患者,可考虑使用贝美格(1～2 mg/kg)或尼可刹米和山梗菜碱(每次 5～10 mg/kg),直至患者反应停止,病情缓解。②碱化尿液:使用碳酸氢钠碱化尿液,加速巴比妥类药物的排泄。静脉滴注 10%葡萄糖溶液和生理盐水,若尿液不呈碱性,可在输液中加入 5%碳酸氢钠。③利尿药:使用呋塞米(25～50 mg)或甘露醇(250～500 mL),通过胃管注入,以加速毒物排泄。

6. 其他支持性治疗　①维持水、电解质平衡：补充钾离子，防止低钾血症。②预防感染：保持呼吸道通畅，防止继发感染。③心理护理：对清醒患者进行心理疏导，避免自杀行为。

7. 特殊人群的处理　①儿童：对于儿童中毒，应特别注意其生理特点，避免误吸和窒息，可使用换血疗法。②老年人：老年人对巴比妥类药物更为敏感，应密切监测其生命体征，避免肾衰竭等严重后果。

治疗药物应用原则

巴比妥类药物中毒后用药需严格遵循“精准拮抗、避免叠加抑制、保护脏器功能”原则，尤其在合并基础疾病时需个体化调整。应持续监测血药浓度、血气及肝肾功能，确保治疗安全有效。

预防策略

将所有药物存放在儿童无法触及的地方，并使用儿童安全盖。确保药物存放在黑暗和干燥的地方，避免误食或意外摄入。向成人和儿童普及巴比妥类药物的危害，强调其潜在的滥用风险和严重后果。教育患者家属正确保管药物，避免药物滥用和误用。

按照医嘱服药，不可自行加大剂量或随意更换药物。避免多种巴比妥类药物同时服用，以减少毒性累积。避免乙醇和其他药物的混合使用：在使用巴比妥类药物期间，乙醇会增强药物的中枢抑制作用，故应避免饮酒或摄入含乙醇的食物。

对于需要长期服用巴比妥类药物的患者，应定期检查药物的有效性和副作用，及时调整治疗方案。为患者提供心理健康支持，帮助他们应对生活中的困难和压力，减少因心理问题导致的药物滥用风险。了解并掌握基本的急救措施，如催吐、洗胃、保持呼吸道通畅等，以便在紧急情况下迅速采取行动。

用药注意事项

(1) 活性炭仅用于清醒患者或已气管插管者，需在中毒后1小时内使用。

(2) 洗胃液避免使用清水，推荐生理盐水或1∶5 000高锰酸钾溶液。

(3) 导泻剂首选硫酸钠，禁用硫酸镁。

(4) 贝美格仅用于中重度昏迷伴呼吸抑制的患者，且需在机械通气保护下使用，过量可能引发惊厥。

三、吩噻嗪类药物中毒

疾病概述

吩噻嗪类药物属于第一代抗精神病药物，能阻断中枢神经系统的多巴胺受体，减轻焦虑紧张、幻觉妄想和病理性思维等精神症状；并抑制脑干血管运动中枢、阻断肾上腺素能α受体，使血管扩张，外周血管阻力减低，引起低血压甚至休克。此外，药物还具有阻断毒蕈碱受体和组胺受体的作用，引起口干和心动过速。药物过量中毒可致中枢乙酰胆碱相对占优势，出现震颤麻痹综合征、静坐不能、急性肌张力障碍等锥体外系兴奋症状。

常用治疗药物

吩噻嗪类药物中毒的治疗以清除毒物、支持治疗和对症处理为主，目前尚无特异性解毒药。常用药物及措施如下。

1. 促进毒物排泄的药物 ①利尿药：如呋塞米、甘露醇、氢氯噻嗪，通过增加尿量加速药物排泄。②导泻药：硫酸镁溶液用于促进肠道内未吸收药物的排出，需避免使用亚硝酸钠等可能加重心脏负荷的导泻药。③活性炭：洗胃后注入活性炭悬液以吸附残留药物。

2. 对症治疗药物 ①抗惊厥药：苯巴比妥钠注射液用于控制癫痫发作。②中枢兴奋药对抗剂：盐酸异丙嗪注射液用于拮抗吩噻嗪类药物的中枢抑制作用。③抗胆碱药：阿托品用于改善心动过缓或低血压，但需注意青光眼和前列腺肥大患者禁用。④中枢抗胆碱药：苯海索用于缓解震颤、肌张力障碍等锥体外系反应。⑤苯二氮䓬类药物：用于镇静和缓解中枢兴奋症状。

3. 支持治疗措施 ①血液净化：包括血液透析或灌流，适用于严重中毒或常规治疗无效者。②高压氧治疗：改善脑组织缺氧，适用于昏迷患者。

治疗药物应用原则

吩噻嗪类药物中毒的治疗需以清除毒物为基础，结合利尿、血液净化加速排泄，并针对中枢抑制、锥体外系反应等并发症精准用药。治疗过程中需严格把握药物禁忌证，动态评估脏器功能，以实现安全有效的救治。除采用急救治疗措施外，医患双方应知悉预防措施：严格遵医嘱用药，避免擅自加量或延长用药时间；对于长期使用吩噻嗪类药物的患者，应定期监测肝肾功能和电解质水平；告知患者和家属药物的正确使用方法和潜在风险。

用药注意事项

(1) 昏迷、严重心血管疾病、腐蚀性毒物摄入者禁用催吐。

(2) 洗胃液推荐生理盐水或温开水，避免高锰酸钾溶液可能引起的黏膜损伤。

(3) 选择利尿药时，肾功能不全者慎用呋塞米，颅内出血活动期禁用甘露醇。

(4) 未经处理的气胸、活动性出血患者禁用高压氧治疗。

(5) 孕妇禁用大部分吩噻嗪类药物，药物可能对胎儿造成严重危害，包括黄疸、锥体外系反应和新生儿戒断症状；哺乳期间应避免使用吩噻嗪类药物，药物可通过乳汁排泄，对婴儿产生潜在危害；在某些情况下，如精神分裂症等严重精神疾病，需要权衡利弊后使用，但应在专业医生指导下进行。

(6) 不推荐 2 岁以下儿童使用吩噻嗪类药物，其安全性和有效性尚未得到充分研究；6 个月以上儿童可使用，但需谨慎，剂量应根据具体情况调整；使用吩噻嗪类药物时，应密切监测儿童的反应，特别是神经系统的副作用，如锥体外系反应。

(7) 肝功能不全患者代谢药物的能力减弱，应慎用吩噻嗪类药物；肾功能不全患者无须调整剂量，但仍需密切监测药物的代谢和排泄情况；老年患者应减少用量，因为其生理功能减退，对药物的敏感性增加。

岗位对接

患者，女，28岁，因近期感情受挫出现严重失眠，一次性吞服约30片苯巴比妥。服药后1小时出现头晕、言语含糊，随后陷入昏迷，家属发现后于2小时内送医。入院时深度昏迷、瞳孔缩小、呼吸浅慢、血压下降、体温过低(35.2 ℃)。听诊双肺湿啰音，皮肤受压部位出现水疱。

请根据本节内容，谈一谈如何对患者进行抢救。

第四节　金属和类金属中毒与解救

案例讨论

患者，男，35岁，铅矿工人。患者从事铅矿开采工作已有10年，近期出现腹痛、乏力、头晕等症状，伴有食欲不振、恶心、便秘等消化系统症状，到医院就诊。实验室检查：血铅水平250 μg/L(正常值<100 μg/L)，尿δ-氨基-γ-酮戊酸(δ-ALA)62 μmol/L(正常值<50 μmol/L)，谷丙转氨酶(ALT)70 U/L(正常值<40 U/L)、谷草转氨酶(AST)80 U/L(正常值<40 U/L)。结合患者的临床表现和实验室检查结果，临床诊断为职业性慢性中度铅中毒。

1. 请说出铅中毒的临床治疗原则。
2. 如何对患者进行健康宣教?

金属和类金属在工业、科技和生活中广泛应用，但其毒性问题对人类健康构成长期威胁。金属中毒的发病率因地区和暴露途径而异。例如，西安市改水工程完成后，地氟病的发病率显著下降。儿童和长期暴露于含重金属环境的职业人群容易发生中毒事件。常见的金属和类金属中毒有铅中毒、汞中毒、砷中毒、镉中毒等。

疾病概述

金属中毒的临床表现多样，以神经系统症状常见，如头痛、眩晕、失眠、精神障碍、情绪波动、记忆力减退、运动功能失调、神经衰弱综合征，也可合并其他系统症状，包括皮肤瘙痒、口腔溃疡、牙龈炎等皮肤和黏膜症状；恶心、呕吐、腹痛等消化系统症状；胸痛、肺水肿等呼吸系统症状。常见金属及类金属中毒机制和临床表现见表13-5。由于其临床表现缺乏特异性，早期易被误诊、漏诊，应详细询问病史及查体，尤其是针对那些用普通常见病难以解释的患者。诊断依据毒物接触史，多器官系统受累的临床表现，并结合相应毒理学检测。

表13-5　常见金属及类金属中毒机制和临床表现

金属及类金属	中毒机制	临床表现
铅	通过呼吸道和消化道进入人体，损害神经、消化、造血系统	口内金属甜味、头痛、贫血、腹绞痛，严重时导致肝肾损害、铅麻痹或中毒性脑病

续表

金属及类金属	中毒机制	临床表现
汞	经呼吸道或皮肤吸收，损害神经、肾脏和消化系统	口腔炎、腹痛、间质性肺炎；慢性中毒则以震颤、记忆力减退为特征
砷	抑制酶活性，导致多器官损伤	呕吐、腹泻、皮肤红斑，严重者出现肝肾衰竭
镉	蓄积于肝肾，导致多器官损伤	引起肺水肿、骨质疏松(痛痛病)
锰	损害中枢神经系统	帕金森样症状(震颤、肌肉僵直)

常用治疗药物

部分金属中毒有金属离子螯合剂作为解毒药物。螯合剂的总体治疗机制为从各组织器官的生物分子中置换有毒金属离子，随后通过尿液、粪便等将有毒金属螯合物排出体外。理想螯合剂的特性应包括如下几点：①适当的药动学，能到达人体内重金属储存部位；②在体液同等 pH 下对有毒金属具有高亲和力；③形成螯合物，降低对象浓度或可促进排出体外；④其他，如低毒性、抗生物转化及易溶于水等。抗氧化剂通过清除自由基、减轻氧化应激，在中毒治疗中发挥保护作用。临床常用剂量和疗程见表 13 - 6。

表 13 - 6　常用金属及类金属解毒药的剂量和疗程

药品名称	用法用量	疗程
依地酸钙钠	静脉滴注：1 g/d，加入 5%葡萄糖注射液 250～500 mL 中，静脉滴注 4～8 小时 肌内注射：用 0.5 g 加 1%盐酸普鲁卡因注射液 2 mL，稀释后深部肌内注射，1 次/d	连续用药 3 天，停药 4 天为一疗程
二巯基丙醇	肌内注射，2～3 mg/kg 体重。最初 2 天，每 4 小时注射一次；第 3 天，每 6 小时注射一次；以后每 12 小时注射一次	一个疗程为 10 天
二巯基丁二酸钠	急性中毒静脉注射，成人每次 1～2 g，用注射用水或生理盐水配成 5%～10%溶液，10～15 分钟内缓慢注射，每日总量不超过 3 g。可重复数日至症状缓解。儿童按 20 mg/kg 体重计算剂量 慢性中毒静脉注射 1 g/d，连用 3 天后停药 4 天为一疗程。肌内注射 0.5 g/次，每日 2 次，疗程同上	急性中毒总疗程 5～7 天；慢性中毒通常需 2～4 个疗程
二巯基丙磺酸钠	急性中毒肌内注射或静脉注射，首日剂量 5 mg/kg 体重(或 250 mg/次)，每 4～6 小时一次，3～4 次/d；次日剂量减至 2～3 次/d，后续逐渐调整为 1～2 次/d 慢性中毒肌内注射 2.5～5 mg/kg 体重(或 125～250 mg/次)，每日 1 次，连用 3 天后停药 4 天为一疗程	急性中毒总疗程 7 天；慢性中毒通常需 2～4 个疗程
青霉胺	口服给药，1 g/d，分 4 次服	5～7 天为一疗程；停药 2 天后，可开始下一疗程，一般需要 1～3 个疗程

续表

药品名称	用法用量	疗程
硫辛酸	静脉注射，滴注时间约 30 分钟，每天 1 次。口服：成人每日 3 次，每次 0.1 g(300 mg)，早餐前半小时服用；儿童按体重计算用量，1～2 mg/(kg·d)，分 3 次服用，餐前半小时服用	静脉注射疗程为 7 天
去铁胺	急性铁中毒：成人静脉输注初始 15 mg/(kg·h)，后续 125 mg/h，24 小时最大剂量 6 g。肌内注射首剂 1 g，后每 4～12 小时 0.5 g，24 小时总量不超过 6 g。儿童(≥3 岁)剂量同成人，按体重调整 慢性铁过载：皮下注射 20～60 mg/(kg·d)，每周 5～7 天；静脉注射 40～50 mg/(kg·d)，最大 60 mg/(kg·d)	按需重复或长期给药

1. 螯合剂　①依地酸钙钠(EDTA)：用于铅中毒，可与铅形成稳定而可溶的金属螯合物排出体外。②二巯基丙醇(BAL)：用于汞中毒，可与汞形成无毒化合物并排出体外。③二巯基丁二酸钠(DMSA)：用于铅、汞、砷等中毒，可与多种金属形成稳定复合物排出体外。④二巯基丙磺酸钠(DMPS)：用于铅中毒，可与铅形成稳定复合物排出体外。⑤青霉胺：用于慢性重金属中毒，如慢性铅、铜、镍中毒，可促进这些金属从尿液中排出。⑥硫辛酸：用于重金属中毒，具有抗氧化作用，可减少氧化损伤。

2. 抗氧化剂　①维生素 C(抗坏血酸)：用于铅中毒，可减少氧化损伤。②维生素 E：用于铅中毒，可减少氧化损伤。③谷胱甘肽：用于铅中毒，可减少氧化损伤。

3. 其他解毒药物　①去铁胺(deferoxamine)：用于铁中毒，可与铁形成稳定复合物排出体外。②二乙基二硫代氨基甲酸钠(DDTC－Na)：用于铅中毒，可与铅形成稳定复合物排出体外。③三乙二胺五乙酸(TDA)：用于铅中毒，可与铅形成稳定复合物排出体外。

治疗药物应用原则

金属及类金属中毒的治疗需遵循早期干预、特异性解毒、对症支持的原则。具体应用原则如下。

1. 终止接触与清除毒物　立即脱离中毒环境，清除体表或消化道残留毒物，如皮肤冲洗、洗胃、导泻等。

2. 特异性解毒药选择　根据中毒金属种类选择螯合剂或其他解毒药物如硫代硫酸钠，优先选用对靶金属亲和力高、毒副作用小的药物，不同金属及类金属中毒的解救药物种类见表 13－7。

表 13－7　不同金属及类金属中毒的解救药物种类

中毒物质	首选药物	备选药物
铅	依地酸钙钠	二巯基丁二酸钠、青霉胺
汞	二巯基丙磺酸钠、二巯基丁二酸钠	青霉胺、硫代硫酸钠
砷	二巯基丙醇、二巯基丙磺酸钠	二巯基丁二酸钠、硫代硫酸钠

续表

中毒物质	首选药物	备选药物
镉	二巯基丙磺酸钠、依地酸钙钠	青霉胺
铜	青霉胺	二巯基丙磺酸钠、依地酸钙钠
锰	依地酸钙钠	二巯基丁二酸钠
铬	二巯基丙磺酸钠	硫代硫酸钠
铍	二巯基丙磺酸钠	无特异性解毒药，对症治疗为主
银	硫代硫酸钠、二巯基丁二酸钠	青霉胺
磷	无特异性解毒药，以洗胃、补液为主	维生素 C、钙剂辅助

3. 剂量与疗程调整 急性中毒需足量快速用药，慢性中毒需分疗程治疗，如依地酸钙钠用药 3 天后停药 4 天，避免长期使用导致微量元素缺乏或肝肾损伤。

4. 联合用药与禁忌证管理 严重中毒或单一药物效果不佳时可联用不同机制药物如依地酸钙钠＋二巯基丙醇治疗铅中毒，但需注意药物相互作用及禁忌证，如肾功能不全者慎用依地酸钙钠。

5. 对症支持治疗 包括纠正电解质紊乱、保护肝肾功能、缓解神经症状，如腹绞痛用山莨菪碱，必要时进行血液净化。

用药注意事项

(1) 脂溶性抗氧化剂(如维生素 E)过量可能增加出血风险，需定期监测凝血功能。

(2) 维生素 C 在急性中毒时需大剂量静脉注射(2～10 g/d)，而长期补充则以口服为主。

(3) 药物剂量需根据中毒严重程度、肝肾功能及体重调整。

(4) 药物使用过程中检测尿金属排泄量、肝肾功能、听力、视力。

(5) 对巯基类药物过敏者禁用二巯基丁二酸钠，严重肾病者禁用去铁胺。

(6) 螯合剂通常采用间歇疗法(如用药 3 天停 4 天)，避免长期使用导致微量元素流失。

岗位对接

患者，男，32 岁，电子元件厂质检员，工作期间不慎打破含汞的电子元件检测仪(内置约 50 g 汞)，未佩戴防护设备，吸入汞蒸气长达 30 分钟。自行清理散落汞(未密封保存)。送医后主诉：头晕、恶心、双手震颤 3 小时，加重伴呼吸困难 1 小时。体温 38.2 ℃，呼吸 28 次/min，血氧饱和度 92%。腱反射亢进，手指意向性震颤，共济失调，双肺可闻及湿啰音，牙龈红肿伴少量出血，口腔黏膜糜烂。临床诊断为急性汞中毒。

请结合本节所学内容，制定适合该患者的治疗方案。

目标检测

1. 中毒处理的首要步骤是　（　　）
   A. 加速毒物排泄
   B. 清除未吸收的毒物
   C. 使用生理拮抗剂
   D. 血液净化
   E. 人工呼吸
2. 关于洗胃的禁忌证，错误的是　（　　）
   A. 强腐蚀性毒物中毒
   B. 中毒超过 6 小时
   C. 惊厥未控制
   D. 挥发性烃类化合物中毒
   E. 有机磷酸酯类中毒
3. 导泻时首选药物是　（　　）
   A. 硫酸镁
   B. 硫酸钠
   C. 甘露醇
   D. 药用炭
   E. 酚酞
4. 氰化物中毒的特效解毒方案是　（　　）
   A. 亚甲蓝单用
   B. 硫代硫酸钠单用
   C. 亚硝酸钠与硫代硫酸钠联用
   D. 依地酸钙钠与青霉胺联用
   E. 洗胃
5. 小剂量亚甲蓝(1～2 mg/kg)用于治疗　（　　）
   A. 氰化物中毒
   B. 砷中毒
   C. 亚硝酸盐中毒
   D. 有机磷中毒
   E. 汞中毒
6. 预防儿童药物中毒的关键措施是　（　　）
   A. 使用儿童安全药瓶
   B. 增加药物剂量以快速起效
   C. 将药物称为“糖果”以便服用
   D. 鼓励自行取药
   E. 未进行安全教育
7. 导泻的禁忌证是　（　　）
   A. 毒物引起严重腹泻
   B. 肾功能不全
   C. 昏迷患者
   D. 腐蚀性毒物中毒
   E. 肝功能不全
8. 青霉胺长期使用时需监测　（　　）
   A. 血钾水平　B. 骨髓抑制情况　C. 肝功能　D. 心电图
   E. 呼吸频率
9. 加速毒物排泄的方法不包括　（　　）
   A. 血液透析　B. 静脉注射呋塞米　C. 活性炭吸附　D. 洗肠
   E. 导泻
10. 有机磷酸酯在体内分布浓度最高的器官是　（　　）
    A. 肝脏　B. 肾脏　C. 脑　D. 肌肉
    E. 心脏

11. 评估有机磷中毒程度的最佳指标是 ( )
A. 血清胆碱酯酶活性
B. 血氨水平
C. 尿铅浓度
D. 动脉血 pH
E. 血压

12. 双复磷与阿托品联用适用于 ( )
A. 氰化物中毒
B. 有机磷中毒
C. 重金属中毒
D. 阿片类中毒
E. 安眠药中毒

13. 敌百虫中毒患者的洗胃禁忌是 ( )
A. 清水
B. 2%碳酸氢钠溶液
C. 1∶5 000 高锰酸钾溶液
D. 生理盐水
E. 肥皂水

14. 有机磷酸酯类中毒的典型症状中，属于 N 样症状的是 ( )
A. 瞳孔缩小、流涎
B. 肌肉震颤、肌无力
C. 心动过缓、血压下降
D. 支气管痉挛、呼吸困难
E. 昏迷、呼吸衰竭

15. 关于巴比妥类镇静催眠药中毒的重度表现，下列描述正确的是 ( )
A. 瞳孔散大，血压显著升高
B. 呼吸浅慢至停止，血压下降伴休克
C. 持续兴奋状态伴高热惊厥
D. 尿量增多，皮肤红润温暖
E. 角膜反射和咽反射完全消失

16. 苯二氮䓬类药物中毒的特异性解毒药是 ( )
A. 纳洛酮
B. 氟马西尼
C. 阿托品
D. 碳酸氢钠
E. 多巴胺

17. 吩噻嗪类中毒最典型的临床表现是 ( )
A. 呼吸深快伴酮症酸中毒
B. 锥体外系反应(如震颤麻痹)
C. 瞳孔显著缩小伴流涎
D. 高热伴肌强直
E. 皮肤潮红伴荨麻疹

18. 针对长效巴比妥类药物中毒，最有效的促进排泄的措施是 ( )
A. 快速静脉补液
B. 血液透析联合活性炭吸附
C. 碱化尿液联合呋塞米利尿
D. 口服硫酸镁导泻
E. 高压氧治疗

19. 关于镇静催眠药中毒的诊断依据，以下选项最关键的是 ( )
A. 血清苯二氮䓬类药物浓度显著升高
B. 脑电图显示广泛慢波
C. 大剂量服药史结合中枢抑制表现
D. 血常规提示白细胞减少
E. 影像学显示脑水肿

20. 以下中毒情况，不适合用二巯基丙醇解毒的是 ( )
A. 砷中毒
B. 汞中毒
C. 铅中毒
D. 锑中毒
E. 金中毒

21. 汞中毒的首选解毒剂是　　（　　）

A. 二巯基丁二酸钠

B. 依地酸钙钠

C. 青霉胺

D. 硫代硫酸钠

E. 维生素 C

22. 诊断铅中毒时，最敏感的实验室指标是　　（　　）

A. 血铅水平

B. 尿铅水平

C. 血红蛋白浓度

D. 尿中 δ-氨基酮戊酸(ALA)水平

E. 尿镉水平

23. 汞中毒的典型临床表现是　　（　　）

A. 腹绞痛和贫血

B. 手部震颤和口腔炎

C. 皮肤色素沉着和脱发

D. 金属烟热和咳嗽

E. 多发性周围神经炎

24. 慢性铅中毒的首选解毒药物是　　（　　）

A. 二巯基丙醇

B. 依地酸钙钠

C. 青霉胺

D. 硫代硫酸钠

E. 普鲁士蓝

第十四章 抗菌药物的合理应用

学习目标

1. 掌握细菌耐药现象及预防措施，并熟悉抗菌药物的不良反应与防治手段。
2. 熟悉抗菌药物应用的基本原则与联合应用。
3. 了解抗菌药物体内过程的特点。

第一节 抗菌药物体内过程的特点

药物的体内过程是药物发挥药理作用，从而产生治疗效果的前提。药物的体内过程包括机体对药物的吸收、分布、代谢和排泄四个方面。抗菌药物经给药部位吸收，进入血液循环后，会出现两种状态：一部分与血浆蛋白可逆性结合，此时药物暂时失去药理活性；另一部分呈游离状态，未与血浆蛋白结合，这部分药物具有抗菌活性，结合态与游离态药物始终维持着动态平衡。吸收后药物迅速分布至各组织、胸腔、腹腔和体液中，随后通过肝脏、肾脏等渠道代谢，最终经肾脏、胆汁等途径排出体外。

一、吸收

抗菌药物可通过口服、注射或局部用药的方式发挥作用，不同抗菌药物的吸收程度和吸收速率各不相同。有些抗菌药物口服吸收效果不好，不能达到有效的血药浓度，如青霉素 G 的口服吸收率为 30%～40%，而庆大霉素的口服吸收率通常在 10%以下。

当然，实际吸收率不仅与药物种类有关，个体差异、药物剂型、胃肠道环境等多种因素都会影响抗菌药物的吸收。适当改变用药方式、改变药物剂型或与其他药物联合应用，可以在一定程度上提高抗菌药物的吸收率，从而达到治疗效果。

二、分布

抗菌药物吸收入血后，血药浓度一般于给药后 0.5～4 小时内到达高峰，药物随着血液循环到达全身各个部位。血供丰富的组织，如肝、肾、肺等组织中的药物浓度较高，而血供匮乏的部位如骨、前列腺等组织中药物浓度较低。某些部位存在生理屏障，如血脑屏障的存在使大多数药物在脑脊液中的浓度偏低。而胎盘屏障能阻隔部分药物，多数抗菌药物都能不同程度地通过胎盘屏障进入胎儿体内。

1. 骨组织 克林霉素、林可霉素等药物在骨骼组织中分布浓度较高，可达血浓度的 0.3～2 倍，可用于治疗骨髓炎等骨骼感染性疾病。

2. 前列腺 抗菌药物在前列腺组织和前列腺液中浓度大多较低，这主要归因于前列腺的特殊生理结构——前列腺外包裹着一层脂质包膜，极大程度地阻碍了多种抗菌药物的渗透，普通水溶性抗菌药物难以突破这层防线；氟喹诺酮类、红霉素等药物具有一定的脂溶性，可在前列腺组织中达到较高浓度，常用于治疗前列腺炎。

3. 浆膜腔　多数抗菌药物如左氧氟沙星、甲硝唑等在浆膜腔，如胸膜腔、腹腔、关节腔等，能达到一定浓度，在治疗相应部位感染时，可根据情况选择合适药物，必要时可进行局部给药。

4. 脑脊液　由于血脑屏障的存在，大多数抗菌药物在脑脊液中的浓度较低，如红霉素、克拉霉素等在脑脊液中含量甚微，几不可测；但某些药物如青霉素 G、氨苄西林等，有着较强的透过血脑屏障的能力，在脑膜有炎症时，可在脑脊液中达到有效治疗浓度，用于治疗脑膜炎等中枢神经系统感染。抗菌药物血脑屏障通透性见表 14-1。

表 14-1　抗菌药物血脑屏障通透性

脑脊液药物浓度/血药浓度比例	药物
50%～100%	氯霉素、磺胺嘧啶、甲硝唑、氟康唑、氟胞嘧啶、异烟肼、吡嗪酰胺、环丝氨酸、齐多夫定、阿昔洛韦、去羟肌苷、司他夫定
5%～50%	磺胺甲噁唑/甲氧苄啶、亚胺培南、美罗培南、氨苄西林、帕尼培南、替卡西林、左氧氟沙星、哌拉西林、加替沙星、青霉素、氧氟沙星、头孢吡肟、环丙沙星、头孢唑肟、万古霉素、头孢他啶、利福平、头孢噻肟、乙胺丁醇、头孢曲松、更昔洛韦、头孢呋辛、氨曲南
≤5%	苯唑西林、头孢唑啉、头孢噻吩、头孢西丁
微量	克林霉素、红霉素、克拉霉素、阿奇霉素、罗红霉素、酮康唑、伊曲康唑、两性霉素 B

5. 胎盘　抗菌药物可透过胎盘屏障由母体进入胎儿体内。有些抗菌药物会对胎儿造成严重影响，如氨基糖苷类药物可透过胎盘屏障进入胎儿体内，损害第Ⅷ对脑神经，导致先天性耳聋，临床上孕妇应严格禁用。抗菌药物胎盘屏障通透性见表 14-2。

表 14-2　抗菌药物胎盘屏障通透性

胎儿/母体血药浓度比例	药物
50%～100%	四环素类、氯霉素、氟喹诺酮类、羧苄西林、磺胺类、甲氧苄啶、呋喃妥因
10%～50%	庆大霉素、链霉素、卡那霉素、两性霉素 B、普鲁卡因青霉素、青霉素、氨苄西林、头孢哌酮、克林霉素、妥布霉素、阿米卡星、苯唑西林、头孢唑林、头孢曲松、红霉素
≤10%	头孢噻吩、头孢拉定

三、代谢

大多数抗菌药物主要在肝脏进行代谢，也有其他部位如肾脏和肠道能参与某些药物的代谢。部分药物在体内代谢后的代谢产物仍可保持原有的抗菌活性，如左氧氟沙星、阿奇霉素等；或者抗菌活性减弱或消失，如利福平在肝内乙酰化后抗菌活性较原药明显降低，红霉素在肝脏中被代谢为无活性产物。

四、排泄

大部分抗菌药物经肾排泄，有些抗菌药物也可经肠道、胆汁、唾液、泪液、支气管分泌物、痰液、乳汁等排泄。

1. 肾脏排泄 大多数青霉素类和头孢菌素类药物以及氨基糖苷类、喹诺酮类药物等在尿液中的浓度可达血药浓度的数十倍、数百倍甚至更高。不同的抗菌药物在不同酸碱度的尿液中抗菌活性也有明显差异。

2. 胆汁排泄 一些抗菌药物如大环内酯类、四环素类、林可霉素类等，可经肝脏分泌进入胆汁，在胆汁中达到较高浓度，并经由胆汁排泄。这些药物在胆汁中的浓度常高于血药浓度。从胆汁排泄的抗菌药物（如红霉素、阿奇霉素等）部分可经肠肝循环重吸收进入血液，延长药物在体内的作用时间。

3. 肠道排泄 口服未吸收的抗菌药物，如制霉菌素等，会随粪便排出体外。经胆汁排泄到肠道的抗菌药物，部分未被重吸收而随粪便排出体外。

4. 其他途径 ①乳汁排泄：部分抗菌药物可经乳腺分泌进入乳汁，如青霉素类、大环内酯类等。药物在乳汁中的含量可因药物种类和乳母体内药物浓度而异。②唾液、汗液、泪液等排泄：一些抗菌药物可通过这些途径少量排出，如磺胺类药物可通过汗液排泄。

第二节 细菌耐药现象及预防

细菌的耐药现象是指细菌在长期接触抗菌药物或在其他因素的作用下，逐渐对原本能够有效抑制或杀灭它们的抗菌药物产生抵抗能力，使得这些抗菌药物的杀菌或抑菌效果明显降低甚至完全失效的现象。在此情况下，感染该细菌的患者使用常规剂量的抗菌药物进行治疗时，难以达到预期的治疗效果，表现为感染症状持续存在、炎症指标不下降等，严重时可能导致感染无法控制，进而引发病情恶化、病程延长、治疗难度与医疗成本增加，甚至威胁患者生命。

一、细菌耐药性的分类

细菌的耐药现象可根据不同的标准进行分类，以下是常见的分类方式。

1. 按耐药机制分类 细菌可通过一种或多种机制对一种或多种不同类的抗菌药物产生耐药性，或一种耐药机制可能导致细菌对多种不同类的抗菌药物耐药。

（1）固有耐药（intrinsic resistance，IR）：又称天然耐药，是细菌由于自身的结构或生理特性而对某些抗菌药物天然不敏感，这种耐药性由细菌的染色体基因决定，代代相传，不会改变。例如，肺炎克雷伯菌对青霉素天然耐药，肠道阴性杆菌对青霉素 G 天然耐药，链球菌对氨基糖苷类抗生素天然耐药等。

（2）获得性耐药（acquired resistance，AR）：细菌在后天的生长过程中，通过基因突变、基因转移等方式获得对原本敏感的抗菌药物的耐药性。细菌的获得性耐药可因不再接触抗菌药物而消失，也可由质粒将耐药基因转移至染色体代代相传，成为固有耐药。例如，金黄色葡萄球菌可通过获得 mecA 基因而对甲氧西林耐药。

2. 按耐药程度分类

(1) 低度耐药：细菌对某种抗菌药物的耐药程度较低，在常规治疗剂量下，药物仍可能对细菌有一定的抑制作用，只是效果不如敏感菌，适当增加药物剂量或调整用药方案可能仍有效。

(2) 高度耐药：细菌对某种抗菌药物高度耐药，常规治疗剂量下药物几乎无法抑制或杀灭细菌，即使增加药物剂量也难以取得理想的治疗效果。

3. 按耐药谱分类

(1) 单药耐药(single drug resistance, SDR)：细菌仅对一种抗菌药物产生耐药性，对其他类别的抗菌药物仍保持敏感，如某些大肠埃希菌仅对氨苄西林耐药，对其他β-内酰胺类及喹诺酮类等药物仍然敏感。

(2) 多药耐药(multidrug resistance, MDR)：细菌对多种不同作用机制的抗菌药物同时产生耐药性，如MRSA对β-内酰胺类、大环内酯类、氨基糖苷类等多种抗菌药物耐药。

(3) 泛耐药(pan-drug resistance, PDR)：细菌对几乎所有类别的抗菌药物都耐药，仅对少数抗菌药物敏感甚至对任何抗菌药物均不敏感，如泛耐药的鲍曼不动杆菌，给临床治疗带来极大挑战。

常见的一些抗菌药物的耐药机制见表14-3。

表14-3　抗菌药物的耐药机制

耐药机制	药物
减少细菌体内药物浓度 增加药物外排 降低外膜通透性 减少细胞膜转运	四环素(tetA基因) 喹诺酮类(norA基因、外膜蛋白Ompf) β-内酰胺类(外膜蛋白Ompf、OprI) 氨基糖苷类(减少能量供应)
使抗菌药物灭活(可逆或不可逆)	β-内酰胺类(β-内酰胺类酶) 氨基糖苷类(钝化酶) 氯霉素、大环内酯类(灭活酶)
减少能量供应	喹诺酮类(旋转酶修饰) 利福平(改变DNA多聚酶结合) β-内酰胺类(青霉素结合蛋白改变) 大环内酯类(rRNA甲基化) 氨基糖苷类(核糖体改变) 糖肽类(VanA, VanB) 甲氧苄啶(二氢叶酸还原酶)
其他	磺胺类；甲氧苄啶(高产酶) 硝基咪唑类(还原减少)

二、细菌耐药性的防治措施

1. 建立细菌耐药性监测系统　建立国家和地区层面的细菌耐药监测网络，定期收集、分析和发布细菌耐药监测数据。有条件的医疗机构应开展细菌耐药监测工作，定期对临床分离菌株进行药敏试验，了解本医院内细菌耐药的流行趋势和变迁规律，供临床抗菌药物用药参考。

2. 严格掌握用药的适应证 应用抗菌药物前应先对患者进行病原学检查，有条件时进行药敏试验，作为调整用药的参考。改进诊断方法，建立快速病原菌诊断方法，以便针对病原菌正确选用抗菌药物。掌握适当的剂量和疗程，既要避免剂量过大造成药物浪费和不良反应的发生，又要防止由于剂量不足而致病情难以控制等情况的发生，并且要避免细菌耐药性的产生。应尽量缩短用药疗程，一种抗菌药物可以控制的感染不可任意采用多种药物联合疗法，可用窄谱者不用广谱抗菌药物。

3. 加强新型抗菌药物的寻找、研发与创新 加大对新型抗菌药物研发的投入力度，鼓励各科研机构和制药企业开展抗菌药物的研发工作。

4. 加强公众宣传力度 制定合理应用抗菌药物的政策与策略，并制定临床合理用药指南。在加强上层管控的同时，积极加强公众教育，通过各种媒体渠道向公众宣传抗菌药物合理应用的知识，引导公众树立正确的用药观念，避免抗菌药物滥用。

第三节 抗菌药物的不良反应及防治

案例讨论

患者，男，30岁，临床诊断为胃肠型感冒。治疗方案为静脉滴注0.9%氯化钠250 mL＋头孢曲松钠2.0 g。用药至40 mL时，患者出现胸闷、气促、发绀、皮肤湿冷、意识模糊的症状，且脉搏细速，血压测量无数据反馈，双肺可闻及大量干、湿啰音，心率116次/min，心音低钝。当即停用头孢曲松钠并给予对症治疗，15分钟后自觉症状好转。

1. 该患者用药后出现了哪种不良反应？
2. 该不良反应应当如何防治？

自1928年英国细菌学家弗莱明发现青霉素以来，抗菌药物已有近百年的应用历史，挽救了无数细菌感染性疾病患者的生命，但在临床用药过程中，也产生了很多由抗菌药物应用引起的不良反应，严重时会导致患者残疾甚至死亡。因此，了解和掌握抗菌药物的特性，防止或减少抗菌药物不良反应的发生，并能对已经发生的不良反应进行有效治疗显得尤为重要。

一、抗菌药物的不良反应

1. 毒性反应 抗菌药物的毒性反应是指由药物引起的生理、生化等功能异常和/或组织、器官等的病理改变，其严重程度可随剂量增大和疗程延长而增加。其机制可能为药物的化学刺激、人体细胞蛋白质合成或酶系功能受阻等，也可因宿主原有的遗传缺陷或病理状态而诱发。

毒性反应是抗菌药物所引起的各种不良反应中常见的一种，主要表现在肝毒性、肾毒性、神经系统毒性以及血液系统毒性（表14－4）。

表 14-4　抗菌药物的毒性反应

具体表现	举例说明
肝毒性	四环素类、磺胺类等可引起肝细胞损伤和胆汁淤积，导致肝功能异常，出现黄疸、肝酶升高等
肾毒性	氨基糖苷类、万古霉素等具有肾毒性，可导致肾小管损伤，出现蛋白尿、血尿、肾功能减退等
神经系统毒性	氨基糖苷类可损伤听神经，导致耳鸣、听力下降甚至耳聋；甲硝唑可引起周围神经炎，出现肢体麻木、感觉减退等
血液系统毒性	氯霉素可抑制骨髓造血功能，导致再障；磺胺类药物可引起溶血性贫血，尤其在葡萄糖-6-磷酸脱氢酶缺乏的患者中更易发生

2. 变态反应　抗菌药物所致的变态反应（表 14-5）主要是由抗原和相应抗体相互作用引起的。抗菌药物的分子结构比较简单，均非蛋白质，但大多可作为半抗原，与体内（偶或体外）的蛋白质结合而成为全抗原，从而促使人体产生特异性抗体（或致敏淋巴细胞）；当人体再次接触同种抗菌药物后即可产生各种类型的变态反应，如青霉素 G 导致的过敏性休克。

表 14-5　抗菌药物的变态反应

具体表现	举例说明
过敏性休克	过敏性休克以青霉素引起者为常见，青霉素过敏患者在注射青霉素后数分钟内，可能突然出现呼吸困难、发绀、血压骤降、意识丧失等症状，如不及时抢救，可迅速死亡
皮疹	使用四环素类等抗菌药物后，皮肤可能出现麻疹样或猩红热样皮疹，表现为密集的红色斑丘疹，伴有瘙痒，通常在用药后数天至 2 周内出现
血清病样反应	使用青霉素等抗菌药物后 1～3 周，患者可能出现发热、关节肿痛、皮疹、淋巴结肿大等症状
溶血性贫血	使用头孢菌素类药物后，药物可吸附在红细胞表面，刺激机体产生抗红细胞抗体，抗体与红细胞表面的药物结合，激活补体，导致红细胞被破坏，患者出现贫血、黄疸、血红蛋白尿等症状

3. 二重感染　二重感染是在长期应用广谱抗生素后，体内原本正常的菌群平衡被打破，使得敏感菌受到抑制，不敏感菌（如真菌等）趁机在体内大量繁殖，从而引发新的感染，又称菌群交替症。

造成二重感染的致病菌主要有革兰阴性杆菌、金黄色葡萄球菌、白色念珠菌、单纯疱疹病毒等，可引起发热、口腔及消化道感染、肺部感染、尿路感染、血流感染等，多发于老年人、婴幼儿、长期使用广谱抗菌药物者以及免疫功能低下者等。

4. 胃肠道反应　抗菌药物的胃肠道反应较为常见，如大环内酯类药物红霉素，服用后会使胃肠蠕动加快，胃排空时间缩短，易引发恶心、呕吐；林可霉素会抑制肠道有益菌，促使难辨梭状芽孢杆菌等有害菌生长，导致肠道黏膜炎症，引起腹痛、腹泻。

5. 其他　一些抗菌药物的不良反应较为特殊。例如，喹诺酮类药物可抑制软骨发育，导致关节病变；四环素类药物可与牙齿中的钙结合，形成四环素钙复合物，导致牙齿变色、牙釉质发育不良，尤其在儿童和孕妇中更易发生。

二、抗菌药物不良反应防治及药物监测

抗菌药物不良反应的防治原则是以预防为主，通过充分评估风险、合理且规范用药来预防不良反应的发生，同时加强监测与预警，对已出现的不良反应予以及时处理。此外，遵循个体化原则制定和调整用药方案是提高感染性疾病治愈率和减少不良反应的重要措施。

1. 不良反应的防治 用药前详细询问患者病史，了解患者的年龄、性别、肝肾功能、基础疾病、个人及家族过敏史等。如遇老年人和儿童或肝肾功能不全的患者，应避免使用经肝肾代谢且毒性大的药物，或调整给药剂量和用药间隔。疗程中严密观察患者反应，定期监测血药浓度。应用青霉素类制剂必须详细询问既往史，并做皮试以确定是否过敏，更换药物批次也应重做皮试。鉴于过敏性休克多发生于给药后 30 分钟内，故给药后应观察 30 分钟。过敏性休克一旦发生，首选 0.1%的肾上腺素 0.3～0.5 mg 肌内注射。其他可选用药物有血管活性药物、扩容剂、肾上腺皮质激素、抗组胺药物、葡萄糖酸钙等。喉头水肿严重引起窒息时，应及早做气管切开术。

2. 治疗药物监测(TDM) 对于某些毒性较大的抗菌药物，需要进行 TDM 并根据患者情况综合评估，予以个体化给药。

(1) 氨基糖苷类药物，如庆大霉素、妥布霉素、阿米卡星等；糖肽类药物，如万古霉素、去甲万古霉素等。这些药物毒性大，治疗窗窄，治疗浓度与中毒浓度接近，血药浓度过高易引起耳毒性、肾毒性，过低又无法达到治疗效果，且个体差异较大，需要个体化给药。

(2) 对于老年感染患者、新生儿感染患者以及肝肾功能不全的感染患者，在使用抗菌药物时应尽量避免使用经肝肾代谢且毒性大的药物，或调整给药剂量和用药间隔，同时避免药物蓄积导致毒性反应。在治疗过程中，如果监测到患者的肝肾功能指标变差，并且药物在体内的蓄积量增加，通过 TDM 能及时根据肝肾功能的动态变化调整抗菌药物剂量，保证治疗的安全性和有效性。

(3) 治疗某些特殊部位的感染时，常常需要 TDM。例如，用头孢曲松、万古霉素、美罗培南等能透过血脑屏障的抗菌药物治疗中枢神经系统感染时，需要监测血药浓度以及脑脊液药物浓度，以确保能够有效杀菌抑菌而不会造成药物过量产生神经系统毒性。

岗位对接

患者，男，67 岁，既往有高血压病史，长期规律服用氨氯地平控制血压；同时患有轻度慢性阻塞性肺疾病，日常使用沙丁胺醇气雾剂按需缓解症状。现患者因咳嗽、咳痰 1 周，发热伴气促 3 天入院。查体双肺有湿啰音，检查示白细胞、C 反应蛋白升高，胸部 CT 见双肺下叶斑片影，诊断为社区获得性肺炎。就医后给予经验性治疗，静脉注射头孢曲松钠 1 g，每日 1 次，联合口服阿奇霉素 0.5 g，每日 1 次。24 小时后体温峰值下降，48 小时降至 37.5 ℃，症状缓解。第 5 天复查指标改善，改为口服头孢呋辛酯 0.25 g，每日 2 次，巩固 5 天。10 天后症状消失，CT 显示炎症吸收，患者出院，嘱 1 个月后复查。

1. 对于有基础疾病的老年社区获得性肺炎患者，在选择抗菌药物时，需重点考虑哪些个体化因素？治疗过程中应监测哪些指标？

2. 在治疗过程中，若患者在体温恢复正常、症状改善后，又出现发热和咳嗽加重，应从哪些方面查找原因？

第四节　抗菌药物应用的基本原则与联合应用

案例讨论

患者，男，76 岁，诊断为慢性前列腺炎。医嘱予氯化钠注射液 250 mL＋林可霉素 1.2 g 静脉滴注，每日 2 次，联合 0.4%替硝唑 100 mL 静脉滴注，每日 2 次，治疗感染。

1. 抗菌药物应用是否合理？
2. 联合用药后是否会发生不良反应？
3. 是否应当改变治疗方案？

抗菌药物种类繁多，为各种感染性疾病的治疗提供了更多的选择，有效地提升了治疗效果，降低了治疗成本，保障了公共卫生安全。但与此同时，部分医疗机构和患者对抗菌药物依赖严重，过度和不合理用药情况颇多。抗菌药物的过度和不合理应用不但会增加药物的不良反应及药源性疾病发生率，还会大大增加细菌的耐药性。为了在抗感染治疗的过程中减少不良反应的发生以及细菌耐药性的产生，最大限度地发挥抗菌药物的治疗作用，对抗菌药物的合理应用显得尤为重要。

一、抗菌药物应用的基本原则

1. 明确诊断，做到有指征用药　根据患者的症状、体征及血、尿常规等实验室检查和影像学结果初步诊断为细菌性感染者，以及经病原学检查确诊为细菌性感染者方有指征应用抗菌药物。由真菌、结核分枝杆菌、非结核分枝杆菌、支原体、衣原体、螺旋体、立克次体及部分原虫等病原微生物所致的感染亦有指征应用抗菌药物。缺乏细菌及上述病原微生物感染的证据，诊断不能成立者，以及病毒性感染者，均无指征应用抗菌药物。

2. 明确感染病原，合理选用抗菌药物　获取临床标本，根据细菌药敏试验结果，合理选用抗菌药物。在有条件的医疗机构，住院患者必须在开始抗菌治疗前，先留取相应标本，立即送细菌培养，以尽早明确病原菌和药敏试验结果；门诊患者可以根据病情需要开展药敏试验工作。危重患者在未获知病原菌及药敏试验结果前，可根据患者的发病情况、发病场所、原发病灶、基础疾病等推断最可能的病原菌，并结合当地细菌耐药状况先经验性给予抗菌药物治疗，获知细菌培养及药敏试验结果后，对疗效不佳的患者调整给药方案。

3. 综合考量，制定治疗方案　对于明确的细菌感染患者，应根据病原菌种类、感染部位及严重程度、患者自身生理病理情况制定合理的治疗方案。

（1）品种选择：参考抗菌药物抗菌谱及作用特点，根据病原菌种类及药敏试验结果，同时结合患者的病情严重程度、基础疾病、肝肾功能等因素，尽量选择针对性强、安全、窄谱、经济的抗菌药物。

（2）剂量确定：按照抗菌药物的治疗剂量范围，根据患者的年龄、体重、体表面积、肝肾功能等，计算和调整用药剂量，确保药物在体内达到有效的杀菌或抑菌浓度，避免药物过量导致不良反应增加。

（3）给药途径：对于大多数轻、中度感染的患者，可优先选择口服给药；对于由于多种原因不能口服药物或重症感染、全身性感染的患者，应采用静脉或肌内注射等胃肠外给药途径。病情好转后，应及时转为口服给药。

应尽量避免局部应用抗菌药物，皮肤黏膜局部使用抗菌药物时，很少被吸收，不仅在感染部位不能达到有效血药浓度，反而容易导致耐药菌的产生，因此在治疗全身性感染或脏器感染时应尽量避免局部应用抗菌药物。

（4）给药次数：为保证药物在体内能最大程度发挥药效，杀灭病原菌，应根据抗菌药物的药动学和药效学特点确定合理的给药间隔时间，以维持药物在体内的有效浓度，保证药物的疗效。例如，头孢菌素类、青霉素类及其他β-内酰胺类、红霉素、克林霉素等半衰期较短的抗菌药物，应一日多次给药。除重症感染患者外，氨基糖苷类、氟喹诺酮类等可一日给药1次。

（5）疗程设定：抗菌药物的疗程应根据感染的类型、严重程度、患者的免疫状态等因素综合确定。一般情况下，在感染症状、体征消失，实验室检查指标恢复正常后72～96小时方可停药。

二、抗菌药物的预防性应用原则

预防用药应严格掌握适应证，仅在有明确的预防用药指征时使用，如外科手术预防感染、特定人群预防特定病原菌感染等。不合理应用抗菌药物不但不能减少感染的发生，反而可能导致二重感染的出现和耐药菌的生长，甚至可能会掩盖症状导致诊断延误，错过治疗时机。

1. 内科预防用药

（1）预防特定情况感染：如风湿性心脏病患者进行口腔操作前，常应用青霉素类药物预防感染性心内膜炎。

（2）预防在一段时间内发生的感染可能有效；长期预防用药常不能达到目的。

（3）患者原发疾病可以治愈或缓解者，预防用药可能有效。原发疾病不能治愈或缓解者（如免疫缺陷者），预防用药应尽量不用或少用。对免疫缺陷患者，宜严密观察其病情，一旦出现感染征兆，在送检有关标本做培养的同时，先给予经验性治疗。

（4）通常不宜常规预防性应用抗菌药物的情况：普通感冒、麻疹、水痘等病毒性感染疾病，昏迷、休克、中毒、心力衰竭、肿瘤、应用肾上腺皮质激素等患者。

2. 外科手术预防用药

（1）外科手术预防用药目的：预防手术后切口感染，以及清洁-污染或污染手术后手术部位感染及术后可能发生的全身性感染。

（2）外科手术预防用药基本原则：根据手术野有无污染或污染的可能决定是否预防用药。清洁手术一般不用预防用药，手术野为人体无菌部位，局部无炎症、无损伤，也不涉及呼吸道、消化道、泌尿生殖道等人体与外界相通的器官，手术野无污染，通常不需要预防用抗菌药物。仅在特殊情况时可考虑预防用药，如手术时间长、异物植入手术、高龄或免疫缺陷者等高危人群。由于胃肠道、尿路、胆道体液大量溢出或开放性创伤未经扩创等已造成手术野严重污染的手术则需预防应用抗菌药物。但术前已存在细菌性感染的手术，如腹腔脏器穿孔腹膜炎、脓肿切除术、气性坏疽截肢术等，属抗菌药物治疗性应用，不属于预防应用范畴。

（3）抗菌药物的选择：围手术期抗菌药物预防用药，应根据手术切口类别、手术创伤程度、可能的污染细菌种类、手术持续时间、感染发生机会和后果严重程度、抗菌药物预防效果的循证医学证据、对细菌耐药性的影响和经济学评估等因素，综合考虑。但抗菌药物的预防性应用并不能代替严格的消毒、灭菌技术和精细的无菌操作，也不能代替术中保温和血糖控制等其他预防措施。

不应随意选用广谱抗菌药物作为围手术期预防用药。应尽量选择单一抗菌药物预防用药，避免不必要的联合使用。预防用药应针对手术路径中可能存在的污染菌进行选择。例如，心血管、头颈、胸腹壁、四肢软组织手术和骨科手术等经皮肤的手术，通常选择针对金黄色葡萄球菌的抗菌药物，如第一代头孢菌素头孢唑林、头孢拉定等。结肠、直肠和盆腔手术，应选用针对肠道革兰阴性菌和脆弱拟杆菌等厌氧菌的抗菌药物，如第二代头孢菌素头孢呋辛等。头孢菌素过敏者，针对革兰阳性菌可应用万古霉素、去甲万古霉素、克林霉素，针对革兰阴性杆菌可应用氨曲南、磷霉素或氨基糖苷类。对某些手术部位感染会引起严重后果者，如心脏人工瓣膜置换术、人工关节置换术等，若术前发现有 MRSA 定植的可能或者该医疗机构 MRSA 感染发生率高，可选用万古霉素、去甲万古霉素预防感染，但应严格控制用药持续时间。

（4）抗菌药物预防性用药的给药方法：给药途径一般选择静脉给药，仅有少数为口服给药。接受清洁手术者，应在术前 0.5～2 小时内或麻醉开始时给药，保证手术部位暴露时局部组织中抗菌药物已达到足以杀灭手术过程中沾染细菌的药物浓度。如果手术时间超过 3 小时，或失血量大（>1 500 mL），可于术中给予第二剂。抗菌药物的有效覆盖时间应包括整个手术过程和手术结束后 4 小时，总的预防用药时间不超过 24 小时，个别情况可延长至 48 小时。术前已形成感染者，抗菌药物使用时间应按治疗性应用而定。

三、特殊人群的抗菌药物应用原则

1. 肾功能减退患者　许多抗菌药物在人体内代谢后主要经肾排出，而一些抗菌药物具有肾毒性，如氨基糖苷类、万古霉素等。肾功能减退的感染患者在应用抗菌药物时应尽量避免使用具有肾毒性的抗菌药物，如确有应用指征，必须调整给药方案。

（1）主要由肝胆系统排泄或由肝脏代谢，或经肾脏和肝胆系统同时排出的抗菌药物用于肾功能减退患者时，可维持原治疗量或剂量略减，如 β-内酰胺类、大环内酯类等。

（2）主要经肾脏排泄，但药物本身无肾毒性或肾毒性轻微的抗菌药物，肾功能减退者可使用，但需要适当调整剂量，如青霉素类和头孢菌素类的大多数品种。

（3）肾功能减退患者尽量避免使用具有肾毒性的抗菌药物，如头孢噻啶、四环素类、磺胺类等。氨基糖苷类、多黏菌素类、羧苄西林、万古霉素等具有明显的肾毒性且主要经肾脏排泄，在用于肾功能减退患者时必须酌情减量。

2. 肝功能减退患者　针对肝功能减退的感染患者，抗菌药物的选用及剂量的调整需考虑患者肝功能减退对该类药物体内过程的影响程度，以及该类药物及其代谢产物发生毒性反应的可能性。抗菌药物在肝脏内的代谢过程十分复杂，许多药物的体内代谢过程尚未完全阐明。肝功能减退时抗菌药物的应用应该遵循以下原则。

（1）主要经肝脏清除的药物，肝功能减退时清除明显减少，但并无明显毒性反应发生的药物，患肝病时仍可正常使用，但需谨慎，必要时酌情减量给药，且在治疗过程中需严密监测肝功能，如红霉素等大环内酯类（不包括酯化物）、林可霉素、克林霉素等。

（2）主要或有相当量经肝脏清除或代谢的药物，在肝功能减退时清除减少，并可导致毒性反应的发生，肝功能减退的患者应避免使用，如氯霉素、利福平、红霉素酯化物等。

（3）经肝、肾两种途径清除的药物，在肝功能减退患者中药物清除减少，血药浓度升高，如患者肝、肾功能同时减退则血药浓度升高尤为明显，虽药物本身的毒性不大，但在使用此类药物时需减量应用，如青霉素类、头孢菌素类等。

（4）主要经肾排泄的药物，在肝功能减退患者中应用时无须调整剂量，如氨基糖苷类抗生素。

3. 老年患者 随着年龄增长，老年人组织器官呈生理性退行性变，同时伴随免疫力下降，一旦发生感染性疾病，在应用抗菌药物时宜优先选用毒性低且具有杀菌作用的抗菌药物，如青霉素类、头孢菌素类等β-内酰胺类抗菌药物，并应尽可能避免使用氨基糖苷类、万古霉素、去甲万古霉素等毒性大的抗菌药物。由于老年人的肾功能呈生理性减退，在按一般常用剂量接受主要经肾排出的抗菌药物（如青霉素类、头孢菌素类和其他β-内酰胺类）时，药物经肾排出量减少，会导致药物在体内蓄积，血药浓度增加，容易引起不良反应的发生。因此，老年患者尤其是高龄患者在接受此类抗菌药物时，应适当减量给药。

4. 新生儿患者 新生儿期一些重要器官尚未完全发育成熟，药物在体内的代谢过程会受到影响，并且部分药物会对新生儿造成严重的不良后果。新生儿患者抗菌药物应用原则如下。

（1）新生儿期应避免使用可能导致严重不良反应的抗菌药物，如四环素类、喹诺酮类，可影响新生儿生长发育；磺胺类药和呋喃类药，可导致脑性核黄疸及溶血性贫血。

（2）新生儿期肝、肾尚未发育成熟，不能分泌足够的肝药酶，并且肾的清除能力相对较差，因此应避免对新生儿使用毒性较大的抗菌药物，如主要经肾排泄的氨基糖苷类、万古霉素、去甲万古霉素等，以及主要经肝代谢的氯霉素。

（3）新生儿期由于肾功能尚不完善，应减量使用主要经肾排出的药物，如青霉素类、头孢菌素类等β-内酰胺类抗菌药物，以防止药物在体内蓄积，导致严重中枢神经系统毒性反应的发生。

（4）新生儿的体重和组织器官生长发育迅速，抗菌药物在新生儿体内的药动学会跟随新生儿日龄的增长而变化，因此使用抗菌药物时应按新生儿日龄调整给药方案。

5. 儿童患者 儿童患者在应用抗菌药物时需注意以下几点。

（1）氨基糖苷类抗生素、万古霉素和去甲万古霉素均具有耳毒性和肾毒性，儿童患者应尽量避免使用。临床上如有明确的应用指征且无其他低毒性的抗菌药物可供选择时，方可选用该类药物，并应在治疗过程中严密观察不良反应。

（2）四环素类抗生素可导致牙齿黄染及牙釉质发育不良，8 岁以下儿童患者禁用。

（3）喹诺酮类抗菌药物可能对骨骼发育产生不良影响，应避免用于 18 岁以下的未成年人。

6. 妊娠期患者 妊娠期患者抗菌药物的应用需同时考虑药物对母体和胎儿两方面的影响。

(1) 避免使用对胎儿有致畸或明显毒性的药物，如四环素类、喹诺酮类等。

(2) 尽量避免使用对母体和胎儿均有毒性的药物，如氨基糖苷类、万古霉素、去甲万古霉素等。

(3) 可选用毒性低，对胎儿和母体均无明显影响，也无致畸作用的药物，如青霉素类、头孢菌素类等β-内酰胺类抗菌药物等。

7. 哺乳期患者 哺乳期患者使用抗菌药物后，药物可自乳汁分泌，大部分抗菌药物如青霉素类、头孢菌素类等β-内酰胺类及氨基糖苷类抗菌药物等在母乳中的含量并不高；少数药物如大环内酯类、四环素类、氟喹诺酮类、氯霉素、甲硝唑、磺胺甲噁唑、甲氧苄啶等，在乳汁中分泌量较高。但无论乳汁中药物浓度如何，均存在对乳儿潜在的影响，并可能出现一定的不良反应。故哺乳期患者应用任何抗菌药物时，均宜暂停哺乳。

四、抗菌药物的联合应用

1. 抗菌药物的联合应用原则 单一药物可有效治疗的感染无须联合用药，仅在下列情况且有指征时联合用药。

(1) 病原菌尚未查明的严重感染：因病情危重如重症肺炎、败血症等不宜等待时，在病原菌未明确前，可根据临床经验联合使用抗菌药物以控制病情，之后再根据病原学检查与药敏试验结果进行调整。

(2) 单一抗菌药物不能控制的严重感染：当发生感染性心内膜炎、败血症等严重感染时，单一抗菌药物通常不能有效控制感染，此时宜联合应用抗菌药物。

(3) 单一抗菌药物不能控制的混合感染：由腹腔脏器穿孔所引发的腹膜炎以及胸、腹部的严重创伤常由多种细菌(需氧菌与厌氧菌)引起混合感染，需联合使用抗需氧菌与抗厌氧菌药物。

(4) 需长期用药但可能产生耐药性者：在长期应用抗结核药如链霉素、异烟肼、利福平等的过程中，结核分枝杆菌易对这些药物产生耐药性，在联合用药(二联或三联)后耐药菌的出现机会即明显减少。

联合用药时宜选用具有协同或相加作用的药物联合，但联合用药后药物的不良反应可能增多。倘若联合应用的药物毒性较大，则应在保证药物有效的范围内适当减少用量，以减轻其毒性反应。例如，两性霉素B与氟胞嘧啶联合治疗隐球菌脑膜炎时，可适当减少两性霉素B的使用剂量来减轻毒性反应。

2. 常见的抗菌药物联合应用方案 抗菌药物联合应用方案可以基于不同病原菌的特性和抗菌药物的作用特点来选择。

(1) 革兰阳性菌感染。① 葡萄球菌属：对甲氧西林敏感的金黄色葡萄球菌等，可用耐酶青霉素类如苯唑西林，若考虑可能合并厌氧菌感染或怀疑耐药，可联合克林霉素。而对于MRSA，常需用万古霉素联合利福平增强杀菌作用来治疗血流感染及心内膜炎患者。② 链球菌属：化脓性链球菌等引起的严重或混合感染，常用青霉素类或头孢菌素类联合大环内酯类或喹诺酮类药物进行治疗。

(2) 革兰阴性菌感染。① 肠杆菌科细菌：如大肠埃希菌、克雷伯菌属等引起的感染，常用β-内酰胺类联合氨基糖苷类，可发挥协同作用。也可选用头孢菌素类联合喹诺酮类，能覆盖多数肠杆菌科细菌。② 非发酵菌：铜绿假单胞菌感染常采用具有抗铜绿假单胞菌活性的β-内酰胺类如哌拉西林/他唑巴坦，联合氨基糖苷类药物治疗严重感染。

(3) 厌氧菌感染。① 脆弱拟杆菌等拟杆菌属：甲硝唑、替硝唑等硝基咪唑类药物联合β-内酰胺类或头孢菌素类药物，用于腹腔、盆腔等部位的混合感染。② 梭菌属：破伤风梭菌、产气荚膜梭菌等感染，可用青霉素类抗菌药物联合抗毒素药物进行综合治疗。

(4) 非典型病原体感染。① 肺炎支原体、肺炎衣原体：首选大环内酯类如阿奇霉素、罗红霉素，也可选用四环素类或喹诺酮类。在社区获得性肺炎等可能合并细菌感染的情况下，常联合β-内酰胺类抗菌药物进行治疗。② 嗜肺军团菌：以大环内酯类或喹诺酮类为主，严重感染时可联合利福平。

(5) 真菌感染。① 念珠菌属：白色念珠菌等引起的浅部或深部感染，轻症可用氟康唑等唑类药物，重症或耐药时可选用棘白菌素类联合两性霉素B或氟胞嘧啶。② 曲霉属：侵袭性曲霉病常用伏立康唑、伊曲康唑等联合应用棘白菌素类，可增强疗效。

目标检测

1. 抗菌药物联合应用的指征不包括 ( )
A. 单一抗菌药物不能有效控制的混合感染者
B. 合并病毒感染者
C. 需要较长时间用药，细菌有可能产生耐药者
D. 联合用药以减少毒性较大的抗菌药物的剂量

2. 清洁手术时下列情况不需要预防用药的是 ( )
A. 手术范围大，时间长，污染机会增加
B. 手术涉及重要脏器，一旦发生感染容易造成严重后果
C. 人工关节置换手术
D. 手术野为无菌部位，局部无炎症，无损伤，无污染，且不涉及人体与外界相通的器官

3. 外科手术预防用药一般 ( )
A. 不超过术后3天　　B. 不超过术后24小时
C. 不超过术后1周　　D. 在患者出院后方可停药

4. 治疗感染时应用青霉素类药物，若患者出现过敏反应，应当 ( )
A. 暂时停药，待过敏反应消失后继续给药
B. 减量并对症处理
C. 停药并对症处理
D. 继续用药同时对症处理

5. 围手术期预防用药开始时间一般应在手术前 ( )
A. 15～30分钟　B. 30分钟～2小时　C. 2～4小时　D. 4～6小时

6. 对老年患者应用抗菌药物时的注意事项不包括 ( )
A. 老年人免疫功能低下，感染症状典型，仅依据体温判断疗效即可
B. 老年人肝肾功能呈生理性减退，使用经肝代谢或经肾排泄的抗菌药物时需调整剂量和用药间隔
C. 老年患者应用抗菌药物时避免使用肾毒性药物，如必须使用应进行血药浓度监测
D. 要关注药物相互作用，避免与其他药物产生不良影响

7. 在抗菌药物的使用过程中，可能会出现细菌的耐药现象。以下关于预防细菌耐药现象的说法错误的是（　　）

A. 加强医院感染防控，规范洗手等操作可防止耐药菌传播

B. 社会应加强抗菌药物管理，零售药店应凭处方销售抗菌药物

C. 个人感染需用抗菌药物时要严格按医嘱用药

D. 医疗机构无须建立抗菌药物管理团队来管理抗菌药物的使用

8. 一名32岁女性因急性膀胱炎就诊，表现为尿频、尿急、尿痛，无发热及腰痛。尿常规显示白细胞显著增多，细菌计数超标。医生初步诊断为单纯性下尿路感染，经验性开具了诺氟沙星，每次0.4 g，每日2次，疗程3天。用药2天后，患者症状稍有缓解，但未完全消失。第3天，患者自行将诺氟沙星剂量加倍，认为这样能加快康复。然而，当天下午她出现了头晕、恶心、呕吐的症状，且头痛加剧。以下说法错误的是（　　）

A. 初始不该选用诺氟沙星，应选头孢类药物

B. 患者不应自行加倍剂量，这可能是造成不良反应的诱因

C. 诺氟沙星对急性膀胱炎常见致病菌有良好抗菌活性，初始用药合理

D. 应当加大对患者的教育力度，严格依据医嘱用药

9. 抗菌药物的排泄途径不包括（　　）

A. 肾脏排泄　　B. 胆汁排泄

C. 汗腺排泄　　D. 肠道吸收

10. 以下抗菌药物最易通过胎盘屏障的是（　　）

A. 氯霉素　　B. 链霉素

C. 红霉素　　D. 头孢噻吩

11. 以下抗菌药物最易通过血脑屏障的是（　　）

A. 左氧氟沙星　　B. 甲硝唑

C. 红霉素　　D. 青霉素

12. 患者，男，37岁，因肺部感染使用某抗菌药物治疗。用药后出现严重腹泻、腹痛，大便呈水样且伴有伪膜，诊断为艰难梭菌感染相关性腹泻，这是该抗菌药物常见的不良反应。以下针对此不良反应的防治措施，错误的是（　　）

A. 立即停用当前抗菌药物

B. 给予口服万古霉素或甲硝唑治疗

C. 为补充营养，鼓励患者多喝牛奶

D. 严重时考虑使用粪便微生物移植治疗

13. 患者，男，56岁，因泌尿系统感染使用左氧氟沙星治疗，用药几天后出现失眠、焦虑、烦躁等精神症状。下列处理措施中正确的是（　　）

A. 加大左氧氟沙星剂量，快速控制感染以缓解精神症状

B. 继续使用左氧氟沙星，同时服用安眠药改善睡眠

C. 立即停用左氧氟沙星，换用其他合适抗菌药物

D. 忽视精神症状，待感染治愈后自然会缓解

14. 以下关于药物的不良反应描述错误的是 （ ）

A. 所有药物都有不良反应，只是发生概率和严重程度不同

B. 药物不良反应只会在用药期间出现，停药后不会发生

C. 药物的不良反应可能与药物剂量、患者个体差异等因素有关

D. 有些药物的不良反应可能在用药后很长时间才表现出来

15. 以下关于围手术期选用抗菌药物的说法，错误的是 （ ）

A. 清洁手术通常不需要预防性使用抗菌药物

B. 头孢菌素类药物是围手术期预防用药的常用选择

C. 手术时间超过 3 小时或失血量大于 1 500 mL，可术中追加一次抗菌药物

D. 为了增强抗菌效果，可常规选用广谱抗菌药物联合应用

16. 以下关于儿童患者选用抗菌药物的说法，正确的是 （ ）

A. 儿童发热都可以使用阿奇霉素进行治疗

B. 四环素类药物可用于 8 岁以上儿童的严重感染

C. 氨基糖苷类抗生素因有耳、肾毒性，一般不用于儿童

D. 喹诺酮类药物对儿童骨骼发育无影响，可放心使用